Great Wall International Congress of Cardiology

心脏病学实践

2021 （全7册）

第三分册　心律失常

主　　编　袁祖贻　陈绍良

主　　审　丛洪良　陈义汉

分册主编　龙德勇　樊晓寒　桑才华

学术秘书　郭　宁　张俊杰

人民卫生出版社

·北京·

图书在版编目（CIP）数据

心脏病学实践 . 2021. 第三分册，心律失常 / 袁祖贻，陈绍良主编 . —北京：人民卫生出版社，2021.10（2021.12 重印）

ISBN 978-7-117-32220-1

Ⅰ.①心… Ⅱ.①袁…②陈… Ⅲ.①心脏病学②心律失常－诊疗 Ⅳ.①R541

中国版本图书馆 CIP 数据核字（2021）第 206134 号

人卫智网	www.ipmph.com	医学教育、学术、考试、健康，购书智慧智能综合服务平台
人卫官网	www.pmph.com	人卫官方资讯发布平台

心脏病学实践 2021（全 7 册）

第三分册　心律失常

Xinzangbingxue Shijian 2021（Quan 7 Ce）

Di-san Fence　Xinlü Shichang

主　　编：袁祖贻　陈绍良

出版发行：人民卫生出版社（中继线 010-59780011）

地　　址：北京市朝阳区潘家园南里 19 号

邮　　编：100021

E - mail：pmph @ pmph.com

购书热线：010-59787592　010-59787584　010-65264830

印　　刷：廊坊一二〇六印刷厂

经　　销：新华书店

开　　本：787×1092　1/16　　印张：12

字　　数：300 千字

版　　次：2021 年 10 月第 1 版

印　　次：2021 年 12 月第 2 次印刷

标准书号：ISBN 978-7-117-32220-1

定　　价：36.00 元

打击盗版举报电话：010-59787491　E-mail：WQ @ pmph.com

质量问题联系电话：010-59787234　E-mail：zhiliang @ pmph.com

编者名单

（按姓氏笔画排序）

马长生　首都医科大学附属北京安贞医院
王玥莹　天津医科大学第二医院
王祖禄　中国人民解放军北部战区总医院
左中印　中国人民解放军北部战区总医院
龙德勇　首都医科大学附属北京安贞医院
申　阳　南昌大学第二附属医院
付　华　四川大学华西医院
朱浩杰　中国医学科学院阜外医院
刘　彤　天津医科大学第二医院
刘少稳　上海市第一人民医院
刘方舟　广东省人民医院
刘华龙　南昌大学第二附属医院
刘兴斌　四川大学华西医院
刘晓霞　首都医科大学附属北京安贞医院
汤日波　首都医科大学附属北京安贞医院
孙国建　求是心血管病医院
苏　蓝　温州医科大学附属第一医院
李　琨　北京清华长庚医院
李小荣　上海市东方医院
李学斌　北京大学人民医院
李梦梦　首都医科大学附属北京安贞医院
李槟汛　北京大学第一医院
李毅刚　上海交通大学医学院附属新华医院
杨　兵　上海市东方医院
吴　林　北京大学第一医院
吴书林　广东省人民医院
邹建刚　江苏省人民医院
沈法荣　求是心血管病医院
张　培　浙江大学医学院附属邵逸夫医院
张　萍　北京清华长庚医院
张诗梦　江苏省人民医院

张恒莉　江苏省人民医院

张新尉　江苏省人民医院

陈　石　四川大学华西医院

陈志平　求是心血管病医院

陈明龙　江苏省人民医院

卓　雯　南昌大学第二附属医院

昃　锋　北京大学人民医院

罗贯豪　广东省人民医院

周根青　上海市第一人民医院

洪　葵　南昌大学第二附属医院

贾长琪　首都医科大学附属北京安贞医院

徐臻嫠　南昌大学第二附属医院

桑才华　首都医科大学附属北京安贞医院

黄伟剑　温州医科大学附属第一医院

龚畅祺　上海交通大学医学院附属新华医院

崔亦锴　首都医科大学附属北京安贞医院

蒋晨阳　浙江大学医学院附属邵逸夫医院

蒋晨曦　首都医科大学附属北京安贞医院

鲁志兵　武汉大学中南医院

鄢　杰　北京大学第一医院

樊晓寒　中国医学科学院阜外医院

薛亚军　北京清华长庚医院

《心脏病学实践 2021(全 7 册)》总前言

　　岁月如梭,白驹过隙,长城心脏病学会议已经经历了三十二年风风雨雨的洗礼。过去的 2020 年极不平凡,长城心脏病学会议在几代老、中、青学者任劳任怨的不断努力下,在新型冠状病毒肺炎疫情的特殊局势下,依然蓬勃发展,积极瞄准心血管疾病预防和诊治中的难点,运用创造性思维并结合我国实际,行稳致远,求精创新,推动我国心血管疾病防治事业持续高质量地发展。

　　作为长城国际心脏病学会议的配套专著,《心脏病学实践》已经伴随我国心血管疾病领域的医务工作者整整 20 个年头。20 年来,《心脏病学实践》始终如一地坚持和贯行长城心脏病学会议的宗旨和理念,与长城国际心脏病学会议同步,持续地引领中国心血管内科的高速发展。《心脏病学实践 2021》由现任主席和候任主席共同组织编写,高举"学术、公益、人才培养"大旗,凝聚了组编团队的辛勤汗水,收纳了心血管疾病研究的新理论、新指南、新标准,总结了临床诊疗的新规范、新技术和新方法,涵括了心脏疑难急重症的新治疗、新成果,见证了长城心脏病学会议和中国心血管疾病研究的蓬勃发展,有效地传播了当今心血管事业的进步及其对人类健康的贡献。

　　今年是我国"十四五"开局之年,医学科技创新已被列入多个国家宏观战略规划。我国医学科技创新领域顶层设计和总体布局正在不断完善,我们要抓住机遇,脚踏实地,求精创新,团结合作,尽早、尽多地产出中国心血管领域高品质医学创新成果,使我国心血管疾病防治事业得到高质量的发展,创造长城心脏病学会议和《心脏病学实践》的美好未来!

　　真诚期待国内外心血管疾病研究领域的同道们给予批评和指导。

袁祖贻　陈绍良

2021 年 8 月 18 日

目　录

心房颤动进入节律控制时代

心房颤动(房颤)的治疗一直存在节律控制和室率控制之争,2002 年 AFFIRM 研究证实节律控制不降低房颤患者的死亡率之后,律率之争风波再起,基于抗心律失常药物(antiarrhythmic drugs,AAD)的节律控制受到质疑。直至 2020 年,EAST-AFNET4 研究结果显示房颤患者早期节律控制明确改善预后,即将开始以节律控制策略为主导的时代。

节律控制通过应用 AAD、直流电转复、导管消融或外科消融恢复并长期维持窦性心律,可缓解症状、预防心衰、减少卒中等,最大限度地改善预后。因此,在 AFFIRM 研究等循证医学证据出现之前,临床医生坚持把恢复和维持窦性心律作为房颤治疗的优先选择,而将室率控制作为节律控制失败后的备选策略。由于传统节律控制方法的局限性,AFFIRM 等重要研究结果令人沮丧:在改善预后方面,基于 AAD 的节律控制策略并不优于室率控制策略。其中 AFFIRM 研究纳入了 4 060 例房颤患者,平均随访 3.5 年,结果提示节律控制组(主要应用胺碘酮、索他洛尔)与室率控制组在全因死亡率方面差异无统计学意义,前者甚至有死亡率增加的趋势(23.8% *vs.* 21.3%,P=0.08)。与 AFFIRM 研究同时发表的 RACE 研究纳入了 522 例中位诊断时间约 1 年的持续性房颤患者,平均随访 2.3 年,结果显示电复律联合 AAD 的节律控制与室率控制两组的主要终点发生率(定义为心血管死亡、心力衰竭、栓塞、出血、起搏器置入和严重药物不良反应的复合终点)差异无统计学意义(节律控制组22.6% *vs.* 室率控制组 17.2%,HR=0.73,P=0.11)。随后的 AF-CHF 研究结果再次令人失望,该研究共纳入了 1 376 例左室射血分数 ≤ 35% 的房颤合并心力衰竭(心衰)患者,平均随访37 个月,相较室率控制策略,节律控制并未减少心血管死亡、全因死亡、卒中、心衰恶化等不良事件。一项对包括 AFFIRM 研究和 RACE 研究在内 5 个随机对照研究的荟萃分析显示,与节律控制组相比,室率控制组全因死亡及缺血性卒中构成的复合终点事件发生率显著降低(OR=0.84,P=0.02)。在上述系列研究中,房颤的节律控制策略未显优势。2020 年,EAST-AFNET4 研究结论重新确立了饱受争议的节律控制策略在房颤治疗中的主导地位,作为一项标志性研究,其重要意义值得进行深入探讨。该研究纳入了 2 789 例合并心血管危险因素、诊断时间 ≤ 1 年的房颤患者,随机分至早期节律控制组(包括导管消融和 AAD)或常规治疗组(以室率控制为主,只在房颤症状控制不佳时才进行节律控制),主要终点为心血管死亡、卒中、因心衰恶化和 / 或急性冠脉综合征住院的复合终点,中位随访时间 5.1 年。研究因有效性显著而提前终止,结果显示,早期节律控制组主要终点发生率低于常规治疗组(每100 人年事件数 3.9 *vs.* 5.0,HR=0.79,P=0.005)。早期节律控制组的窦律维持率在 1 年和 2年时分别为 84.9% 和 82.1%,而常规治疗组分别为 65.5% 和 60.5%。

AFFIRM 研究事后分析显示,使用华法林、维持窦律是房颤患者死亡风险降低的独立相关因素,提示在充分抗凝的基础上,如能更为安全、有效地维持窦律,节律控制仍为房颤治疗的理想方案。

AFFIRM 与 EAST-AFNET4 两个研究在抗凝治疗强度上差异显著,AFFIRM 研究中节律控制组部分患者恢复窦律后中断抗凝,长期抗凝治疗率低于室率控制组(分别为 70% 和85% 以上),且抗凝监测力度不够,INR 值持续达标率仅为 62.3%。因此,卒中发生率偏高,室率控制组为 5.5%，节律控制组为 7.1%，可能是降低节律控制获益的一个重要原因。而 EAST-AFNET4 研究中采用新型口服抗凝药和华法林抗凝，长期抗凝率两组均为 90% 左右，该研究还强化了心血管危险因素综合管理，使得卒中发生率较 AFFIRM 研究明显降低，两组分别仅为 0.6% 和 0.9%，节律控制组明显下降（$P=0.03$）。

两项研究在节律控制方法上也明显不同。EAST-AFNET4 研究中，节律控制手段更加先进。AFFIRM 研究开展于 1996—2002 年之间，当时对 AAD 尤其是胺碘酮、索他洛尔不良反应的认识不够深入，超过 2/3 患者应用胺碘酮和索他洛尔进行节律控制。同时在研究过程中，AAD 联合应用大幅增加，该研究事后分析表明 AAD 与死亡率增加显著相关（$HR=1.49$），而窦性心律维持与死亡率降低显著相关（$HR=0.53$）。Cochrane 系统回顾也显示，索他洛尔显著增加全因死亡率，胺碘酮亦有增加死亡率趋势。因此推测节律控制组 AAD 的不良反应抵消了窦性心律维持的获益。AAD 维持窦律的效果不佳也影响了节律控制策略的优势，该研究中节律控制组 5 年窦律维持率为 63%，而 RACE 研究由于纳入的均为持续性房颤患者，随访结束时节律控制组的窦律维持率低至 39%。相比之下，EAST-AFNET4 研究中 AAD 使用更加合理、规范，早期节律控制组在起始治疗时使用的最主要 AAD 为氟卡尼（35.9%）与胺碘酮（19.6%），随访 1 年后各种 AAD 的应用率均有下降，氟卡尼和胺碘酮的使用率分别降至 21.0% 与 11.8%，尽可能规避了不合理的 AAD 长期应用带来的不良事件风险。目前指南推荐，对于症状严重的房颤患者，在充分评估、治疗危险因素及合并疾病后，应选择致心律失常风险和器官毒性尽可能低的 AAD 进行房颤的长期节律控制。对于无结构性心脏病的房颤患者，推荐使用决奈达隆、氟卡尼、普罗帕酮（Ⅰ类推荐，证据等级 A），在合并冠心病、左室射血分数保留的心衰和严重瓣膜病的患者中推荐胺碘酮和决奈达隆（Ⅰ类推荐，证据等级 A），对射血分数减低的心衰（heart failure with reduced ejection fraction，HFrEF）患者仅推荐使用胺碘酮（Ⅰ类推荐，证据等级 A），且以上推荐仅限于改善房颤症状。EAST-AFNET4 研究也证实了氟卡尼、决奈达隆等 AAD 应用于非心衰房颤患者的安全性，氟卡尼在我国尚未上市，但决奈达隆已应用于临床，目前的临床实践中仍以普罗帕酮和胺碘酮为主。在使用上述药物时，应全面评估风险，谨慎把握适应证，不宜为永久性房颤患者处方 AAD，避免在无器质性心脏病的患者中应用胺碘酮，在合并器质性心脏病的房颤患者中禁用普罗帕酮，最大限度地扬长避短，保证 AAD 应用的合理性、安全性。

AFFIRM 研究开展时，房颤导管消融技术刚刚起步，在该研究中几乎没有应用，EAST-AFNET4 研究中早期节律控制组导管消融的比例从第一年的 8.0% 上升至第二年的 19.4%，导管消融这一种强有力的节律控制手段的加入，对提高节律控制策略的有效性做出了重要贡献。胺碘酮和索他洛尔的使用大幅减少、AAD 的总使用率降低、导管消融的应用等更为安全、有效的治疗方案，可能是 EAST-AFNET4 研究使节律控制获益增加的重要原因之一。

EAST-AFNET4 研究重新确立了节律控制策略在房颤治疗中的主导地位，使 AAD 的应用价值再度彰显，同时该研究也为导管消融提高节律控制治疗策略的有效性、安全性，改善房颤患者的预后提供了坚实证据。

经过 20 余年的发展，房颤导管消融技术日趋成熟，成功率及安全性大幅提高，随着循证证据的积累，适应证逐步拓宽，已成为房颤的主要治疗手段之一。2006 年，导管消融作为一个治疗方法首次进入房颤治疗指南，但只是Ⅱa 类推荐，在 2020 年欧洲房颤诊断和管理指南中，对于药物治疗无效的阵发性房颤及持续性房颤，导管消融已上升为Ⅰ类推荐。

APAF、A4 研究以及 SARA 研究证实，导管消融降低阵发和持续性房颤复发率的效果均显著优于 AAD。针对未接受过 AAD 治疗的房颤患者,MANTRA-PAF、RAAFT-2 研究进一步为导管消融作为初始节律控制治疗提供了依据。一项汇总了 18 项随机对照研究(randomized controlled trial,RCT)的荟萃分析显示,导管消融较 AAD 可减少 58% 的房性心律失常复发($RR=0.42$,$P<0.001$)。在缓解房颤症状方面,CAPTAF 研究显示,导管消融较 AAD 可更有效地改善房颤患者生活质量评分。2020 年一项系统回顾与荟萃分析纳入了 13 项 RCT,提示导管消融在短期内(3~6 个月)较 AAD 能够更显著地提高患者的健康相关生活质量评分,减轻房颤症状。

导管消融能否降低死亡、心衰、卒中、心血管住院等"硬终点事件"风险,一直是房颤治疗领域的关键问题。2018 年 CABANA 研究纳入了 2 204 例患者,主要终点为全因死亡、致残性卒中、严重出血和心搏骤停的复合终点,最终平均随访 48.5 个月,结果显示:导管消融组与药物治疗组(包括节律控制药物和室率控制药物)的主要终点发生率差异无统计学意义(9.2% *vs.* 8.0%,$HR=0.86$,$P=0.30$);但在死亡率和心血管住院率的复合终点方面,导管消融组优于药物组(51.7% *vs.* 58.1%,$P=0.001$)。由于组间交叉率非常高(导管消融治疗组有 9.2% 未接受消融治疗,而药物治疗组有 27.5% 最终接受了消融治疗),严重影响了研究效力,故 CABANA 研究未能证实导管消融在改善预后方面优于药物治疗,但该研究再次证实,在降低房颤复发率、改善生活质量方面,导管消融显著优于药物治疗。

2018 年 CASTLE-AF 研究为导管消融改善房颤合并 HFrEF 患者的预后提供了更有力的支持。研究纳入了 397 例合并左室射血分数<35% 且置入了具有家庭监测功能的植入型心律转复除颤器(ICD)或心脏再同步化治疗除颤器(CRT-D)的症状性房颤患者,随机分至消融组和药物治疗组(包括节律控制或室率控制药物),主要终点为全因死亡和心衰住院的复合终点。平均随访 37.8 个月,导管消融组主要终点发生率显著低于药物治疗组(28.5% *vs.* 44.6%,$P=0.007$)。不可否认,CASTLE-AF 研究具有一定的局限性,其对患者的高度选择性在一定程度上限制了研究结论在总体房颤人群中的外推性。与 CASTLE-AF 研究类似,以窦律维持率为主要研究终点的 AATAC 研究发现,相较于胺碘酮,导管消融在持续性房颤合并 HFrEF 患者中可降低作为次要终点的再住院率和死亡风险(分别减少 45% 与 56%)。

多项荟萃分析亦显示了导管消融在改善预后方面的优势:一项纳入了 18 项 RCT 的荟萃分析显示,导管消融可以显著降低全因死亡率($RR=0.69$,$P=0.003$),且主要由房颤合并 HFrEF 患者驱动($RR=0.53$,$P=0.000\ 9$)。另一项纳入了 6 项 RCT 的荟萃分析显示,相比于药物治疗,导管消融可降低房颤合并心衰患者的全因死亡率($OR=0.51$,$P=0.000\ 3$)与再住院率($OR=0.44$,$P=0.003$)。晚近的 EARLY-AF 和 STOP AF First 研究显示,冷冻球囊消融作为房颤初始治疗手段,维持窦律的效果优于 AAD。ATTEST 研究显示,在延缓阵发房颤进展为持续房颤方面,导管消融优于 AAD。未来临床实践中在选择节律控制策略方式时,可能有更多的情况倾向于采用导管消融。

可以说,房颤治疗即将进入节律控制时代。对于 1 年内新诊断的房颤,包括初诊、无症状和持续性,应首选合理的 AAD 或导管消融进行节律控制以改善预后。对于诊断 1 年以上的房颤有几种情况需要考虑,其一,长程持续房颤节律控制优势可能不大,但这类患者随着房颤筛查及早期诊断治疗水平的提高将逐年减少;其二,诊断 1 年以上的阵发性房颤,合理的 AAD 和导管消融仍然有可能改善预后;其三,房颤导致心衰患者,导管消融明确改善预后。长期来看,符合 EAST-AFNET4 入选标准的患者所占比例越来越高,节律控制策略将是多数患者的选择。

　　病史小于 1 年的偶发房颤且房颤负荷很低的患者,虽然符合 EAST-AFNET4 入选标准,是否需要给予 AAD 或导管消融可能会有争议,医生和患者不一定接受,这是一个有待探讨的问题。

　　虽然已经进入节律控制时代,但我们还不能期望使所有的房颤患者都转为窦性心律,但随着筛查、早期诊断和治疗水平的稳步提高,节律控制必将使越来越来多的房颤患者获益,这无疑是房颤治疗策略的重要转折。

(刘晓霞　汤日波　马长生)

参考文献

[1] WYSE D G, WALDO A L, DIMARCO J P, et al. A comparison of rate control and rhythm control in patients with atrial fibrillation [J]. N Engl J Med, 2002, 347 (23): 1825-1833.

[2] KIRCHHOF P, CAMM A J, GOETTE A, et al. Early rhythm-control therapy in patients with atrial fibrillation [J]. N Engl J Med, 2020, 383 (14): 1305-1316.

[3] VAN GELDER I C, HAGENS V E, BOSKER H A, et al. A comparison of rate control and rhythm control in patients with recurrent persistent atrial fibrillation [J]. N Engl J Med, 2002, 347 (23): 1834-1840.

[4] ROY D, TALAJIC M, NATTEL S, et al. Rhythm control versus rate control for atrial fibrillation and heart failure [J]. N Engl J Med, 2008, 358 (25): 2667-2677.

[5] TESTA L, BIONDI-ZOCCAI G G, DELLO RUSSO A, et al. Rate-control vs. rhythm-control in patients with atrial fibrillation: a meta-analysis [J]. Eur Heart J, 2005, 26 (19): 2000-2006.

[6] European Heart Rhythm Association, Heart Rhythm Society, FUSTER V, et al. ACC/AHA/ESC 2006 guidelines for the management of patients with atrial fibrillation—executive summary: a report of the American College of Cardiology/American Heart Association Task Force on Practice Guidelines and the European Society of Cardiology Committee for Practice Guidelines (Writing Committee to Revise the 2001 Guidelines for the Management of Patients With Atrial Fibrillation)[J]. J Am Coll Cardiol, 2006, 48 (4): 854-906.

[7] HINDRICKS G, POTPARA T, DAGRES N, et al. 2020 ESC Guidelines for the diagnosis and management of atrial fibrillation developed in collaboration with the European Association for Cardio-Thoracic Surgery (EACTS): The Task Force for the diagnosis and management of atrial fibrillation of the European Society of Cardiology (ESC) Developed with the special contribution of the European Heart Rhythm Association (EHRA) of the ESC [J]. Eur Heart J, 2021, 42 (5): 373-498.

[8] JAIS P, CAUCHEMEZ B, MACLE L, et al. Catheter ablation versus antiarrhythmic drugs for atrial fibrillation: the A4 study [J]. Circulation, 2008, 118 (24): 2498-2505.

[9] MONT L, BISBAL F, HERNANDEZ-MADRID A, et al. Catheter ablation vs. antiarrhythmic drug treatment of persistent atrial fibrillation: a multicentre, randomized, controlled trial (SARA study)[J]. Eur Heart J, 2014, 35 (8): 501-507.

[10] PAPPONE C, AUGELLO G, SALA S, et al. A randomized trial of circumferential pulmonary vein ablation versus antiarrhythmic drug therapy in paroxysmal atrial fibrillation: the APAF Study [J]. J Am Coll Cardiol, 2006, 48 (11): 2340-2347.

[11] COSEDIS NIELSEN J, JOHANNESSEN A, RAATIKAINEN P, et al. Radiofrequency ablation as initial therapy in paroxysmal atrial fibrillation [J]. N Engl J Med, 2012, 367 (17): 1587-1595.

[12] MORILLO C A, VERMA A, CONNOLLY S J, et al. Radiofrequency ablation vs antiarrhythmic drugs as first-line treatment of paroxysmal atrial fibrillation (RAAFT-2): a randomized trial [J]. JAMA, 2014, 311 (7): 692-700.

［13］ ASAD Z U A, YOUSIF A, KHAN M S, et al. Catheter Ablation Versus Medical Therapy for Atrial Fibrillation: A Systematic Review and Meta-Analysis of Randomized Controlled Trials [J]. Circ Arrhythm Electrophysiol, 2019, 12 (9): e007414.

［14］ ALLAN K S, AVES T, HENRY S, et al. Health-Related Quality of Life in Patients With Atrial Fibrillation Treated With Catheter Ablation or Antiarrhythmic Drug Therapy: A Systematic Review and Meta-analysis [J]. CJC Open, 2020, 2 (4): 286-295.

［15］ MARK D B, ANSTROM K J, SHENG S, et al. Effect of Catheter Ablation vs Medical Therapy on Quality of Life Among Patients With Atrial Fibrillation: The CABANA Randomized Clinical Trial [J]. JAMA, 2019, 321 (13): 1275-1285.

［16］ MARROUCHE N F, BRACHMANN J, ANDRESEN D, et al. Catheter Ablation for Atrial Fibrillation with Heart Failure [J]. N Engl J Med, 2018, 378 (5): 417-427.

［17］ DI BIASE L, MOHANTY P, MOHANTY S, et al. Ablation Versus Amiodarone for Treatment of Persistent Atrial Fibrillation in Patients With Congestive Heart Failure and an Implanted Device: Results From the AATAC Multicenter Randomized Trial [J]. Circulation, 2016, 133 (17): 1637-1644.

［18］ CHEN S, PURERFELLNER H, MEYER C, et al. Rhythm control for patients with atrial fibrillation complicated with heart failure in the contemporary era of catheter ablation: a stratified pooled analysis of randomized data [J]. Eur Heart J, 2020, 41 (30): 2863-2873.

［19］ WAZNI O M, DANDAMUDI G, SOOD N, et al. Cryoballoon Ablation as Initial Therapy for Atrial Fibrillation [J]. N Engl J Med, 2021, 384 (4): 316-324.

［20］ ANDRADE J G, WELLS G A, DEYELL M W, et al. Cryoablation or Drug Therapy for Initial Treatment of Atrial Fibrillation [J]. N Engl J Med, 2021, 384 (4): 305-315.

［21］ KUCK K H, LEBEDEV D S, MIKHAYLOV E N, et al. Catheter ablation or medical therapy to delay progression of atrial fibrillation: the randomized controlled atrial fibrillation progression trial (ATTEST) [J]. Europace, 2021, 23 (3): 362-369.

2020 年 ESC 心房颤动管理指南解读

2020 年伊始 ESC 发布了最新的心房颤动（atrial fibrillation，AF；简称房颤）管理指南，该管理指南较以往，尤为着重于房颤的整合式管理，并提出名为"ABC"的房颤综合管理路径。随着这一综合管理思路的提出，标志着房颤管理正式进入以患者为中心、以改善临床预后为目的的结构化管理，是房颤管理上的"里程碑"事件。在 2020 年 ESC 房颤管理指南中，除明确"ABC"房颤整合管理路径以外，也对现有的房颤管理理论做了全新阐释。

在房颤危险因素认识方面去除了"孤立性房颤"，强调房颤的多个危险因素，包括不可变因素（如年龄、性别、种族、遗传因素）以及诸多可变因素（如血脂异常、饮酒、高血压、糖尿病、冠心病等），对危险因素的认识更充分；对房颤的临床结局认识亦更深入，除了死亡、卒中以外，增加了心力衰竭、痴呆、抑郁等临床结局。因为这些新的认识，让更多临床医生认识到所有房颤患者均应建立系统的房颤特征化信息，包括对卒中风险、症状状况、房颤负荷的评估和对房颤基质的评价，以简化不同级别医疗机构对房颤患者的评估、告知治疗决策，并促进房颤患者的最佳管理。由此诞生了"4S-AF"房颤均质化评估框架，包括卒中风险（stroke risk，St）、症状严重程度（symptom severity，Sy）、房颤负荷（severity of AF burden，Sb）和合并疾病情况（substrate severity，Su）。本文就 2020 年 ESC 房颤管理指南的诸项更新进行解读。

一、房颤的临床定义

明确提出临床房颤、心房高频事件（包括肌电干扰和假阳性），亚临床房颤（排除肌电干扰和假阳性）的概念；临床房颤诊断需要整张 12 导联心电图（10 秒）记录到的房颤，或单导联心电图记录 ≥ 30 秒的房颤。

二、房颤的流行病学特点

成年人房颤患病率为 2%~4%，中国的房颤发病率、患病率以及终生风险均低于欧美国家。其可能原因系流行病学研究设计和研究方法的原因、国内缺乏完备的筛查机制，或可能与人种不同有关（图 1）。

三、房颤四项核心危险因素

房颤四项核心危险因素是衰老、基因、男性、种族（蓝色）。亚临床动脉粥样硬化、临界高血压和糖尿病前期是房颤的危险因素；外环危险因素包括心血管疾病（红色）、心外疾病（黄色）和生活方式危险因素（蓝色）（图 2，彩图见二维码 1）。

四、房颤的病理生理机制

主要包括机械牵张诱导的心肌纤维化、收缩力下降、脂肪浸润、炎症、血管重构、缺血、离子通道紊乱和钙不稳定等（图 3）。

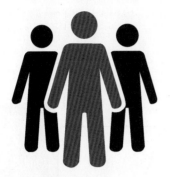

房颤终生风险约$\frac{1}{3}$

据报道，欧洲55岁
人群房颤终生风险为
37.0%（34.3%~39.6%）

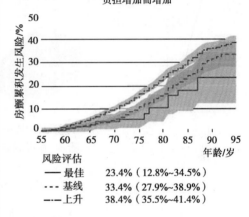

房颤在男性更常见

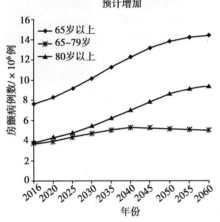

2016—2060年欧盟老年人房颤患病率
预计增加

房颤终生风险随着危险因素
负担增加而增加

图 1　房颤的流行病学特点

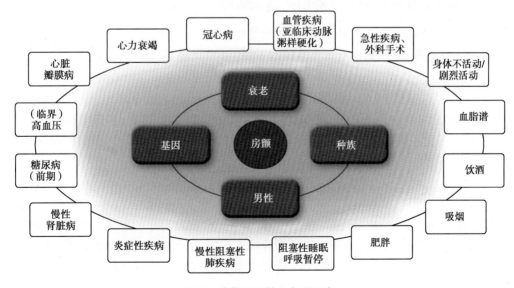

图 2　房颤四项核心危险因素

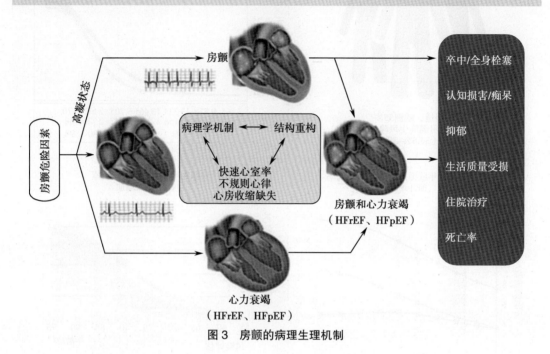

图 3　房颤的病理生理机制

五、房颤的分类变化

孤立性房颤、瓣膜性 / 非瓣膜性房颤、慢性房颤的概念已经不再使用。

六、房颤的临床表现和房颤相关临床结局

可以表现为无症状或静默性房颤,房颤相关临床结局中除增加死亡、卒中、心力衰竭、住院风险、降低生活质量外,而应重点关注认知下降 / 血管性痴呆、抑郁(图 4)。

七、房颤结构化特征

所有房颤患者均应考虑房颤的结构化特征,包括卒中风险、症状、房颤负荷及基质严重程度评估,以简化不同医疗级别的房颤患者评估、告知治疗决策、并促进房颤患者的最佳管理(图 5)。

八、房颤筛查定义、筛查类型和策略

筛查房颤时推荐:告知接受筛查的个体关于房颤检测及治疗的意义。为筛查阳性病例搭建一个结构化转诊平台,进一步由医师指导临床评估,从而确诊房颤并为患者提供最佳管理。只有在医师审核 ≥30s 单导联 ECG 描记或 12 导联 ECG 之后,才能在筛查阳性病例中确诊房颤。

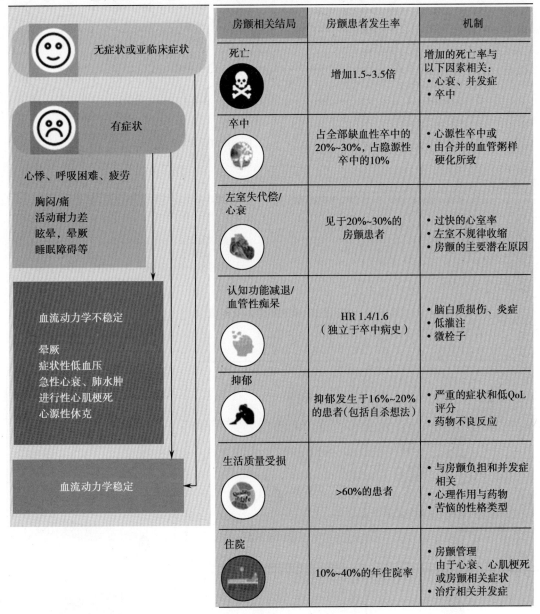

图 4　房颤的临床表现和房颤相关临床结局

此外房颤筛查手段(共 12 种),包括患者启动和非患者启动式的。

不同房颤筛查手段的敏感性和特异性比较(以 12 导联心电图作为金标准)(图 6)。

九、房颤的诊断评估

关键点:动态心电图监测评估心率控制情况及存在房颤复发相关症状的患者;瓣膜性心脏病合并房颤建议经食道超声心动图,重视房颤患者认知功能评价,最后采取结构化的随访流程(图 7)。

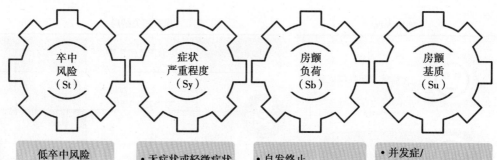

	卒中风险（St）	症状严重程度（Sy）	房颤负荷（Sb）	房颤基质（Su）
描述	低卒中风险 • 是 • 否	• 无症状或轻微症状 • 中度 • 严重或失能	• 自发终止 • 房颤时程及每单位时间房颤密度	• 并发症/ 心血管危险因素 • 心房心肌病（心房增大/功能失代偿/纤维化）
常用评估工具	CHA$_2$DS$_2$-VASc评分	EHRA症状评分 QoL问卷	• 房颤持续时间（阵发、持续、长程持续、永久） • 房颤总负荷（每次监测的房颤时长、最长持续时长、发作次数）	• 临床评估 房颤卒中风险评分 房颤进展风险评分 • 影像（经食管超声、经胸超声、心脏磁共振）、生物标志物

图 5 房颤的结构化特征

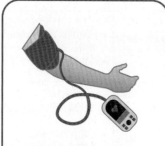

使用家用（或医用）袖带式示波血压计记录

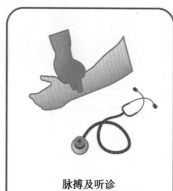

脉搏及听诊

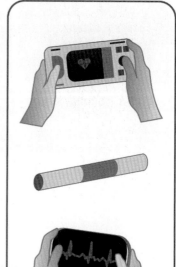

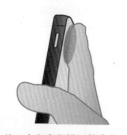

基于光电容积描记技术的家用智能手机监测

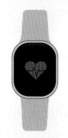

智能手表或可穿戴设备
基于光电容积描记技术的半连续心率监测

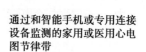

通过和智能手机或专用连接设备监测的家用或医用心电图节律带

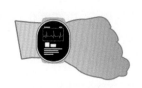

基于光电容积描记技术的
智能手表间歇心电图记录
且带有异常节律提醒

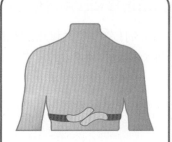

持续记录的可穿戴带

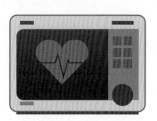

卒中病房或医院远程监测

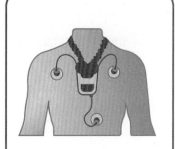

长程动态心电图

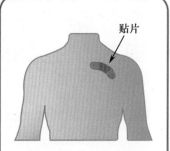

1~2周持续心电图监测贴片

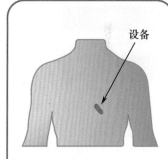

植入性心脏监测设备

图 6　房颤的筛查类型和策略

所有房颤患者	部分房颤患者	结构化随访
病史 • 房颤相关症状 • 房颤分型 • 伴随条件 • CHA_2DS_2-VASc评分 12导联心电图 甲状腺功能指标、肾功能电解质以及全血常规 经胸心脏超声	移动心电监测 • 节律控制不理想 • 出现房颤复发相关症状 经食管心脏超声 • 心脏瓣膜病 • 左心房血栓 超敏肌钙蛋白、C反应蛋白、N端脑钠肽前体、认知功能评估 冠状动脉增强CT或缺血成像 • 疑诊冠心病患者 头颅CT及磁共振 • 疑诊卒中患者 钆延迟增强的左心房磁共振 • 辅助房颤治疗决策	• 确保处于最理想的房颤管理状态 • 心脏专科医生/房颤专家与专科护士以及初级诊疗医生共同跟进随访

图 7　房颤的诊断评估

十、房颤的影像学检查方法选择和应用价值

评估房颤相关左房重构,包括解剖(左房扩大和几何形状改变)、结构(心房纤维化)和功能(电生理改变、左房储备功能、机械功能和泵血功能)、左房血栓检测(图 8)。

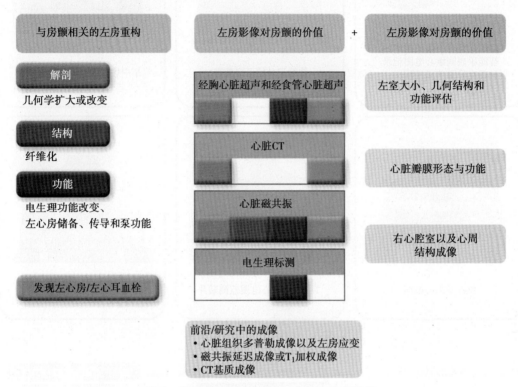

与房颤相关的左房重构

解剖
几何学扩大或改变

结构
纤维化

功能
电生理功能改变、左心房储备、传导和泵功能

发现左心房/左心耳血栓

左房影像对房颤的价值

经胸心脏超声和经食管心脏超声

心脏CT

心脏磁共振

电生理标测

+ 左房影像对房颤的价值

左室大小、几何结构和功能评估

心脏瓣膜形态与功能

右心腔室以及心周结构成像

前沿/研究中的成像
· 心脏组织多普勒成像以及左房应变
· 磁共振延迟成像或T_1加权成像
· CT基质成像

图 8　房颤的影像学检查方法选择和应用价值

十一、房颤的整合管理

该版指南取代了 2016 年提出房颤五环管理理论,房颤的整合管理需要建立一个统一的患者个体化照护路径,通过多学科团队优化治疗:房颤的整合管理坚持以患者为中心;首先优化卒中预防,其次通过心率和节律控制策略控制患者症状;最后管理心血管危险因素和合并疾病。

重点关注:患者教育和自我管理,医务人员继续教育、生活方式改变和心理因素干预,同时强调服用药物依从性、多学科团队管理、结构化随访和医患沟通(图 9)。

建议定期收集患者报告结局,以评估治疗效果并改善患者预后。房颤整合管理需要协调一致的患者个体化管理途径,以便由跨学科团队提供优化的管理方案。这一策略的核心是患者,在制定治疗决策时需要考虑患者的观点,并将其纳入房颤管理方案中;对预防措施的评估是治疗成功的重要因素。随着疾病的出现,新的治疗方法也会随着病情的发展而改变(图 10)。

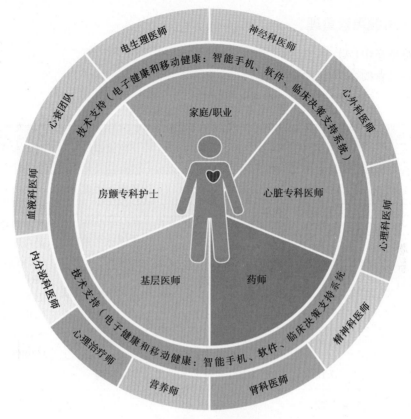

图 9　房颤的整合管理

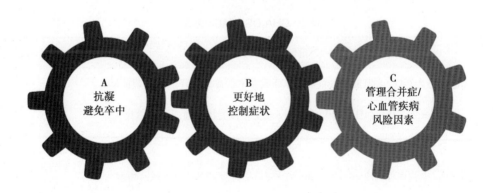

A	B	C
1. 识别低风险患者CHA$_2$DS$_2$-VASc 0（男），1（女）	1. 评估症状、QoL和患者的偏好	1. 识别合并症以及心血管疾病危险因素
2. 进行卒中预防 若CHA$_2$DS$_2$-VASc ≥1（男）≥2（女）；评估出血风险，积极管理可纠正的出血危险因素	2. 优化心率控制	2. 改善生活方式（减重、规律锻炼、减少饮酒等）
3. 选择口服抗凝药物（NOAC或者VKA-保持TTR）	3. 考虑一种控制节律的策略（CV、AADs、消融）	

图 10　房颤患者管理

十二、房颤患者管理

(一)避免卒中(A)

1. 房颤患者的卒中危险因素(表 1)

表 1　房颤患者的卒中危险因素

研究最广泛的风险项目（系统性回顾）	阳性研究数 / 总研究数	其他临床风险因素	影像学标志	血 / 尿生物标志物
卒中 /TIA/ 系统性栓塞	15/16	肾功能不全	超声心动图	cTnT, cTnI
高血压	11/20	阻塞性睡眠呼吸暂停	左心房扩张	BNP
年龄（每 10 年）	9/13	HCM	左房自发显影或	胱抑素 C
结构性心脏病	9/13	脑 / 心脏淀粉样变	左房血栓	蛋白尿
			左心耳低流速	CrCl/Egfr
糖尿病	9/14	高脂血症	主动脉复杂斑块	CRP
				IL-6
瓣膜疾病	6/17	吸烟	颅内影像学	GDF-15
				von Willebrand factor
慢性心力衰竭	7/18	代谢综合征	小血管病	D-dimer
性别（女性）	8/22	恶性疾病		

2. CHA_2DS_2-VASc 评分细则(表 2)

表 2　CHA_2DS_2-VASc 评分

危险因素	积分
充血性心力衰竭：心脏衰竭的症状 / 体征或左室射血分数降低的客观证据	+1
高血压：≥2 次静息血压>140/90mmHg 或正在接受抗高血压药物治疗	+1
年龄≥75 岁	+2
糖尿病：空腹血糖>125mg/dl(7mmol/L)或口服降糖药和 / 或注射胰岛素	+1
既往卒中 /TIA/ 血栓栓塞	+2
血管疾病：既往心肌梗死、周围动脉疾病、主动脉斑块	+1
年龄 65~74 岁	+1
性别（女性）	+1

3. 口服抗凝药物和抗血小板药物房颤患者的出血危险因素总结(表 3)

表3 口服抗凝药物和抗血小板药物房颤患者的出血危险因素总结

不可纠正的危险因素	潜在可纠正的危险因素	可纠正的危险因素	生物标志物
√ 年龄>65 岁 √ 大出血病史 √ 严重肾脏损害(正接受透析或肾移植) √ 严重肝功能不全(肝硬化) √ 恶性肿瘤病史 √ 遗传因素 √ 中风病史,小血管疾病等 √ 糖尿病 √ 认知功能损害或痴呆	◇ 极度虚弱 ± 高危摔跤风险 ◇ 贫血 ◇ 血小板计数减少或功能障碍 ◇ CrCl<60ml/min 的肾功能损害 ◇ 维生素 K 拮抗剂管理策略	➢ 高血压或收缩压升高 ➢ 抗血小板药物使用 / 非甾体类抗炎药 ➢ 酒精摄入过量 ➢ 不规律服用新型口服抗凝药 ➢ 不良嗜好或高危职业 ➢ 肝素桥接治疗 ➢ INR 管理(目标范围 2.0-3.0;目标 TTR° >70% ➢ 不恰当的新型口服抗凝药种类以及剂量选择	• 生长分化因子 -15 • 胱氨酸 / 肾小球滤过率 • 高敏肌钙蛋白 • 血管性血友病因子(以及其他的凝血相关标志物)

4. HAS-BLED 评分细则 重点:H. 未控制的高血压(表述精准),肾功能异常指透析、肾移植、血肌酐 > 200µmol/L;S. 既往缺血性或出血性卒中;B. 出血史或出血倾向(既往严重出血或贫血或严重血小板减少)(表4)。

表4 HAS-BLED 评分

出血风险以及定义	得分(共 9 分)
H(未控制的高血压):收缩压>160mmHg	1
A(肝、肾功能异常):透析、移植、血肌酐>200µmol/L,黄疸,胆红素>2 倍正常上限,AST/ALT/ALP>3 倍正常上限	各 1
S(卒中)	1
B(出血史或出血倾向):既往有大出血、贫血或严重血小板减少症	1
L(INR 不稳定):TTR<60%	1
E(高龄):>65 岁或极度衰弱	1
D(药物或过量饮酒):合并使用抗血小板药物或非甾体抗炎药,每周饮酒超过 14 次	各 1

5. 直接口服抗凝药物的标准剂量、低剂量、减量剂量及剂量调整标准(表5)

表5 直接口服抗凝药物的标准剂量、低剂量、减量剂量及剂量调整标准

	利伐沙班	达比加群	阿哌沙班	艾多沙班
标准剂量	20mg,右眼	150mg,2 次 /d	5mg,2 次 /d	60mg,右眼
低剂量		110mg,2 次 /d		30mg,右眼
减量	15mg,右眼		2.5mg,2 次 /d	30mg,右眼;15mg,右眼

续表

	利伐沙班	达比加群	阿哌沙班	艾多沙班
减量的原则	CrCl 15~49ml/min	达比加群 110mg、2 次 /d 用于： • 年龄 ≥80 岁 • 合用维拉帕米 • 出血风险增高	3 项因素中至少 2 项： • 年龄 ≥80 岁 • 体重 ≤60kg • 血清肌酐 ≥1.5mg/dl（133μmol/L）	任意一项： • CrCl 30~50ml/min • 体重 ≤60kg • 合用维拉帕米、奎尼丁或决奈达隆

6. 左心耳封堵术后的抗血栓治疗（表 6）

表 6 左心耳封堵术后的抗血栓治疗

器械 / 患者	阿司匹林	口服抗凝药	氯吡格雷
WATCHMAN/低出血风险	75~325mg/d	术后首先启动华法林治疗 45 天（目标 INR 2~3），直至食道超声确认左心耳封闭完全，新型口服抗凝药是可考虑的选择	续接 OAC，起始 75mg/d 直至术后第 6 个月
WATCHMAN/高出血风险	75~325mg/d	无	起始 75mg 直至第 6 个月食管超声确认左心耳封闭
ACP/Amulet	75~325mg/d	无	起始 75mg 直至第 6 个月食管超声确认左心耳封闭

7. 左心耳封堵推荐指征仍为 Ⅱb（表 7）

表 7 左心耳封堵或切除的推荐

关于左心耳封堵或切除的指南推荐		
对于有长期抗凝禁忌的患者左心耳封堵可以考虑作为卒中预防的手段	Ⅱb	B
心脏外科手术同期可以考虑行左心耳缝扎或切除作为卒中预防的手段	Ⅱb	C

（二）更好的症状管理（B）

1. 心率控制策略流程——基线评估的重要性（图 11）

2. 心率控制的治疗选择 关键点：心率控制未达标时的治疗选择。

(1) 地高辛可以作为无高血压和射血分数保留心衰患者、严重 COPD 或哮喘患者的二线选择。

(2) 胺碘酮可以作为射血分数下降心衰换的二线选择。

(3) 三线选择：房室结消融联合起搏。

3. 症状驱动的房颤节律控制

4. 仅在血流动力学稳定的患尝试药物转复，并应考虑血栓栓塞风险 对于病态窦房结综合征及房室传导障碍或 QTc>500 毫秒的患者，除非考虑到促心律失常和心动过缓风险不应尝试药物复律。

5. 转复后房颤随访目标

(1) 复律后行心电图检查以期识别早期房颤。

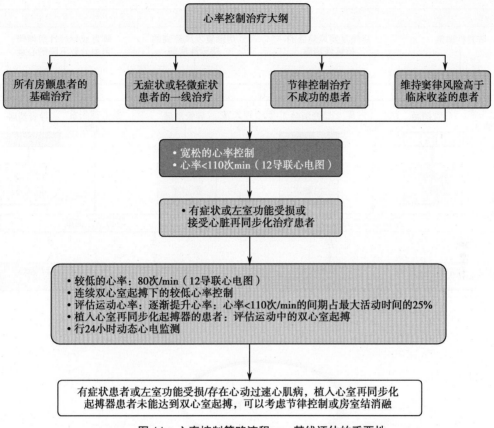

图 11　心率控制策略流程——基线评估的重要性

（2）通过对患者症状的评估来评价节律控制的有效性。

（3）使用Ⅰ类 / Ⅲ类抗心律失常药物的患者,常规检测 PR 间期、QRS 间期以及 QTc 间期来评估致心律失常的风险。

（4）通过患者临床症状以及预期生活质量来权衡疗效与副反应的选择。

（5）需要评估 AF 相关死亡率和抗心律失常药物副反应对心功能的影响。

（6）结合若干上游因素（血压控制、心衰控制、心肺锻炼等）来最优化窦性心律的维持。

6. 症状性房颤的消融适应证　首先请患者选择治疗策略:是导管消融,还是抗心律失常药物治疗。只有阵发性或持续性房颤合并射血分数下降心力衰竭导管消融时Ⅰ类指征（图 12）。

7. 促进导致节律治疗策略效果不佳的心房基质异常的危险因素及其处理（图 13）

8. 导管消融围手术期卒中风险管理　消融术前至少服用 3 周治疗剂量的口服抗凝药物或消融前食道超声排除左房血栓;消融术后至少抗凝 2 个月,随后是否继续抗凝应根据患者卒中风险决定。

9. 长期节律控制治疗的药物选择（图 14）

（三）合并疾病和心血管危险因素优化（C）

心血管危险因素和潜在疾病在房颤管理中的作用（图 15）

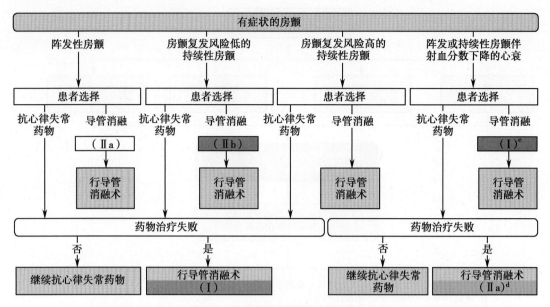

图 12 症状性房颤的消融适应证

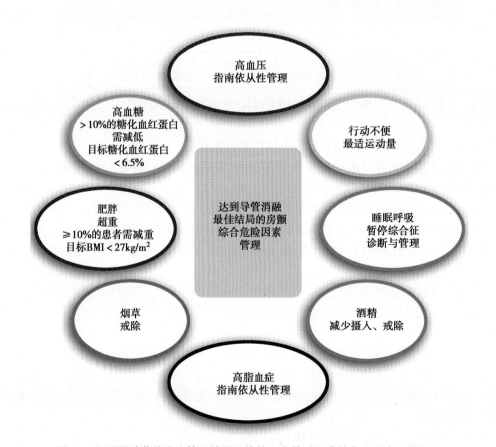

图 13 促进导致节律治疗策略效果不佳的心房基质异常的危险因素及其处理

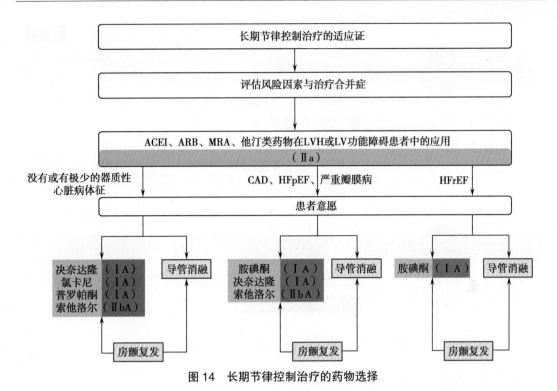

图 14　长期节律控制治疗的药物选择

图 15　合并疾病和心血管危险因素优化

十三、特殊临床情况和患者人群的 ABC 管理策略

1. 房颤合并 ACS 或 PCI 术后患者的处理建议（图 16）

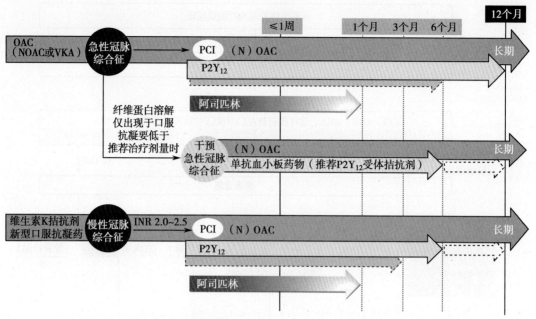

图 16　房颤合并 ACS 或 PCI 术后患者的处理建议

2. 颅内出血后重启抗凝治疗的方案（图 17）

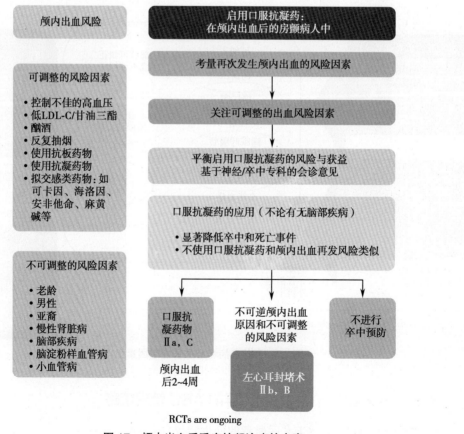

图 17　颅内出血后重启抗凝治疗的方案

3. 外科围术期房颤的管理　不推荐应用他汀、鱼油、激素类药物预防外科术后房颤。非心脏手术患者,不应常规使用 β 受体阻滞剂预防术后房颤(图 18)。

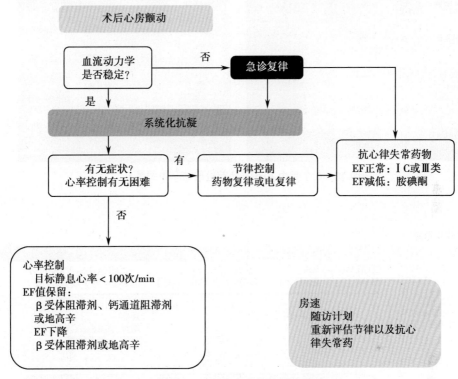

心率控制
　目标静息心率 < 100次/min
EF值保留:
　β 受体阻滞剂、钙通道阻滞剂
　或地高辛
EF下降
　β 受体阻滞剂或地高辛

房速
　随访计划
　重新评估节律以及抗心
　律失常药

图 18　外科围手术期房颤的管理

4. 妊娠期房颤的管理　如果母亲或胎儿存在血流动力学不稳定或相当大的风险时,建议进行电复律。抗凝治疗:VKA 应用于妊娠 4~9 个月,LMWH 和 UFH 应用于分娩时。

5. 某些化疗药物可能导致房颤风险增加　例如依鲁替尼、马法兰、蒽环类和曲妥珠单抗。

十四、心房高频事件与卒中的联系

1. 6 个月内 AHRE 负荷进展与卒中的关系　基线最大每日 AHRE 负荷和 CHA_2DVASc 评分对卒中风险的预测价值(图 19)。

2. AHRE 与亚临床房颤患者的管理建议　负荷越重,卒中风险越高;应规律再次评估卒中风险,是否启动抗凝治疗需要结合 CHA_2DVASc 评分(图 20)。

十五、从 CC 到 ABC

该版房颤指南是一部有关房颤认识和管理最新进展的面面俱到的流程图,随着不断积累的循证医学证据逐渐完善,相比以往更加条理化和简洁易读。

新版指南的轴线是 "CC To ABC",第一个 "C" 是房颤的心电图诊断(Confirm AF),第二个 "C" 是房颤四个方面临床特征的格式化评估(Characterise AF,4S-AF),然后是房颤 "ABC" 路径管理,既体现了该版指南在学术方面的与时俱进,值得我们多方面学习。

6 个月至心房高频事件负荷转换					每心房高频事件负荷卒中评分			
	基线负荷				CHA$_2$DS$_2$-VASc评分	基线最大每日负荷		
6个月进展	5分钟~1小时	1~6小时	6~12小时	12~23小时		无房颤	房颤6分钟~23.5小时	房颤 > 23.5小时
≥1小时	33.5%				0	0.33%	0.52%	0.86%
≥6小时	15.3%	42.2%			1	0.62%	0.32%	0.50%
≥12小时	8.9%	27.5%	55.8%		2	0.70%	0.62%	1.52%
≥23小时	5.1%	16.0%	40.6%	63.1%	3~4	0.83%	1.28%	1.77%
					≥5	1.79%	2.21%	1.68%

图 19　6 个月内 AHRE 负荷进展与卒中的关系

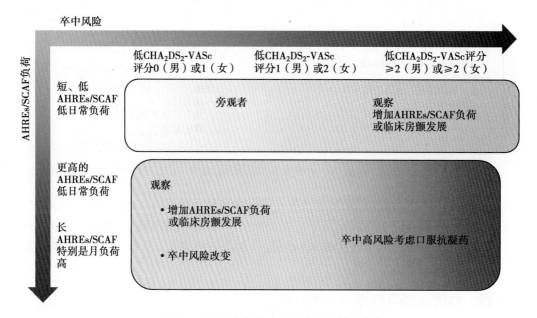

图 20　AHRE 与亚临床房颤患者的管理建议

（罗贯豪　刘方舟　吴书林）

参考文献

HINDRICKS G, POTPARA T, DAGRES N, et al. 2020 ESC Guidelines for the diagnosis and management of atrial fibrillation developed in collaboration with the European Association of Cardio-Thoracic Surgery (EACTS) [J]. Eur Heart J, 2021, 42 (5): 546-547.

抗心律失常药物的当代应用与评价

抗心律失常药物（AAD）在临床应用已经有 100 多年的历史，尽管近 30 年来心律失常的介入治疗和器械治疗取得了巨大进展，但心律失常的药物治疗仍然是基础治疗或介入和器械治疗的补充。过去二十年来，应用于临床的新的药物数量有所增加，对抗心律失常药物的认识也有明显提高。本文主要对抗心律失常药物的新分类及其评价，几种较新研发和使用的抗心律失常药物临床应用进展，目前心律失常诊治相关指南/共识对抗心律失常药物的推荐等做一下介绍和评价。

一、抗心律失常的机制与分类

自 AAD 诞生以来，由于药物种类繁多，不同药物的作用机制、抗心律失常效果以及代谢途径不尽相同，致使药物的分类并不明确，给 AAD 的临床应用带来了极大挑战，基于上述原因，英国著名心脏电生理专家 Miles Vaughan Williams 在 20 世纪 70 年代根据 AAD 不同的电生理作用，将其分为以下 4 大类（VW 分类）：① I 类为钠离子通道阻滞剂，根据对钠通道阻滞程度不同又分为 I a、I b 和 I c 这 3 个亚类；② II 类为 β 受体阻滞剂；③ III 类为钾离子通道阻滞剂；④ IV 类为钙离子通道阻滞剂。该分类方法根据当时 AAD 作用的离子通道及不同的电生理机制进行，兼具科学性与实用性，加深了对 AAD 作用机制的理解，简化了临床应用，在当时具有里程碑式的意义。然而，随着心脏电生理学的不断发展，对心律失常发病机制及 AAD 作用机制研究不断深入，AAD 种类的推陈出新，该经典分类方法的局限性也日益突出。首先，该分类方法框架简单，致使多种具有抗心律失常作用的传统药物无法进行分类，如洋地黄、腺苷等。此外，该分类主要纳入了针对快速性心律失常的 AAD，未涵盖针对缓慢性心律失常的药物，如异丙肾上腺素、阿托品等。同时，即使同一类别的 AAD，其电生理机制及作用靶点也不尽相同，需要进一步阐述及再分类。此外，随着诸如伊伐布雷定等新型 AAD 广泛应用于临床，传统的经典分类方法已不能满足当前心律失常诊疗的需要。

1991 年欧洲心脏病学会成员制定了抗心律失常药物分类的"西西里分类"，这个分类基于心律失常发生的病理生理机制、药物的电生理特性或作用时间参数而进行，涉及药物作用的分子靶点、细胞机制、功能特点和临床心律失常治疗中的相似性和差异性等因素。分类完整且准确地分析了抗心律失常药物存在的问题，增加了对药物作用的理解，对药物的细胞与分子靶点有极其详细的定位。但由于药物作用的复杂性，无法在常规的临床工作中进行实际的应用，因此，此分类没有得到临床工作者及医学教育人员的广泛接受。

2018 年提出抗心律失常药物的现代分类方法，新分类保留了 VW 分类的基本框架，在原有 I ~ IV 类基础上扩展为 8 类（0 ~ VII 类），涵盖了目前临床应用中的药物、有前途的药物靶点，以及针对心律失常上游机制的药物。 I 类钠离子通道抑制剂除了传统的 I a、I b 和 I c 类外，增加了 I d 类晚钠电流抑制剂（雷诺嗪）； II 类扩展为自主神经抑制剂或激动剂，包括选择性和非选择性 β 受体抑制剂、M_2 受体抑制剂或激动剂和腺苷受体激动剂（腺苷、ATP）； III 类钾离子通道调节剂（拮抗剂或开放剂）； IV 类钙离子调节剂（拮抗剂或激动剂）；新增加 0 类窦房结 HCN 通道介导的起搏电流抑制剂（伊伐布雷定）； V 类和 VI 类是研究中的靶点，分别为机械压力敏感通道和缝隙连接抑制剂；Ⅶ类是上游靶向调节剂（ACEI、ARB、ω-3 脂肪酸和他汀类）。

该 AAD 新分类方法也有一定的局限性，在药物作用机制和种类上过于复杂繁多，非专家难以掌握，难以在临床上普及和应用，且纳入的部分药物尚处于研发阶段或暂未应用于临床，最新在国外应用于临床的药物并未完成针对中国患者的临床试验，未得到新指南或共识推荐等。

二、几种抗心律失常药物的临床应用进展与注意事项

（一）0 类 AAD 药物：HCN 介导 If 通道阻滞剂，伊伐布雷定

心率增快是心血管疾病的独立危险因子，贯穿心力衰竭发生发展始终，已成为心力衰竭等心血管疾病的重要治疗靶点。伊伐布雷定是首个选择性、特异性窦房结 If 通道阻滞剂，可有效控制窦性心律，同时还可显著延长心脏舒张期时间、增加心室每搏输出量，且不影响血压、无负性肌力作用和负性传导作用。SHIFT 研究和 POSITIVE 研究等证实，伊伐布雷定单用或联合 β 受体阻滞剂可使绝大多数患者心率达到目标心率，从而安全、有效地降低心血管事件发生率，并进一步改善心衰症状和远期预后。基于强有力的循证医学证据，国内外心衰指南均一致推荐伊伐布雷定用于 HFrEF 患者管理，并将其证据等级由Ⅱb 类提高至Ⅱa 类。鉴于目前我国心衰患者心率控制欠佳，为更好地指导我国临床医师规范用药，改善心衰患者症状和预后，2020 年中国专家制定了《伊伐布雷定临床应用中国专家共识》，指出伊伐布雷定在心衰管理中对具有适应证的患者可广泛应用，包括慢性心衰长期管理、心衰易损期管理、儿童扩张型心肌病心衰应用等。除此以外，伊伐布雷定还可应用于冠心病心绞痛、不恰当的窦性心动过速、体位直立性心动过速、局灶性房性心动过速及冠脉 CT 检查前的心率控制等其他心血管疾病领域。

目前伊伐布雷定在国内获批的适应证为窦性心律且心率 ≥ 75 次 /min、伴有心脏收缩功能障碍的 NYHA Ⅱ～Ⅳ级慢性心力衰竭患者，与标准治疗包括 β 受体阻滞剂联合用药，或者用于禁忌或不能耐受 β 受体阻滞剂治疗时。用法：口服 2.5~10.0mg、2 次 /d，最大剂量为10.0mg、2 次 /d。静息心率目标值为 50~60 次 /min。可与 β 受体阻滞剂合用。口服后起效快；达峰时间为 1 小时；半衰期为 2 小时。注意事项：禁忌用于低血压、急性心功能不全、严重肝损害；可引起心动过缓，与地尔硫䓬或维拉帕米合用时应慎重。

（二）Ⅰ类 AAD 药物：钠离子通道阻滞剂

1. Ⅰa 类药物　硫酸奎尼丁为Ⅰa 类 AAD，传统上用于房颤和房扑的转复、转复后窦性心律的维持以及抑制致命性室性心律失常，由于致心律失常及其他较多不良反应，目前已不用于治疗房颤和房扑。因为可抑制 I_{to} 和 I_{Kr}，老药新用，目前主要用于 Brugada 综合征、早复极综合征和短 QT 间期综合征合并恶性室性心律失常的治疗。用法：先给 0.1g 试服，观察 2 小时，如 QT 不显著延长，开始 0.1~0.3g、3 次 /d；口服起效时间约 30 分钟；达峰时间为 2 小时。对短 QT 综合征发生的电风暴，可静脉注射氢化奎尼丁，起始 3mg/（kg·d），逐渐增量。儿童 20~60mg/（kg·d），每 6~8 小时一次。注意事项：用药前、后注意评估疗效与 QT间期，给药最初 3 天应住院观察。不良反应可低剂量出现，根据耐受度决定进一步治疗。轻度为金鸡纳反应，表现为视力模糊、暂时性耳聋、厌食、恶心、虚弱、眩晕、耳鸣、腹泻和头痛的症状；中度表现为呕吐、低血压、QRS 间期延长，罕见引起室性期前收缩；重度表现为 QT 延长及尖端扭转型室性心动过速，表现为奎尼丁晕厥，多出现在服药后 3 天内，QRS 间期延长

50%,高度 AVB 或心搏骤停。

2. Ⅰd 类药物 雷诺嗪为Ⅰd 类 AAD,主要作用是通过抑制晚钠离子电流(I_{Na}),减少钙离子蓄积,改善左室舒张功能;同时可选择性抑制脂肪酸氧化,保护心肌的收缩功能,优化心肌能量供应的代谢。目前雷诺嗪除了用于室性心律失常和房颤的预防和治疗外,还是一种新型的抗心绞痛药物,对于急性冠脉综合征可减少心肌缺血再灌注损伤;同时,在 2 型糖尿病患者的治疗、降低神经传导速度及治疗先天性肌肉强直也有一定的作用。主要用于慢性心绞痛、急性冠脉综合征;临床研究发现,对冠心病合并的室性心律失常,包括室性期前收缩、短阵室性心动过速及房颤有预防作用。用法:起始量 500mg,1 次 /12h,最大 1 000mg,1 次 /12h;达峰时间为 2~5 小时;半衰期为 7 小时。注意事项:该药可使 QT 间期轻度延长,与剂量相关;禁用于中重度肾功能损害者。

(三)Ⅱ类药物:自主神经激动剂和抑制剂

Ⅱa 类药物包括非选择性 β 受体及选择性 $β_1$ 受体抑制剂。

(1)非选择性 β 受体阻滞剂:包括卡维地洛、纳多洛尔、普萘洛尔等,其中纳多洛尔较新。

纳多洛尔:属于非选择性 β 受体阻滞剂,主要用于心绞痛、高血压,目前也用于长 QT 间期综合征和儿茶酚胺敏感多形性室性心动过速的维持治疗。用法:口服 10~240mg、1 次 /d,低剂量开始,逐渐加量;儿茶酚胺敏感多形性室性心动过速可增大至 40~320mg,1 次 /d;达峰时间为 3~4 小时;半衰期为 20~24 小时;血浓度与 β 受体阻滞作用相对稳定。注意事项:禁忌证和注意事项同其他非选择性 β 受体阻滞剂。

(2)选择性 $β_1$ 受体阻滞剂:包括美托洛尔、比索洛尔、艾司洛尔等,其中艾司洛尔为静脉应用制剂,在国内近年应用渐多。

艾司洛尔:选择性 $β_1$ 受体阻滞剂,主要用于房颤、房扑时控制心室率,窦性心动过速,围手术期心动过速。用法:静脉注射负荷量 0.5mg/kg,1 分钟内静脉注射,维持量为 0.05mg/(kg·min),静滴 4 分钟,如 5 分钟内效果不佳,重复负荷量,维持量为 0.1mg/(kg·min)滴注 4 分钟;每重复一次,维持量增加 0.05mg。维持量不超过 0.2mg/(kg·min),连续静滴时间一般 ≤48 小时。起效时间为 2~10 分钟;半衰期为 9 分钟。该药最大的特点是超短效的 β 受体阻滞剂,起效快,一旦停药,10 分钟后作用几乎消失,在病情急重状态下有明显的优势。注意事项:用药时低血压与剂量相关,严重心动过缓时,应减少或停药;需长期应用时,应考虑与口服 β 受体阻滞剂桥接;降低心肌收缩力可加重心力衰竭和休克,一旦出现,应停药并支持治疗;已有血流动力学异常或与其他影响血压的药物合用危险增高。慎用于支气管哮喘;不能漏出静脉外,高浓度给药可造成静脉炎。

(四)Ⅲ类 AAD 药物:钾通道阻滞剂和开放剂

1. Ⅲa 类药物 电压门控钾离子通道阻滞剂主要包括胺碘酮、决奈达隆、索他洛尔、伊布利特、多菲利特、维那卡兰和尼非卡兰等,其中胺碘酮和索他洛尔已在临床广泛使用,本文不做介绍。

(1)决奈达隆:是胺碘酮的脱碘衍生物,主要用于阵发性房颤窦性心律恢复后的维持,作用类似于胺碘酮,但有效率略低。脂肪组织蓄积小、心外不良反应显著低于胺碘酮,胺碘酮应用后出现甲状腺毒性可更换为决奈达隆,可用于房颤患者窦性心律的维持,也可用于稳定性冠心病合并房颤患者;不适用于永久性房颤和房颤伴明显收缩功能降低心衰患者。用法:口服 400mg、2 次 /d,固定剂量,与早、晚餐同服;作用达峰时间为 4 小时,半衰期为 24 小时。注意事项:QT 间期延长 ≥500 毫秒占 10.9%,TdP 罕见,禁用于失代偿心衰和永久性房颤患者,需定期检测肝功能。

(2)伊布利特:主要用于近期发作房颤、房扑的急性转复。用法:静脉注射,当成人体重>60kg时,1mg;低于60kg者0.01mg/kg,缓慢静推10分钟;用药后10分钟内心律失常未终止,可重复前述剂量1次;静脉给药半衰期为6小时,该药静脉使用中及使用后需要心电监测至少6小时;由于起效快,房颤转复率高,导管室房颤导管消融术中转复房颤有优势。注意事项:给药期及给药后连续心电监护4~6小时。该药可引起QT间期延长,TdP发生率为2.0%~5.1%,药物使用时及使用后6小时,应同时监测QTc间期,一旦发生相关心律失常,需立即静脉注射硫酸镁并给予维持量。

(3)多非利特:主要用于房颤复律和维持窦律。用法:口服0.5mg、1次/d。首次药2~3小时后,心电图QTc间期如果较基线延长≥15%以上,或QTc间期≥500毫秒,则剂量应减半;作用达峰时间为2~3小时;半衰期为10小时。注意事项:QT延长,TdP发生率为0.8%~1.2%;需评估心脏传导功能及肌酐清除率。

(4)维那卡兰:主要用于近期发作房颤成人患者窦性心律的快速转复,适用于房颤持续时间≤7天的非手术患者,或者房颤发作≤3天的心外科手术后患者。该药只作用于心房肌,对心室肌影响小,具有一定心房选择性,安全性高,转复快速,目前指南作为无器质心脏病房颤患者Ⅰ类推荐。静脉注射3mg/kg,时间为10分钟;半衰期为3小时。注意事项:以体重计算剂量,持续心电及生命体征监测;给药后持续15分钟未转复,以上次稍低剂量重复给药。禁忌用于收缩血压<100mmHg、主动脉瓣重度狭窄、心力衰竭,以及发病1个月内的急性冠脉综合征。

(5)尼非卡兰:主要用于其他药物无效或不能使用的情况下危及生命的室性心动过速、心室颤动。用法:静脉注射,成人每次0.3mg/kg,时间5分钟内,重复静脉注射间隔2小时以上;静脉滴注维持量成人0.4mg/(kg·h),最大用量不超过0.8mg/(kg·h),连续输注时间通常不超过14天;以生理盐水或5%葡萄糖注射液溶解,浓度为1mg/ml,最高浓度<2mg/ml。静脉注射后即刻起效;达峰时间为2.5分钟;血浆蛋白结合率为86.4%~94.6%;半衰期为1.15~1.53小时。注意事项:QT间期过度延长(>0.6秒),TdP发生率为3.9%~7.7%,发生后应立即停药并连续心电监测3小时以上或至QT间期恢复正常。禁用于明显窦缓、房室阻滞、窦房阻滞、束支阻滞;该药与胺碘酮相似,不影响心肌收缩力,对恶性心律失常起效快,因为目前循证医学证据有限,推荐级别低于胺碘酮。近年也有用于房颤转复窦性心律和用于预激伴房颤治疗的报道。

2. Ⅲb类药物 为代谢依赖性的钾通道(I_{KACh})阻滞剂,代表药物为尼可地尔和吡那地尔,目前应用于改善冠状动脉微循环障碍的治疗,近年研究发现尼可地尔还有潜在的抗心律失常的作用。

三、抗心律失常药物在新指南和共识中的地位

(一)《2019 ESC室上性心动过速患者管理指南》

欧洲心脏病学会(ESC)于2019年8月在ESC年会上公布了最新的《2019 ESC室上性心动过速管理指南》,这是继2003年ESC的室上性心动过速管理指南以及2015年美国心脏病学会(ACC)/美国心脏协会(AHA)/心律协会(HRS)的成人室上性心动过速管理指南后的重要更新。

1. 窄QRS波群和无法确定诊断的宽QRS波群心动过速的急诊处理 出现血流动力

学不稳定的或药物无法转复或控制的,应首选同步直流电复律(Ⅰb 推荐);血流动力学稳定的情况下,优先选择迷走神经刺激,其中改良 Valsalva 动作是国际推荐的一线治疗手段。迷走神经刺激无效且静息心电图体表无预激的情况下,均推荐快速静推 6~18mg 腺苷(Ⅰ类),维拉帕米或地尔硫䓬(Ⅰ类调整至Ⅱa);β 受体阻滞剂(Ⅱb 调整至Ⅱa 类推荐);上述药物治疗无效,可应用静脉普罗帕酮或胺碘酮(Ⅱb)。宽 QRS 心动过速急诊处理中,普鲁卡因胺(Ⅰ类调整至Ⅱa)和胺碘酮(Ⅰ类调整至Ⅱb)也有所下调。

2. 不同类型的 SVT 药物治疗新推荐　指南中一个重要变化是 β 受体阻滞剂在多种室上速的药物治疗中退出一线治疗地位。既往认为 β 受体阻滞剂为不适当窦速(IST)的一线治疗方案,但需要使用过高的剂量,且其治疗效果也很难令人满意,反而可能给患者造成不能耐受的不良反应。因此,2019 ESC 指南将 β 受体阻滞剂在 IST 的药物治疗中的推荐级别降至Ⅱa,C 类证据。在局灶性 AT 的急性期室率控制以及长期治疗中,新指南将 β 受体阻滞剂的推荐级别均降至Ⅱa。有症状的不适当窦速应考虑单用伊伐布雷定或联合 β 受体阻滞剂(Ⅱa),联合可能更有益;新推荐伊伐布雷定可考虑用于体位性心动过速综合征患者(Ⅱb,C)以及传统药物(包括 β 受体阻滞剂、非二氢吡啶类钙通道拮抗剂、普罗帕酮以及氟卡尼)治疗无效的局灶性房速(AT)患者(Ⅱb,C)。局灶性 AT 的急诊处理可考虑静推伊布利特(Ⅱb),慢性治疗可考虑应用伊伐布雷定联合 β 受体阻滞剂(Ⅱb)。心房扑动的转复首先推荐口服 / 静推伊布利特(Ⅰ)。不推荐静脉注射胺碘酮用于转复合并预激的 AF(Ⅲ,B),既往有多例应用胺碘酮后出现心室率加快诱发室颤的病例报道,相关基础研究显示胺碘酮虽为Ⅲ类抗心律失常药,但兼具Ⅰ、Ⅱ、Ⅳ类 AAD 的电生理作用,静脉注射胺碘酮后首先阻滞钙离子通道,兼具少量 β 肾上腺素受体阻滞作用,可减慢房室传导,加速旁路前传。基于此,新指南不推荐预激合并房颤急性期使用胺碘酮终止房颤的急性发作。

妊娠心律失常的管理是目前临床诊疗中的重点与难点。由于妊娠期的特殊性,治疗室上速应同时考虑室上速本身和治疗措施对于孕产妇以及胎儿的影响。既往观点认为,妊娠期发生的心律失常多为"良性"病程,无需特殊处理。但近期研究表明,妊娠合并室上速与多种孕产妇以及胎儿不良事件风险增加有关。

孕早期(妊娠的前 3 个月)是致畸的敏感期,因此新指南首次强调,应尽量避免在孕早期应用任何抗心律失常药物(Ⅰ,C),3 个月后根据不同情况,可考虑使用选择性 β_1 受体阻滞剂(阿替洛尔除外)、维拉帕米、氟卡尼、普罗帕酮及地高辛等药物(Ⅱa,C),禁用胺碘酮(Ⅲ,C)。

在妊娠期心律失常急性期管理方面,新指南优先推荐非药物干预。既往小规模研究已证实电复律治疗可在不影响胎盘血流前提下,安全转复孕产妇心律失常,同时无明显的致早产及致心律失常作用,是治疗所有血流动力不稳定妊娠心律失常的首选治疗方案(Ⅰ,C)。孕产妇血流动力学稳定时,可通过刺激迷走神经暂时阻断房室结传导以达到终止室上速的目的。如果此方法失败,因腺苷半衰期极短,可减少胎盘药物暴露,成为新指南推荐的一线药物(Ⅰ,C),但需在孕中晚期给药。孕早期妊娠妇女发作室上速急性期的药物治疗仍欠缺证据。

随着三维电解剖标测系统以及心腔内超声的推广与普及,导管消融的放射性暴露问题已得到良好的解决,如技术运用得当,多数射频消融术可在术中达到"零射线"暴露。指南指出,对于药物控制不佳且不能耐受的室上速(包括三尖瓣依赖房扑),或可行导管消融治疗,但在临床实践中我们应把握好适应证,消融手术应选择在有经验的电生理中心进行,术中注意使用三维解剖标测系统,并尽量在妊娠中后期进行。

孕早期胎儿心脏传导系统功能即已成熟,持续快速性心动过速合并心衰的胎儿死亡率超过一半,因此新指南提出必须格外重视胎儿心律失常的监测和治疗。受技术条件限制,很难获取高质量的胎儿心电图,因此,超声仍是当下评估胎儿心律失常的最佳方法。新指南提出,一旦于产检时发现胎儿心动过速,治疗必须及时启动。药物治疗仍然是主要的治疗手段,根据心动过速的类型,地高辛、氟卡尼和索他洛尔均可选用,然而治疗成功的关键在于经胎盘转运至胎儿的药物量,因此必须严密监测母体与胎儿的不良反应。

3. 心房扑动的管理仍存争议 关于心房扑动(房扑)管理的推荐常常同时出现在房颤管理指南中,部分室上速管理指南也涉及了房扑管理的内容,但相比于房颤,房扑的相关研究仍略显不足。

值得特别强调的是,很多临床医师在房扑急性发作时应用普罗帕酮进行药物转复,实际收效甚微。1994年的研究已阐明Ⅰc类抗心律失常药物仅能延长房扑周长,在终止心动过速方面效果欠佳,却可引起1∶1房室传导,导致极快的心室率,甚至可引起宽QRS波心动过速。因此指南特别强调,不推荐使用普罗帕酮或氟卡尼终止房扑急性发作(Ⅲ,B)。此时,若患者血流动力学不稳定,可直接行低能量电复律(Ⅰ,B);若患者血流动力学稳定,伊布利特或多非利特均可有效转复窦性心律(Ⅰ,B),由于存在导致尖端扭转型室性心动过速(TdP)的风险,上述两种药物必须于院内应用。

就房扑的长期管理而言,因导管消融的成功率大于90%,反复发作的症状性三尖瓣峡部依赖房扑的导管消融治疗获指南Ⅰa类推荐,并且可考虑在典型房扑首次发作后进行导管消融(Ⅱa,B)。而对于非三尖瓣峡部依赖房扑来说,其折返机制各异,指南推荐其导管消融治疗可在有经验的中心进行(Ⅰ,B)。

(二)《2020 ESC/EACTS 心房颤动诊断管理指南》

AAD药物的目的是改善患者症状,决定长期口服药物的同时,不仅要考虑患者的症状负担、意愿及依从性,更要考虑药物的不良反应。

胺碘酮适用于所有类型AF患者节律控制,但考虑其心外毒性,应优先考虑其他AAD(Ⅰ);对于接受索他洛尔治疗的AF患者,应长期监测QT间期、血钾、肌酐清除率和其他心律失常危险因素(Ⅰ,B),如已密切监测上述指标,左心室功能正常或患有缺血性心脏病的患者可考虑长期应用索他洛尔进行AF的节律控制(Ⅱb,A;2016年ESC房颤处理指南为Ⅱa)。使用氟卡尼长期控制AF节律的患者中,在可耐受情况下,应考虑同时应用房室结阻滞药物(Ⅱb,A)。

(三)《2020 室性心律失常中国专家共识》

就室性心律失常(VA)的治疗,近些年国内外指南及专家共识均指出应首先进行基础病治疗,除β受体阻滞剂外,目前已知的AAD均不能降低SCD和总死亡率风险。在结构性心脏病VT/VF的治疗中,尤其是植入ICD/CRT-D的患者,β受体阻滞剂联合胺碘酮或索他洛尔能有效降低VA再发(Ⅱb,C)。在VT/VF的急诊处置当中,除电复律外,胺碘酮仍是首选药物(Ⅱa,A),尼非卡兰因其有效性不亚于胺碘酮亦可作为首选(Ⅱa,B),联合β受体阻滞剂可有效控制交感电风暴的发生(Ⅱa,B),利多卡因则作为胺碘酮或尼非卡兰无效或不适合的替代(Ⅱa,B),上述药物在急诊处置过程当中均应首选静脉注射方式。对于无结构性心脏病的左室特发性VT,优先选择维拉帕米,也可选择普罗帕酮(Ⅱb,C);右室流出道特发性

VT 可选择维拉帕米、普罗帕酮、利多卡因及 β 受体阻滞剂（Ⅱb,C）。

"2020 专家共识"首次将中药纳入 AAD,专家共识指出对于症状性 PVC 的患者,无论是否合并结构性心脏病,可考虑应用参松养心胶囊（Ⅱa,A）,而针对充血性心力衰竭患者,参松养心胶囊可降低室早负荷,改善心功能（Ⅱa,B）。

四、抗心律失常药物的致心律失常作用

AAD 的致心律失常作用是指应用 AAD 后,诱发既往未曾发生过的心律失常或使原有的心律失常加重,严重者引起心律失常电风暴,甚至导致患者死亡。诊断致心律失常作用需除外用药过程中原有器质性心脏病或心律失常加重导致心律失常的恶化,以确定是否需要停药或是增加剂量继续治疗,正确的诊断及处理对患者预后影响大。临床对非致命性心律失常,对药物安全性的考量应优先于其有效性,需合理掌握适应证和用药原则。随着疾病的发展,发生心律失常的基质、触发因素和对这些因子的调控因素都可能发生变化,因此周期性评估药物的抗心律失常和致心律失常作用是药物应用中值得注意的方面。

药物致心律失常可表现为快速心律失常,也可为缓慢心律失常;可以是室性心律失常,也可以是窦性、房性和房室结性心律失常。主要表现形式:①新出现的快速心律失常,如发作前后 QT 间期延长的尖端扭转型室速,发作前后 QT 间期正常的多形性室速,单形室速或室颤,无休止室速,房扑 1:1 下传心室致快速心室率,以及窦性心动过速;②缓慢心律及传导障碍:窦房结功能障碍、房室阻滞、室内传导阻滞、QRS 波增宽;③原有心律失常恶化:非持续性心动过速转变为持续性心动过速或心动过速频率加快。高龄、肝肾代谢异常、药物的大量和长期应用及药物之间的相互作用也可能影响药物的致心律失常作用。

Ⅰa 和Ⅲ类 AAD 引起尖端扭转型室速(TdP)是典型的致心律失常作用,药物引起 QT 间期延长后,心肌细胞之间的复极离散度增大,与早期后除极(EAD)相关的触发活动及多发折返环参与 TdP 的形成可能恶化成室颤。女性、低钾、低镁、心动过缓或长间歇、基因易感性及与其他可延长 QT 间期药物的相互作用是 TdP 发生的高危因素。临床处理除立即停药外,类似与其他 TdP 的处理。胺碘酮致心律失常作用发生率低,但长期或大剂量使用心外不良反应发生率高,可能影响患者的远期预后,应予积极检测,并适当处理。出现下列情况应停药:① QTc>500 毫秒;② QTc 增加>60 毫秒;③ QT 延长伴有晕厥或心律失常;④其他电不稳定指标,如 T 波电交替等。

Ⅰc 类药物减慢正常的室内传导,在心肌缺血或结构性心脏病心肌肥厚、心脏扩大和心功能不全时,进一步减慢缺血和瘢痕区缓慢传导,产生新的折返环,诱发单形或多形室速或无休止性室速,增加病死率;用于治疗房颤或房扑时,可延长房内传导,降低心房频率,或者使房颤转变为房扑,造成更多的心房激动下传,甚至 1:1 房室传导,加快心室率。QRS 间期延长 ≥50%,需要停药。对钠通道阻滞剂过量出现的不良反应及致心律失常作用,可通过给予钠盐或碳酸氢钠进行纠正。

Ⅱ类和Ⅳ类 AAD 可能抑制窦房结和房室结传导,造成窦性心动过缓、窦性停搏和/或房室阻滞,停药后多数可自行恢复,少数需要起搏支持。洋地黄可能引起多种类型心律失常,除了停药及针对心律失常的治疗外,可用地高辛抗体进行纠正。

（左中印　王祖禄）

参考文献

［1］ Task Force of the Working Group on Arrhythmias, European Society of Cardiology. The Sicilian Gambit: a new approach to the classification of antiarrhythmic drugs based on their actions on arrhythmogenic mechanisms [J]. Circulation, 1991, 84: 1831-1851.

［2］ LEI M, WU L, TERRAR D A, et al. Modernized Classification of Cardiac Antiarrhythmic Drugs [J]. Circulation, 2018, 138: 1879-1896.

［3］ 中国医师协会心力衰竭专业委员会, 国家心血管病专家委员会心力衰竭专业委员会. 伊伐布雷定临床应用中国专家共识 [J]. 中华心力衰竭和心肌病杂志, 2020, 4: 84-91.

［4］ HEIJMAN J, GHEZELBASH S, DOBREV D. Investigational antiarrhythmic agents: promising drugs in early clinical development [J]. Expert Opin Investig Drugs, 2017, 26: 897-907.

［5］ 中华医学会心电生理和起搏分会, 中国医师协会心律学专业委员会. 2020 室性心律失常中国专家共识 (2016 共识升级版)[J]. 中华心律失常学杂志, 2020, 24: 188-258.

［6］ BRUGADA J, KATRITSIS D G, ARBELO E, et al. 2019 ESC Guidelines for the management of patients with supraventricular tachycardia. The Task Force for the management of patients with supraventricular tachycardia of the European Society of Cardiology (ESC)[J]. Eur Heart J, 2020, 41 (5): 655-720.

［7］ HINDRICKS G, POTPARA T, DAGRES N, et al. 2020 ESC Guidelines for the diagnosis and management of atrial fibrillation developed in collaboration with the European Association for Cardio-Thoracic Surgery (EACTS)[J]. Eur Heart J, 2021, 42: 373-498.

经导管消融治疗房颤合并心衰研究进展

房颤（atrial fibrillation，AF）和心衰（Heart failure，HF）是 21 世纪两大流行疾病，二者可互为因果，形成恶性循环，其诊治是心血管领域的巨大挑战。导管消融是房颤节律控制的重要非药物治疗手段，既往导管消融术主要集中于左心室收缩功能正常的房颤患者，近年来随着对疾病认识的加深、药物治疗的更新和导管消融技术的进步，越来越多的房颤合并心衰患者接受了房颤导管消融治疗，并取得了良好的临床效果，房颤合并心衰经导管消融治疗的地位也不断提高。2020 年欧洲心脏病学会（ESC）房颤诊断和管理指南中指出：对房颤伴左心室收缩功能下降的心衰患者，如果有心动过速性心肌病的可能，则应积极行房颤导管消融（Ⅰ，B）；在有选择的房颤伴左心室收缩功能下降的心衰患者中，现有证据提示，导管消融可以改善房颤患者的生存率，降低心衰住院率（Ⅱa，B）。

一、房颤和心衰的关系

房颤和心衰都是常见的心脏疾病，具有较多的共同危险因素如高龄、高血压、糖尿病和结构性心脏病等，导致两种疾病经常并存。随着人口老龄化加剧，两者的流行程度将不断增加。心衰是房颤的易患因素，而房颤可以诱发或加重心衰，两者相互促进，形成恶性循环。研究显示，随着心功能恶化，房颤发病率逐渐增高，心功能Ⅳ级患者房颤发病率可达 50%，新发房颤是心衰恶化的重要指标，是心衰住院的独立危险因素。另一方面，20%~30% 的房颤患者伴左心室收缩功能下降，且有相近数量的患者合并舒张功能不全性心衰。在合并有较多的共同危险因素基础上，房颤本身可通过房室收缩不协调、快速心室率及 RR 间期不等诱发或加重心衰。无论房颤和心衰哪种疾病先发生，以及房颤的类型或心衰的分级，这两种疾病的结合会使患者的死亡率和住院率更高。随着非维生素拮抗剂口服抗凝药物在房颤血栓栓塞预防中的普遍应用，房颤血抗凝治疗策略在不断优化，心衰已逐渐替代卒中成为房颤患者的主要死亡原因。

二、经导管消融治疗房颤合并心衰的地位

房颤合并心衰是临床治疗中的难点，在危险因素管理、血栓栓塞预防、心衰基线治疗的基础上，通过药物治疗进行房颤节律控制，患者的获益有限，AFFIRM、RACE 及 AF-CHF 等研究发现，节律控制未见总体死亡率降低。常用抗心律失常药物（AADs）进行节律控制的有效性并不理想，难以长期维持稳定的窦性心律，同时因胺碘酮、普罗帕酮、索他洛尔等常用 AADs 存在致心律失常、负性肌力作用和心外不良反应，使用不规范反而增加患者的死亡率，在合并心衰的房颤患者中尤为明显。并非有效维持窦性心律不能使房颤合并心衰患者获益，而是维持窦性心律的优点被 AADs 失效和毒性反应所抵消。决奈达隆不良反应相对较小，在阵发性房颤患者中进行节律控制有一定的获益，但在合并中重度心衰的房颤患者中使用受限。

导管消融是房颤节律控制的重要非药物治疗手段，近年来随着对疾病认识的加深、药物治疗的更新和导管消融技术的进步，越来越多的房颤合并心衰患者接受了房颤导管消融治

疗,并取得了良好的临床效果。前期研究显示,经导管消融治疗房颤合并心衰,可改善患者心功能和生活质量,提高生存率,减少再住院率。与药物治疗相比,导管消融能更稳定地长期维持窦性心律,通过恢复房室同步、稳定而规律的心室舒缩、神经节改良等途径改善心功能,且无药物治疗的心外不良反应。一项荟萃分析把近 10 余年经导管消融治疗和药物治疗房颤患者的随访结果进行对比,结果发现,导管消融的房颤患者虽然有一定的复发率,部分患者还进行了多次手术,但接受导管消融的患者群房颤不再进展,而使用药物治疗的患者,无论使用何种药物,都不能阻止房颤的进展,即每年有 10%~15% 的阵发性房颤进展为持续性房颤。因此,使用药物治疗很难阻挡房颤的进展,阵发房颤的负荷越来越重,持续性房颤占比越来越高,合并心衰的患者相应增加,而导管消融可以控制房颤的进展,降低此类患者中心衰的发生率。

随着相关临床研究的不断开展和证据的积累,房颤合并心衰经导管消融治疗的地位也不断提高。2012 年 ESC 房颤诊治指南中,房颤合并心衰的患者,必要时可选择导管消融治疗,为Ⅱb 类推荐(B 级证据)。在 2016 年更新的 ESC 房颤诊治指南中,此类患者经导管消融治疗进一步上升为Ⅱa 类推荐(C 级证据)。新近更新的 2020 年 ESC 房颤诊断和管理指南中指出,对房颤伴左心室收缩功能下降的心衰患者,如果有心动过速性心肌病的可能,则应积极行房颤导管消融,为Ⅰ类推荐(B 级证据);在有选择的房颤伴左心室收缩功能下降的心衰患者中,现有证据提示,导管消融可以改善房颤患者的生存率,降低心衰住院率,为Ⅱa 类推荐(B 级证据)。

三、经导管消融治疗房颤合并射血分数降低的心衰

既往房颤导管消融术主要集中于左心收缩功能正常的房颤患者,导管消融不仅可有效降低房颤复发,而且可以提高生活质量,具有良好的安全性和有效性。近年来多项研究表明,经导管消融治疗可以改善房颤合并射血分数降低心衰(HFrEF)患者的心功能,提升左室射血分数(LVEF),改善活动能力和生活质量,且同样具有良好的安全性和有效性。

CAMERA-MRI 研究是一项前瞻性、多中心、随机对照研究,旨在评价与药物心率控制相比,房颤导管消融是否能改善左心室收缩功能。入选对象为持续性房颤伴特发性心肌病(LVEF ≤ 45%)患者,基线 LVEF 为(33 ± 8.6)%。经优化心室率控制后,分别行心脏磁共振检查评估 LVEF,行钆延迟显像评估左心室纤维化程度,然后随机分为导管消融组(n=33)和心率控制组(n=33)。导管消融组采用肺静脉隔离联合左房后壁电隔离策略,主要研究终点是 LVEF 的变化(心脏磁共振检查评估)。结果显示,随访 6 个月时两组患者 LVEF 均有改善,但导管消融组改善更为明显 [(18 ± 13)% $vs.$ (4.4 ± 13)%,$P<0.000\ 1$],左心室收缩末期容积在导管消融组较心率控制组也显著降低 [(24 ± 24) ml/m² $vs.$ (8.0 ± 20) ml/m²,$P<0.007$]。导管消融组中 58% 的患者术后 LVEF 恢复正常(≥ 50%),而心率控制组仅有 9% 的患者在 6 个月时复查 LVEF 正常(P=0.000 2)。同时,与心率控制组相比,导管消融组患者左房容积、BNP 水平、NYHA 分级均显著下降。此外,导管消融组中,心室钆延迟显像阴性者 LVEF 改善较阳性者更为明显(22.3% $vs.$ 11.6%,P=0.006 9)。

经导管消融治疗房颤合并 HFrEF 疗效不仅优于单纯药物治疗,与房室结消融联合双心室起搏相比,同样具有明显的优势。PABA-CHF 研究是一项前瞻性、多中心、随机对照研究,旨在比较肺静脉电隔离与房室结消融 + 双心室起搏两种不同治疗策略在房颤合并 HFrEF 治疗中的临床效果。该研究入选房颤患者 LVEF ≤ 40%,NYHA 心功能Ⅱ~Ⅲ级,抗心律失

常药物控制不佳,随机分为肺静脉隔离组(n=41)和房室结消融加双心室起搏组(n=40),两组基线状态无显著差异。6个月后,未服用抗心律失常药物情况下肺静脉电隔离组中71%的患者维持窦性节律,肺静脉隔离组较房室结消融加双心室起搏组生活质量明显改善(明尼苏达心衰生活质量量表评分 60 $vs.$ 82,$P<0.001$)、6分钟步行距离明显增加(340m $vs.$ 297m,$P<0.001$),LVEF 显著提高(35% $vs.$ 28%,$P<0.001$)。此外,肺静脉隔离组中非阵发性房颤患者较阵发性房颤患者获益更为显著。

近几年来,AATAC、CASTLE-AF 等多项研究表明导管消融不仅可以改善房颤合并HFrEF 患者心功能和生活质量,还可以改善临床预后。AATAC 研究是一项多中心随机、开放、平行对照临床研究,共入选持续性房颤合并心衰(LVEF ≤ 40%,NYHA 心功能Ⅱ~Ⅲ级)患者 208 名,所有患者已植入双腔 ICD 或 CRT-D,随机分为胺碘酮组(n=101)和导管消融组(n=101),平均随访 26 个月,主要终点为治疗的长期成功率(无房颤复发)。导管消融组平均接受(1.4 ± 0.6)次消融手术,71% 患者无房颤复发,胺碘酮组 34% 患者无房颤复发($P<0.001$);且导管消融组住院率较胺碘酮组明显下降(31% $vs.$ 57%,$P<0.001$)。多因素回归分析显示,胺碘酮组房颤复发风险是导管消融组的 2.5 倍。更为重要的是,导管消融组较胺碘酮组的总死亡率明显下降(8% $vs.$ 18%,$P<0.05$)。AATAC 研究是首个直接比较导管消融和胺碘酮治疗心衰合并持续性房颤的多中心随机试验,入选患者均为较严重心衰患者,两组患者平均 LVEF 分别为(29 ± 5)% 和(30 ± 8)%;入选患者常规应用 β 受体阻滞剂、ACEI/ARB、醛固酮拮抗剂;患者均植入双腔 ICD 或 CRT-D,均通过远程器械程控随访,避免了无症状房颤的漏诊,数据更加准确、客观。研究表明,导管消融较胺碘酮治疗不仅更有效降低房颤复发,而且可以提高生活质量,提升运动耐力,更重要的是导管消融可降低房颤合并心衰患者住院率和死亡率。尽管住院率和死亡率不是本研究设置的主要研究终点,但研究提示导管消融不仅可以改善心衰患者症状,还可以改善临床预后,突破了传统获益。需要指出的是,AATAC 研究未纳入 NYHA 心功能Ⅳ级患者,所入选患者扩张型心肌病患者比例较低,平均左房内径<50mm,房颤平均时间较短(小于 9 个月),因此研究结果不能代表所有合并 HFrEF 的房颤患者。

CASTLE-AF 研究是一项前瞻性、多中心、随机对照临床研究,入选标准为有症状的阵发性或持续性房颤;抗心律失常药物无效或不能耐受,或不愿意应用抗心律失常药物;LVEF ≤ 35%,NYHA 分级 ≥ Ⅱ级,且已植入 ICD/CRT-D。最终 363 例房颤合并 HFrEF 的患者完成研究,其中 179 例接受导管消融治疗,184 例接受常规药物治疗。导管消融组主要进行肺静脉电隔离,其他消融策略依据术者经验制定;常规药物组治疗包括节律控制和心率控制,同时给予抗凝治疗。两组患者的基线特征(NYHA 分级、房颤类型、CRT-D 植入、ICD 植入)相似,使用 ACEI 或 ARB、β 受体阻滞剂、利尿剂、口服抗凝剂和抗心律失常药的比例基本相同。主要终点包括全因死亡及心衰进展导致的再住院,次要终点包括全因死亡、心衰进展导致的再住院、脑血管事件、心血管死亡、心血管原因导致的意外住院等。随访中位时间为 37.8 个月,发现导管消融组的房颤负荷显著低于常规药物治疗组,LVEF 显著提高(8.0% $vs.$ 0.2%,P=0.005)。更为重要的是,导管消融与常规药物治疗相比使主要终点发生率降低了 38%,全因死亡率降低 74%,心衰进展住院减少 44%,心血管死亡减少 51%。CASTLE-AF 研究的主要终点为预后指标,包括全因死亡及心衰进展导致的再住院,研究结果为持续性房颤合并心衰患者导管消融提供了强有力的佐证,给了临床医生及患者更多信心。同样需要注意的是,入选患者均 LVEF ≤ 35% 且已植入 ICD/CRT-D,未纳入 LVEF 大于 35% 和未植入 ICD/CRT-D 的患者,因此研究结果不能直接推广到所有的房颤合并 HFrEF 患者。

陈少杰等 2020 年于欧洲心脏病学杂志上发表荟萃分析,纳入了 ARC-HF、CAMTAF、AATAC、CAMERA-MRI、CASTLE-AF、CABANA HF 等 7 项随机对照临床研究(共纳入 1 112 例患者),旨在比较节律与心率控制在房颤合并心衰患者中的疗效差异。结果显示,与药物治疗相比,导管消融可以降低房颤合并心衰患者全因死亡率($OR=0.51$,$P=0.000\ 3$)和再住院率($OR=0.44$,$P=0.003$),显著改善 LVEF(6.8%,$P=0.000\ 4$),降低房颤复发率(29.6% $vs.$ 80.1%,$OR=0.04$,$P<0.000\ 01$),提高生活质量(明尼苏达心衰生活质量量表评分 -9.1,$P=0.007$),而卒中风险相似。2021 年 AHA/ACC 房颤合并 HFrEF 患者管理申明中指出,导管消融在改善 AF 合并 HFrEF 患者的生存率、再住院率和生活质量,具有良好的安全性和有效性。

四、经导管消融治疗房颤合并射血分数保留的心衰

近年来,射血分数保留心衰(HFpEF)的患病率明显增加,至今为止其药物治疗效果有限,HFpEF 的诊治对临床医生来说仍是一个挑战。房颤是 HFpEF 的危险因素,也是 HFpEF 进展过程中的并发症之一。对于 HFpEF 合并房颤患者的治疗更具有挑战,有研究显示采用导管消融治疗房颤合并 HFpEF 患者同样获益。

Kelly 等在一项观察性研究中,比较了节律控制和心率控制在房颤合并 HFpEF 患者中的临床疗效。节律控制包括 AADs、电复律、房颤导管消融或外科手术治疗,而心率控制包括 β 受体阻滞剂、钙通道阻滞剂、地高辛等药物单用或联合使用。研究纳入了 1 582 例年龄>65 岁的房颤合并 HFpEF 患者,1 857 例采用节律控制的患者中,62.5% 使用胺碘酮,11.7% 使用索他洛尔,2.0% 使用多非利特,11.4% 使用其他 AADs,13.6% 住院期间进行了房颤电复律,1% 的患者进行了房颤导管消融或外科治疗;其余 13 825 例采用心率控制。治疗 1 年后,与节律控制组相比,心率控制组全因死亡率更高(37.5% $vs.$ 30.8%,$P<0.01$)。研究显示,采用包括电复律、导管消融在内的节律控制策略,可以改善房颤合并 HFpEF 患者的预后,降低全因死亡风险。

Fukui 等回顾性分析 85 例房颤合并 HFpEF 患者(LVEF ≥ 50%,有心衰住院史)。其中导管消融组 35 例,传统药物治疗组 50 例,主要终点为心衰再住院。两组患者年龄、持续性房颤比例、BNP 水平、LVEF 等基线特征均无显著差异。在平均 2 年余的随访期间,与药物治疗相比,导管消融能显著降低 HFpEF 患者的心衰再住院率($P=0.003\ 9$),多因素分析显示房颤导管消融是减少心衰再住院的唯一预测因子($OR=0.15$,95% CI 0.04~0.46,$P<0.001$)。研究还提示,房颤导管消融成功与否与心衰再住院风险密切相关,房颤复发患者中心衰再住院率为 50%,而无房颤复发的患者中无一例因心衰再住院($P=0.001\ 3$)。

Aldaas 等新近发表的一项荟萃分析入选了 6 项研究,包括 3 项回顾性研究和 3 项前瞻性观察性研究,旨在比较导管消融在房颤合并 HFpEF 患者和 HFrEF 患者中的临床疗效。研究共纳入 1 505 例房颤合并心衰的患者,其中 764 例(51%)为 HFpEF,741 例(49%)为 HFrEF,大部分患者为持续性房颤,并且正在服用抗心律失常药物。与 HFrEF 组患者相比,HFpEF 组患者导管消融手术时间、围手术期并发症发生率、术后 1 年房颤复发率和住院率均无显著差异,术后 1 年期间死亡率更低(MD=0.41,95% CI 0.18~0.94,$P=0.04$)。荟萃分析结果显示,与房颤合并 HFrEF 患者相似,经导管消融治疗房颤合并 HFpEF 患者同样安全、有效。基于导管消融治疗房颤合并 HFrEF 良好的临床疗效,预示着导管消融治疗房颤合并

HFpEF,同样可以帮助患者维持窦性心律、改善心功能、提高生活质量、降低住院风险,并降低死亡率。但目前仍需要前瞻性、多中心、随机对照临床研究来为经导管消融治疗房颤合并HFpEF进一步提供强有力的证据。

五、经导管消融治疗房颤合并心衰的卫生经济学效益分析

房颤和心衰的高发病率、高住院率、高致残致死率等直接造成社会、家庭经济负担。在美国,2015年因房颤门诊就诊人次约600万,急诊人次约50万,每个房颤患者每年花费20 613~40 169美元,合并心衰的患者门急诊就诊频率、年医疗花费将进一步增加。与药物治疗相比,导管消融可以改善房颤合并心衰患者的心功能、提高生活质量、降低再住院率和死亡率,考虑到房颤合并心衰患者的高昂的经济负担,导管消融对这一人群的影响是一个重要的卫生经济学政策问题。

一项基于美国医疗费用的回顾性分析,纳入了1 568例采用导管消融治疗的房颤合并心衰患者,比较了在导管消融前1年、消融后1年、消融后3年的医疗费用情况。结果显示,与导管消融前1年相比,导管消融后1年内房颤相关住院率下降了64%,急诊就诊下降了51%,心衰相关住院下降了22%,心律电转复下降了52%(P均<0.000 1)。而相应的房颤相关住院费用降低了40%,从消融前的4 165美元降至消融后的2 510美元(P<0.000 1);房颤相关急诊就诊费用降低了63%,从消融前的638美元降至消融后的233美元(P<0.000 1);心律电转复费用也降低了65%,从消融前的4 126美元降至消融后的1 462美元(P<0.000 1);房颤管理费用从消融前的9 468美元显著降低到消融后的9 256美元(P<0.000 1)。导管消融后3年,门急诊就诊等医疗费用显著下降,房颤管理成本也从消融前的每月850美元/人下降到导管消融后3年的每月546美元/人,费用减少了36%(P<0.000 1)。研究显示,与消融前1年相比,导管消融可使房颤合并心衰患者住院人数减少、住院时间缩短、心脏转复次数和急诊就诊次数减少,消融后1年房颤相关的医疗费用显著降低,继续延长随访时间至3年,医疗费用降低的效应持续存在。导管消融不仅可以改善房颤合并心衰患者预后,同时还能减轻此类患者的医疗费用支出和经济负担。

六、经导管消融治疗房颤合并心衰的时机选择

CASTLE-AF研究的主要终点包括全因死亡及心衰进展导致的再住院,后期分析显示,与药物治疗相比,接受导管消融治疗房颤合并LVEF中-重度降低(20%<LVEF<35%)和重度降低(LVEF<20%)的患者中,主要终点、全因死亡等风险均显著下降。研究获益主要来源于NYHA心功能Ⅰ/Ⅱ级的患者(主要终点HR=0.43,P<0.001;全因死亡率HR=0.30,P=0.001),而在NYHA心功能Ⅲ/Ⅳ级的患者中,导管消融无明显获益(主要终点HR=0.98,P=0.935;全因死亡率HR=0.93,P=0.853)。该研究提示,在房颤合并心衰患者中,在心衰早期行房颤导管消融,才能让患者获益更多。

从另一个角度讲,我们应该把房颤导管消融的"战线"前移,要在房颤患者出现心衰之前就积极进行治疗。荟萃分析研究也显示,与药物治疗相比,导管消融才可以有效延缓房颤的进展,从而减少心衰的发生。

七、总结

导管消融治疗房颤合并心衰,可以改善患者心功能、提高生活质量,降低再住院率和死

亡率。随着导管消融技术的不断进步和消融策略的不断优化,导管消融手术成功率还将进一步提高,未来房颤合并心衰经导管消融治疗临床获益将必将更加明显。

(周根青　刘少稳)

参考文献

[1] HINDRICKS G, POTPARA T, DAGRES N, et al. 2020 ESC Guidelines for the diagnosis and management of atrial fibrillation developed in collaboration with the European Association for Cardio-Thoracic Surgery (EACTS)[J]. Eur Heart J, 2021, 42 (5): 373-498.

[2] ALEONG R G, SAUER W H, DAVIS G, et al. New-onset atrial fibrillation predicts heart failure progression [J]. Am J Med, 2014, 127 (10): 963-971.

[3] HEALEY J S, OLDGREN J, EZEKOWITZ M, et al. Occurrence of death and stroke in patients in 47 countries 1 year after presenting with atrial fibrillation: a cohort study [J]. Lancet, 2016, 388 (10050): 1161-1169.

[4] CHEN S, PÜRERFELLNER H, MEYER C, et al. Rhythm control for patients with atrial fibrillation complicated with heart failure in the contemporary era of catheter ablation: a stratified pooled analysis of randomized data [J]. Eur Heart J, 2020, 41 (30): 2863-2873.

[5] PROIETTI R, HADJIS A, ALTURKI A, et al. A Systematic Review on the Progression of Paroxysmal to Persistent Atrial Fibrillation: Shedding New Light on the Effects of Catheter Ablation [J]. JACC Clin Electrophysiol, 2015, 1 (3): 105-115.

[6] CAMM A J, LIP G Y, DE CATERINA R, et al. 2012 focused update of the ESC Guidelines for the management of atrial fibrillation: an update of the 2010 ESC Guidelines for the management of atrial fibrillation--developed with the special contribution of the European Heart Rhythm Association [J]. Europace, 2012, 14 (10): 1385-1413.

[7] KIRCHHOF P, BENUSSI S, KOTECHA D, et al. 2016 ESC Guidelines for the management of atrial fibrillation developed in collaboration with EACTS [J]. Europace, 2016, 18 (11): 1609-1678.

[8] PRABHU S, TAYLOR A J, COSTELLO B T, et al. Catheter Ablation Versus Medical Rate Control in Atrial Fibrillation and Systolic Dysfunction: The CAMERA-MRI Study [J]. J Am Coll Cardiol, 2017, 70 (16): 1949-1961.

[9] KHAN M N, JAÏS P, CUMMINGS J, et al. Pulmonary-vein isolation for atrial fibrillation in patients with heart failure [J]. New Engl J Med, 2008, 359 (17): 1778-1785.

[10] DI BIASE L, MOHANTY P, MOHANTY S, et al. Ablation Versus Amiodarone for Treatment of Persistent Atrial Fibrillation in Patients With Congestive Heart Failure and an Implanted Device: Results From the AATAC Multicenter Randomized Trial [J]. Circulation, 2016, 133 (17): 1637-1644.

[11] MARROUCHE N F, BRACHMANN J, ANDRESEN D, et al. Catheter Ablation for Atrial Fibrillation with Heart Failure [J]. New Engl J Med, 2018, 378: 417-427.

[12] GOPINATHANNAIR R, CHEN L Y, CHUNG M K, et al. Managing Atrial Fibrillation in Patients With Heart Failure and Reduced Ejection Fraction: A Scientific Statement From the American Heart Association [J]. Circ Arrhythm Electrophysiol, 2021, 14 (6): e000078.

[13] KELLY J P, DEVORE A D, WU J, et al. Rhythm Control Versus Rate Control in Patients With Atrial Fibrillation and Heart Failure With Preserved Ejection Fraction: Insights From Get With The Guidelines-Heart Failure [J]. J Am Heart Assoc, 2019, 8 (24): e011560.

[14] FUKUI A, TANINO T, YAMAGUCHI T, et al. Catheter ablation of atrial fibrillation reduces heart failure rehospitalization in patients with heart failure with preserved ejection fraction [J]. J Cardiovasc Electrophysiol, 2020, 31 (3): 682-688.

［15］ALDAAS O M, LUPERCIO F, DARDEN D, et al. Meta-analysis of the Usefulness of Catheter Abla-tion of Atrial Fibrillation in Patients With Heart Failure With Preserved Ejection Fraction [J]. Am J Cardiol, 2021, 142: 66-73.

［16］FIELD M E, GOLD M R, RAHMAN M, et al. Healthcare utilization and cost in patients with atrial fibril-lation and heart failure undergoing catheter ablation [J]. J Cardiovasc Electrophysiol, 2020, 31 (12): 3166-3175.

［17］SOHNS C, ZINTL K, ZHAO Y, et al. Impact of Left Ventricular Function and Heart Failure Symptoms on Outcomes Post Ablation of Atrial Fibrillation in Heart Failure: CASTLE-AF Trial [J]. Circ Arrhythm Elec-trophysiol, 2020, 13 (10): e008461.

药物治疗在心源性猝死防治中的价值

心血管病管理在过去的几十年中取得了重大进步,但心源性猝死仍然是一个重要的临床和公共卫生问题。心源性猝死(sudden cardiac death,SCD)定义为在出现症状后1小时内发生的突然和意外死亡或发生在无症状后24小时内被发现死亡的患者,并且可能病因是心律失常或血流动力学障碍。每年全球超过300万人发生SCD,只有1%的SCD事件是非致命的。2020年《中国心血管健康与疾病报告》估测,中国每年发生54.4万例SCD。心律失常是SCD最常见的病因,80%的恶性心律失常潜在病因是冠心病,其余病因包括肥厚型心肌病、扩张型心肌病、心脏瓣膜病、离子通道病等。降低SCD风险的药物之外的方法包括器械治疗、手术治疗以及人群与活动特征防治。埋藏式心律转复除颤器(implantable cardioverter defibrillator,ICD)在多项随机对照试验中证明其在缺血性心脏病患者中预防SCD的作用,但非缺血性心脏病患者是否有获益仍有争议。此外,面对每年约54.4万例SCD的现状,我国2019年ICD置入仅有5 031例。因此,ICD的普及程度及其获益人群均较窄,药物治疗仍然是预防SCD的重要手段。加强针对病因的药物治疗,从而减少SCD的发生,符合我国目前的国情。下面分类介绍SCD的药物治疗。

一、抗心律失常药物

抗心律失常药物(antiarrhythmic drugs,AAD)有多种分类方式。在常用的改良Singh和Vaughan-Williams分类下,钠通道阻滞剂为Ⅰ类(降低传导速度),β受体阻滞剂为Ⅱ类,钾通道阻滞剂为Ⅲ类(延长不应期),钙通道阻滞剂为Ⅳ类。然而,这种分类过于简单,因为很多AAD具有不止一个类别的作用。2018年牛津大学、北京大学医学部和剑桥大学的学者们提出了抗心律失常药物的最新分类方法,将ADD分为8大类、32个亚类。尽管有这些分类,成功的AAD治疗差异性很大,AAD的缺点有耐受性差、代谢变异性大、严重副作用以及致命性致心律失常作用。

在临床实践中,若患者因室性心律失常而反复遭受ICD电击,AAD通常作为ICD治疗的辅助治疗进行使用。室性心律失常首选治疗往往是导管消融,只有在心律失常复发时才会使用AAD。在过去几十年中,许多研究都开始在冠心病及慢性心衰患者中探索AAD与SCD的危险因素的关系。多项随机对照试验(RCT)将AAD与安慰剂或ICD进行了比较。

(一)Ⅰ类抗心律失常药

Ⅰ类药物进一步细分为延迟整流钾通道(I_{Kr})阻滞作用的Ⅰa类药物(奎尼丁、普鲁卡因胺、丙吡胺),具有快速动力学的Ⅰb类药物(利多卡因、托卡尼、苯妥英、美西律)以及具有缓慢动力学的Ⅰc类药物(普罗帕酮、恩卡尼、氟卡尼、莫雷西嗪)。与Ⅲ类AAD相似,Ⅰa类药物也具有钾通道阻断特性,因此会延长动作电位持续时间,也有类似于Ⅲ类AAD的尖端扭转型室速的风险。

著名的心律失常抑制试验(CAST)比较了三种Ⅰ类AAD(恩卡尼、氟卡尼或莫雷西嗪)与安慰剂在心肌梗死后无症状或仅有轻微症状的室性早搏患者中的疗效。尽管AAD治疗有效抑制了室性早搏,但在平均仅10个月的随访后观察到过高的死亡率。后来的CAST Ⅱ

研究旨在比较莫雷西嗪与安慰剂,但因在 2 周的预实验阶段死亡率过高(2.2% *vs.* 0.5%)而提前终止。在美西律和丙吡胺的试验中也发现了类似的趋势。此外,在评估 AAD 与药物治疗预防 SCD 的心搏骤停研究(CASH)中,在对 58 名患者进行的中期分析发现其全因死亡率比 61 名 ICD 患者高 61%,随后停用了普罗帕酮。此外,CASH 试验表明,与 AAD 治疗相比,ICD 组患者的心律失常导致的死亡风险显著降低。一项纳入 23 486 名患者的 61 项随机对照研究的荟萃分析表明,Ⅰ类 AAD 增加了全因死亡率(*OR*=1.13,*P*<0.05)。因此,目前可用的 Ⅰ类 AAD 对预防心肌梗死后患者的没有作用,不推荐用于 SCD 的一级预防。

(二)Ⅱ类抗心律失常药物(β 受体阻滞剂)

若干研究表明,β 受体阻滞剂是极少数可降低 SCD 发生率和延长患者生存期的 AAD。β 受体阻滞剂可降低交感神经活性。几项随机试验和荟萃分析表明,β 受体阻滞剂在预防有充血性心力衰竭(congestive heart failure,CHF)和心肌梗死患者 SCD 和死亡率方面具有积极作用。β 受体阻滞剂在冠心病患者和非缺血性心肌病患者中均被证实了可以降低死亡率。美托洛尔充血性心力衰竭随机干预试验(MERIT-HF)和心功能不全比索洛尔研究 Ⅱ(CIBIS-Ⅱ)分别显示了美托洛尔和比索洛尔在预防 CHF 心律失常死亡方面的益处。后来的研究表明,在卡维地洛中发现的具有额外药理作用,非选择性 β 受体阻滞剂(如 α 受体阻滞剂)比选择性 β 受体阻滞剂效果更好。卡维地洛前瞻性随机累积生存研究(COPERNICUS)和卡维地洛梗死后左室功能障碍生存控制研究(CAPRICORN)显示,卡维地洛在降低 CHF 患者发生室性心律失常方面有益。β 受体阻滞剂对特发性右心室流出道室速也有效。β 受体阻滞剂在一定程度上也可有效抑制儿茶酚胺敏感性室速。然而,儿茶酚胺敏感性室速高危患者需要 ICD 治疗,因为尽管接受了 β 受体阻滞剂治疗,但仍可能发生 SCD。一个大型比较研究分析了 4 个重要的心衰患者随机试验(CIBIS-Ⅱ、MERITHF、COPERNICUS 和 SENIORS-SHF),均证明无论患者的纽约心功能分级或左心室功能如何,比索洛尔、美托洛尔以及卡维地洛均表现出相似的安全性及耐受性。2015 年欧洲室性心律失常指南以及 2017 年美国指南提出,可首选 β 受体阻滞剂预防心源性猝死的治疗(A 类推荐)。

(三)Ⅲ类抗心律失常药物

1. 索他洛尔 索他洛尔是 d- 和 l- 异构体的外消旋混合物。d- 异构体阻断 I_{Kr}(Ⅲ类抗心律失常作用),l- 异构体具有 β 受体阻断的特性。一项纳入了 1 456 名患者的研究探索了索他洛尔在心肌梗死后 5~14 天的效果。在 1 年随访期间,索他洛尔组的死亡率比安慰剂组低 18%(7.3% *vs.* 8.9%),但差异没有统计学意义。后来,口服 d- 索他洛尔生存研究(SWORD)在 3 121 名近期心梗或有症状的 CHF 患者中,在非近期心肌梗死和 EF ≤ 40% 的情况下比较了 d- 索他洛尔与安慰剂。由于担心左心室功能障碍患者无法耐受 β 受体阻滞剂,仅选择了索他洛尔的 d- 异构体进行试验。与安慰剂相比,索他洛尔的全因死亡率(5% *vs.* 3.1%)和心律失常死亡率(3.6% *vs.* 2.0%)明显更高,该试验被提前终止。因此,目前不支持使用索他洛尔进行 SCD 的一级预防。然而在一项多中心、安慰剂对照试验中,索他洛尔显著降低了 ICD 患者的死亡率和 ICD 放电的发生率。在索他洛尔组中,EF<30% 的患者和 EF>30% 的患者的死亡率和 ICD 放电的发生率没有显著差异。索他洛尔用于预防非晚期心力衰竭的 ICD 患者的室性心律失常比胺碘酮有优势,因为它降低了除颤阈值,而胺碘酮可以增加阈值。需要注意,肾功能衰竭患者应谨慎使用索他洛尔,因为该药物经肾脏排泄。

2. 胺碘酮 胺碘酮是一种独特的 AAD,具有四类 AAD 的作用。几项试验研究了胺碘酮在 SCD 一级和二级预防中的作用。巴塞尔梗死存活率抗心律失常研究(BASIS)将心肌梗死后无症状室性早搏患者随机分配接受胺碘酮(200mg/d)或不接受 AAD 治疗。在意向治疗分析的基础上,给予胺碘酮的患者生存率显著高于对照组。此外,胺碘酮显著减少了心律失常事件。有两项大型试验检测胺碘酮对 MI 后患者的益处:欧洲心肌梗死胺碘酮试验(EMIAT)和加拿大胺碘酮心肌梗死心律失常试验(CAMIAT)。CAMIAT 将 1 202 名心肌梗死后患者(平均 EF 为 30%)的室性早搏超过 10 次/h 或非持续性室性快速性心律失常随机分配至胺碘酮(n=606)或安慰剂(n=596)组。主要结果是心律失常死亡或猝死生还的复合终点。次要结局是心律失常性死亡、心源性死亡和全因死亡率。与安慰剂相比,胺碘酮与心律失常死亡减少相关(4.5% vs. 6.9%,P=0.016);然而,两组的全因死亡率没有显著差异(4% vs. 5.2%,P=0.136)。EMIAT 未能显示胺碘酮在 SCD 方面的显著获益。相比之下,GESICA 研究显示,与安慰剂相比,胺碘酮在严重 CHF 患者中的猝死风险降低不显著(27%,P=0.16)。一项对 15 项随机对照研究的荟萃分析,研究了在 8 522 名患者中使用胺碘酮与安慰剂预防 SCD,全因死亡率的绝对风险降低了 1.5%,但没有统计学意义。然而,胺碘酮降低了 SCD 的发生率(7.1% vs. 9.7%,OR=0.71,P=0.001)并将 SCD 的风险降低了 29%。对于不符合或无法获得 ICD 治疗以预防 SCD 的心肌梗死后患者,胺碘酮可能是一种可行的替代方案。然而,心力衰竭的患者可能并不能从使用胺碘酮中获益。

3. 决奈达隆 决奈达隆在结构上与胺碘酮相关,但缺乏碘部分。与胺碘酮一样,决奈达隆对多个心脏离子通道和受体有影响。在最近的试验中,该药物对心房颤动显示出显著疗效,但是决奈达隆在预防 SCD 中的作用尚未研究。使用决奈达隆治疗中度至重度充血性心力衰竭降低发病率的抗心律失常试研究(ANDROMEDA),在 NYHA Ⅲ级或Ⅳ级且 EF ≤ 35% 的 CHF 住院患者中,对决奈达隆与安慰剂进行比较。患者随机接受每天 800mg 决奈达隆或安慰剂。然而,在纳入了 627 名患者后,该试验提前终止,因为在 2 个月的中位随访期间,据报道决奈达隆治疗的死亡率(8.1%)与安慰剂(3.8%)相比显著更高,主要是由于 CHF 恶化。严重的左心室收缩功能障碍患者死亡和住院风险更高。因此,在获得更多数据之前,患有严重 CHF 和血流动力学不稳定的患者不应接受决奈达隆。

(四)Ⅳ类抗心律失常药物(钙通道阻滞剂)

非二氢吡啶类钙通道阻滞剂如维拉帕米和地尔硫䓬可抑制 I_{Ca}-L。Ⅳ类 AAD 用于治疗特发性流出道室速或维拉帕米敏感的特发性左心室分支室速。钙通道阻滞剂也可作为 β 受体阻滞剂的替代品,用于治疗不能耐受 β 受体阻滞剂的儿茶酚胺能多形性室速。钙通道阻滞剂用于预防继发于冠状动脉痉挛的急性心肌缺血,并可间接预防与缺血相关的室速。

(五)AAD 在 ICD 试验中预防死亡的效果

AAD 已用于 ICD 的一级和二级预防研究。用于 SCD 一级预防的主要 ICD 试验包括多中心自动除颤器植入试验(MADIT 和 MADIT Ⅱ)、多中心非持续性心动过速试验(MUSTT)、急性心肌梗死除颤试验(DINAMIT)和猝死性心力衰竭试验(SCDHeFT)。MADIT、MADIT Ⅱ、MUSTT 和 SCD-HeFT 显示,ICD 与药物治疗或 AAD 治疗相比,有显著生存获益 MADIT 研究确立了初始 ICD 指征,用于 CAD 患者的 SCD 一级预防。MUTT 扩大了预防性 ICD 的适应证,将 EF ≤ 40% 合并非持续性 VT 的患者纳入其中,这些患者在电生理检查中诱发了持续性室性心律失常。患者随后被随机接受抗心律失常药物治疗或不接受抗心律失常治疗。5 年随访时,接受抗心律失常治疗的患者心搏骤停或心律失常死亡的发生率相较于未接受抗心律失常治疗的患者相对风险降低了 27%。治疗组的全部益处来自 ICD 与药物治疗,显示没有优于任何抗心律失常治疗的益处。SCD-Heft 试验涉及相对较多的非缺血性心肌病患者,确定了 ICD 在 CHF 中的作用。美国指南现在推荐预防性 ICD 治疗,用于中度心力衰竭和 EF ≤ 35% 的患者的一级预防。几项试验比较了 ICD 与 AAD 在 SCD 二级预防中的作用。抗心律失常药与植入式除颤器研究(AVID)、CASH 和加拿大植入式除颤器研究(CIDS)评估了 ICD 与 AAD 治疗的比较,对三项试验的荟萃分析证实,ICD 治疗可显著降低总死亡率(27%)和心律失常死亡率(51%)。两项相对较小的研究,ICD 与 β 受体阻滞剂在泰国治疗不明原因死亡研究(DEBUT)和米德兰试验胺碘酮与电生理指导干预和植入式心律转复除颤器研究(MAVERIC)也表明 ICD 优于 β 阻滞剂和胺碘酮。ICD 适用于非可逆原因引起的 SCD 的二级预防。AAD 和导管消融室性心律失常用作 ICD 的辅助治疗,以预防复发性心律失常事件。

(六)抗心律失常药物在遗传性心律失常综合征中的使用

目前很难对遗传性心律失常综合征患者进行风险分层,由于这些疾病的罕见性,还没有进行大型随机试验。特定药物治疗可预防遗传性通道病中室性心律失常发作,包括先天性长 QT 综合征、短 QT 综合征、Brugada 综合征、CPVT 和特发性 VF。AAD 治疗在预防这些患者的 SCD 方面并不可靠,因此有症状或高危患者中植入 ICD。

二、肾素 - 血管紧张素 - 醛固酮系统药物

肾素 - 血管紧张素 - 醛固酮系统(renin-angiotensin-aldosterone system,RAAS)通过引起血管和心肌炎症反应对心血管系统产生众多危害,包括内皮功能障碍、血管平滑肌增生、心肌细胞肥大、心肌纤维化、氧化通路激活、心肌间质重构、以及低钾低镁血症等。三大类药物可以在不同水平上阻断 RAAS,包括血管紧张素转换酶抑制剂(angiotension converting enzyme inhibitors,ACEI)、血管紧张素受体阻滞剂(angiotension receptor blockers,ARB)以及醛固酮拮抗剂。ACEI 的作用主要通过阻止无活性的血管紧张素 I 成为有活性的血管紧张素 II。具有强力缩血管作用的血管紧张素 II 可能的致心律失常作用包括激活神经激素药物(包括去甲肾上腺素、醛固酮和内皮素)以及增加心肌细胞的传导速度和缩短其不应期。ARB 直接阻断血管紧张素 II AT1 受体。与 ACEI 相比,ARB 拥有其他作用效果。尽管长期使用 ACEI,血管紧张素 II 仍然存在,因为还有其他非 ACE 依赖的通路可以产生血管紧张素 II,而这些通路可以被 ARB 阻断。此外,同于 ACEI、ARB 不会增加缓激肽水平,因为缓激肽的增加反过来又会增加去甲肾上腺素水平。因此,在预防 SCD 和总体死亡方面,抗心律失常作用和药物其他方面的作用难以区分。醛固酮促进钠潴留,促进镁和钾排泄,激活交感神经,抑制副交感神经,导致心肌和血管纤维化,引起压力感受器功能障碍以及血管损伤和动脉损伤。醛固酮受体拮抗剂属于保钾利尿剂,可以阻断 RAAS 的最终通路。

1. 血管紧张素转换酶抑制剂(ACEI) ACEI 已经在具有 SCD 风险患者中得到了广泛研究,其中包括慢性心力衰竭以及心肌梗死患者。ACEI 有几种可能的抗心律失常作用。ACEI 可产生直接抗心律失常作用,同时通过减少低钾血症发生、抑制慢性心衰的心室重构以及减少交感神经兴奋性和增加副交感神经兴奋性从而产生间接的抗心律失常作用。ACEI 具有重要的预防心肌梗死后心室机械重塑的作用,从而减少心室电重构以及瘢痕相关室性心律失常的发生。

在心肌梗死后患者中,急性心肌梗死雷米普利疗效研究(AFIRE)以及群多普利心脏评估研究(TRACE)是对比近期发生心肌梗死患者中使用 ACEI 对比安慰剂的研究。这两项研究显示,急性心肌梗死后开始使用雷米普利以及群多普利,可以降低患者全因死亡率、心

降低 T2DM 患者的主要心血管不良事件。最近一项针对射血分数降低至<40%(HFrEF)的症状性心力衰竭患者进行的达格列净随机试验(DAPA-HF)表明,无论是否存在糖尿病,达格列净组患者的心衰住院、心血管死亡和全因死亡事件均显著减少。最近一项大型荟萃分析纳入 34 项随机临床研究,分析 SGLT2i 对心律失常和 SCD 的影响,结果显示,与对照组相比,SGLT2i 治疗的患者发生房性心律失常的风险降低($OR=0.81$,$P=0.008$),发生 SCD 的风险降低($OR=0.72$,$P=0.03$)。两组间室性心律失常事件或心搏骤停事件没有显著差异。需注意的是,在 DAPA-HF 中,所有患者都患有心力衰竭,EF 降低,超过 55% 的患者患有缺血性心肌病。在 EMPA-REG 中,75% 患有冠状动脉疾病。因此,SGLT2i 降低 SCD 风险的作用可能在心血管风险高的患者中更大。

糖尿病显著增加总心血管不良事件、心血管死亡率、房性和室性心律失常的风险。这与糖尿病患者全身炎症水平、内皮功能障碍、心肌脂肪变性和葡萄糖水平波动等多种潜在危险因素相关,导致心肌纤维化和结构重塑。据报道,年轻糖尿病患者(35~50 岁)的 SCD 发生率为每 1 000 患者年 1.2 例,是同年龄段非糖尿病患者的 6 倍。SGLT2i 作为一类新型口服抗凝药,在降低心血管不良事件方面已初步显示优势,但其对 SCD 的影响及其机制仍有待进一步研究。

五、他汀类药物

近来研究证明 HMG-CoA 还原酶抑制剂(他汀类)在 SCD 中有保护作用,部分可归因于他汀类药物的"多效性"(即除了降脂外)作用,如稳定动脉粥样硬化斑块、减少全身炎症和血栓生成以及改变细胞膜离子通道传导。在研究他汀对 SCD 的作用时,我们需同时关注缺血性心肌病和非缺血性心肌病患者。

在一项对 2 130 名急性心肌梗死患者的观察性研究中,心肌梗死后立即开始使用他汀类药物显示出降低 SCD 的趋势。一项包含 10 个随机对照试验的荟萃分析发现,经过 4.4 年随访后,他汀显著降低 SCD 的风险($OR=0.81$,$P=0.003$)。虽然这项荟萃分析没有给出缺血性心肌病患者的确切百分比,但 69% 纳入研究中的患者有心肌梗死病史。在 Vrtovec 等的一项对缺血性和非缺血性心力衰竭患者使用阿托伐他汀的小型随机对照试验中,证明了他汀类药物治疗在减少 SCD 方面的益处(他汀组 5% *vs.* 无他汀类药物治疗 22%,$P=0.012$)。但在 CORONA 和 GISSI-HF 研究中,没有证明他汀类药物对总体心血管死亡率或 SCD 有任何益处。这可能是由于这两项研究的人群都是晚期心力衰竭人群,这些患者 SCD 事件发生率较低,而更有可能出现泵衰竭相关的死亡事件。

在一项同时纳入缺血性或非缺血性心肌病的 ICD 患者($n=1\ 204$)研究中,发现他汀类药物可降低总死亡率($HR=0.67$,$P<0.01$),但不能降低恶性室性心律失常(室速或室颤)的发生率($HR=0.85$,$P=0.14$)。他汀组中缺血性心肌病患者的比例显著高于对照组(83.8% *vs.* 58.5%,$P<0.01$),因此,他汀的抗缺血作用可以解释大部分的死亡率获益。目前他汀类药物预防心脏性猝死的确切机制仍不清楚,抗缺血作用是减少恶性心律失常事件的最合理解释。

六、n-3 多不饱和脂肪酸

n-3 多不饱和脂肪酸治疗也可能有预防 SCD 的作用,与其稳定细胞膜的电解质梯度相关。早期关于 n-3 多不饱和脂肪酸在减少心血管事件和心源性卒中作用的研究很有希望。2006 年,对 19 项观察性研究和随机对照研究的大型荟萃分析表明,摄入 n-3 多不饱和脂肪酸与预防 SCD 事件发生之间存在显著相关。在近期有心肌梗死的患者中进行的随机对照研究 GISSI 发现,每天 1g 鱼油可降低 SCD。然而,后来开展的随机对照研究结果并未显示同样获益,反而提示多不饱和脂肪酸无效。因为目前研究表明服用 n-3 多不饱和脂肪酸没有危害,所以患者可以放心长期服用。长期数据有望澄清这些相互矛盾的研究结果。

药物治疗仍然是我们对抗心源性猝死的基石。包括 ACEI/ARB、ARNI、MRA 和 β 受体阻滞剂等在内的现代心力衰竭治疗已被证明可降低猝死的风险,特别是心律失常相关的猝死风险。相比之下,"经典"抗心律失常药物的作用更为有限。以胺碘酮为代表的抗心律失常药物,更适合于室上性心律失常(特别是心房颤动)的对症治疗和 ICD 患者的综合治疗。我们期望在不久的未来,会有更多的药物可以在减少 SCD 发生率方面崭露头角。

(张恒莉　张诗梦　陈明龙)

参考文献

[1] PRIORI S G, BLOMSTRÖM-LUNDQVIST C, MAZZANTI A, et al. 2015 ESC Guidelines for the management of patients with ventricular arrhythmias and the prevention of sudden cardiac death: The Task Force for the Management of Patients with Ventricular Arrhythmias and the Prevention of Sudden Cardiac Death of the European Society of Cardiology (ESC). Endorsed by: Association for European Paediatric and Congenital Cardiology (AEPC)[J]. Eur Heart J, 2015, 36 (41): 2793-2867.

[2] AL-KHATIB S M, STEVENSON W G, ACKERMAN M J, et al. 2017 AHA/ACC/HRS Guideline for Management of Patients With Ventricular Arrhythmias and the Prevention of Sudden Cardiac Death: A Report of the American College of Cardiology/American Heart Association Task Force on Clinical Practice Guidelines and the Heart Rhythm Society [J]. J Am Coll Cardiol, 2018, 72 (14): e91-e220.

[3] BARDY G H, LEE K L, MARK D B, et al. Amiodarone or an implantable cardioverter-defibrillator for congestive heart failure [J]. N Engl J Med, 2005, 352 (3): 225-237.

[4] HOHNLOSER S H, CRIJNS H J, VAN EICKELS M, et al. Effect of dronedarone on cardiovascular events in atrial fibrillation [J]. N Engl J Med, 2009, 360 (7): 668-678.

[5] KØBER L, TORP-PEDERSEN C, MCMURRAY J J, et al. Increased mortality after dronedarone therapy for severe heart failure [J]. N Engl J Med, 2008, 358 (25): 2678-2687.

[6] MCMURRAY J J, PACKER M, DESAI A S, et al. Angiotensin-neprilysin inhibition versus enalapril in heart failure [J]. N Engl J Med, 2014, 371 (11): 993-1004.

[7] COLEMAN C I, KLUGER J, BHAVNANI S, et al. Association between statin use and mortality in patients with implantable cardioverter-defibrillators and left ventricular systolic dysfunction [J]. Heart Rhythm, 2008, 5 (4): 507-510.

[8] FERNANDES G C, FERNANDES A, CARDOSO R, et al. Association of SGLT2 Inhibitors with Arrhythmias and Sudden Cardiac Death in Patients with Type 2 Diabetcs or Heart Failure: A Meta-Analysis of 34 Randomized Controlled Trials [J]. Heart Rhythm, 2021, 18 (7): 1098-1105.

[9] VRTOVEC B, OKRAJSEK R, GOLICNIK A, et al. Atorvastatin Therapy May Reduce the Incidence of Sudden Cardiac Death in Patients With Advanced Chronic Heart Failure [J]. J Card Fail, 2008, 14 (2): 140-144.

[10] DIEGO C D, GONZÁLEZ-TORRES L, NÚ？EZ J, et al. Effects of angiotensin-neprilysin inhibition as compared to angiotensin inhibition on ventricular arrhythmias in reduced ejection fraction patients under continuous remote monitoring of implantable defibrillator devices [J]. Heart Rhythm, 2018, 15 (3): 395-402.

[11] LEVANTESI G, SCARANO M, MARFISI R M, et al. Meta-analysis of effect of statin treatment on risk of sudden death [J]. Am J Cardiol, 2007, 100 (11): 1644-1650.

房颤经皮导管消融术后早期复发的再思考

房颤作为一种增龄性疾病,在我国老龄化程度日益加深的情况下,其发病率逐步增长,患病人数也在逐年增加。房颤危害巨大,可明显增加卒中风险,导致心衰、认知功能降低等,并严重影响患者的生活质量。对于房颤的治疗,目前循证证据充分证实抗凝治疗可显著降低卒中及系统性栓塞等风险,但对于缓解症状、提高活动耐量,减少心衰的发生并无作用。恢复和维持窦性心律可能起到上述治疗目的,目前治疗措施包括抗心律失常药及经导管消融。药物治疗近 30 年来并无突破性进展,仍然存在疗效差、不良反应明显等突出问题,而经导管消融已成为房颤患者维持窦性心律最有效的治疗措施。目前,肺静脉隔离(PVI)是房颤导管消融的核心,其他消融方式虽无 RCT 研究证实有效,但在某些房颤患者中是有效的。经导管消融术后房颤复发,是一个难以回避的话题。即使是在阵发性房颤患者中也有10%~20% 的复发比例,而持续性房颤和长程持续房颤的复发比例更高。目前的指南认为,房颤消融术后 3 个月内发生房颤、房速等不意味着消融失败。但初次消融术后 3 个月内出现持续时间超过 30 秒房颤或房速,即所谓早期复发(ERAT),其发生机制并不单一,预后差别较大,而是否用药及再次消融时机、方式等并无明确的共识发病情况。

ERAT 并不罕见。早年的文章报道,有 25%~65% 的患者发生过 ERAT。丹麦全国范围的登记研究,共纳入 2005 年 1 月至 2017 年 6 月间行房颤消融术的患者共 7 339 名,其中2 801 名(38%)在术后 3 个月内发生了早期复发。

随着消融技术的进步,术后 ERAT 发生率是否会有明显降低呢? 一个小规模的研究共纳入 395 名阵发房颤患者,其中 97 人采用 TC 导管进行消融,另外 298 人采用压力导管消融,TC 大头组 ERAT 发生率为 55.7%,而在压力大头组 ERAT 发生率为 35.2%,两组间存在统计学差异。该研究提示,采用压力导管消融可能会减少 ERAT 的发生。

那么,消融所采用的不同能量源是否会影响术后 ERAT 呢? 一个冷冻消融的研究纳入了 3 681 名行冷冻消融的房颤患者,其中绝大多数为阵发房颤(74.3%)。该组患者 ERAT 发病率较低,仅有有 316 人发生(8.6%)。另一个研究比较了冷冻消融和压力导管消融组间ERAT 发生的差异,该研究共有 346 名房颤患者入组,按 1∶1∶1 分为压力导管组、短时间冷冻消融组、常规冷冻消融组,其中 211 人(60.9%)发生了 ERAT,三组间发生率无明显差异。

一、ERAT 的发生机制

ERAT 发生机制并不单一,相对较为复杂。早期 ERAT 可能与炎症反应、氧化应激、心肌损伤修复等一过性因素关系较大,而距初次手术时间较长的 ERAT 可能与肺静脉电位恢复、非肺静脉触发灶、心房基质等因素关联更为密切。

Lim 对 90 名(阵发性房颤占 53%)房颤射频消融术后的患者进行了研究。采集了患者术前基线、术后 1、2、3、7 天及 1 个月时外周血高敏 C 反应蛋白、肌钙蛋白 T、肌酸激酶同工酶、纤维蛋白原及 D- 二聚体,并对患者进行了长达 6 个月的随访。结果发现,患者在射频消融术后第 3 天高敏 C 反应蛋白水平达到最高峰,而纤维蛋白原及 D- 二聚体的水平在术后 1周达到最高峰。高敏肌钙蛋白升高的水平可以预测术后 3 天内发生 ERAT,但与术后 3 个月及 6 个月内的房颤复发无关。而此前 Koyama 等的研究也得出了类似的结果。这些研究均提示,炎症反应与早期 ERAT 相关,但与晚期复发关系不大。

在导致 ERAT 的非一过性因素中,肺静脉电位恢复是一个重要的因素。此前 Das 等对 40 名进行肺静脉隔离的阵发性房颤患者进行随访研究,他们采用可移动的心电监测设备,对每位患者在术后 2 个月内每天记录 30 秒的心电图。其中,4 人(10%)仅在术后第 1 个月发生 ERAT,2 人(5%)仅在术后第 2 个月发生 ERAT,11 人(28%)在术后第 1 个月和第 2 个月均发生 ERAT。所有患者在术后 2 个月时均进行了电生理检查,结果发现,12 人(30%)有 1 支肺静脉电位恢复,13 人(32%)有 1 支以上肺静脉电位恢复。此外,术后第 2 个月的 ERAT 与肺静脉电位恢复密切相关,而术后第 1 个月的 ERAT 与肺静脉电位恢复无关。另一项研究纳入了 41 名房颤患者,该组患者消融方式为肺静脉隔离 + 左房顶部线 + 二尖瓣峡部线,对患者进行随访,并在术后 3 个月进行了电生理检查,结果发现,61% 的患者存在肺静脉电位恢复,而发生 ERAT 的患者,其肺静脉电位恢复的比例远高于无 ERAT 发生的患者 (88.2% *vs.* 41.7%),且肺静脉电位恢复节段数目可作为 ERAT 的预测因子。

此外,非肺静脉起源触发灶在首次消融时未进行干预、心房基质相关因素等,也是导致 ERAT 不可忽视的因素。王新华等对 117 名房颤消融术后发生 ERAT 的患者分为两组,一组(57 人)早期进行再次消融(平均距首次消融时间 28.1 天),一组(60 人)非早期进行再次消融(平均距首次消融时间 98.2 天)。在早期消融组中发现肺静脉电位恢复占 80%,非肺静脉灶起源占 10.5%,大折返心动过速占 8.8%。在非早期消融组中发现肺静脉电位恢复占 72.5%,非肺静脉灶起源占 13.3%,大折返心动过速占 13.3%。根据我中心的体会,随着压力导管、量化消融、高功率短时程消融等新技术的使用,射频术后肺静脉电位恢复的比例及范围明显减少,因此,非肺静脉起源、基质相关因素等将来会成为 ERAT 的主要因素。

另外,消融术后出现规整的房性心律失常也不少见,这类心律失常往往是与二尖瓣峡部、左房顶部、肺静脉漏点、三尖瓣峡部等结构相关的折返性房性心律失常,对这些结构进行干预常常能够治愈这类规整的房性心律失常。

二、ERAT 与晚期复发的关系

虽然传统观点认为 ERAT 与一些一过性因素如炎症反应、氧化应激等相关,因此,ERAT 不一定意味着患者在术后 3 个月后会发生晚期复发。但越来越多的研究都证实,ERAT 是房颤消融术后晚期复发的重要危险因素。Lee 等报道,经多因素分析发现,ERAT 是晚期复发的危险因素(*HR*=1.62)。STAR-AF 研究的亚组分析提示,50% 的患者发生了 ERAT 和晚期复发,ERAT 与晚期复发存在密切的联系,其 *HR* 高达 3.23。前述的丹麦全国范围的研究发现,发生过 ERAT 的患者在术后 3 个月至 2 年中发生晚期复发的风险是未发生过 ERAT 者的 2.34 倍。而在 CIRCO-DOSE 研究中,无论是射频消融还是冷冻消融术后 ERAT 与晚期复发关系密切,其中发生过 ERAT 患者中远期复发率为 60.1%,而未发生 ERAT 的患者中远期复发率仅为 25.9%。

导致 ERAT 因素复杂,除一过性因素以外,还有肺静脉电位恢复、非肺静脉起源房颤、心房基质相关房颤等。一过性因素可能并不导致晚期复发,而其他因素可能与晚期复发密切相关。因此,对于 ERAT 是否预示晚期复发不能一概而论。笔者的经验是,ERAT 距手术的时间间隔、发作频率的变化趋势、房颤负荷的变化趋势等,可以帮助我们大致判断 ERAT 是否预示着晚期复发。如果 ERAT 发生在空白期中、后段,发作频率随时间并不降低甚至增加,房颤负荷随时间并无减少甚至增加,这提示此类患者发生晚期复发的风险很大。很多研究与笔者的感受是一致的。Liu 报道,无晚期复发的 ERAT 患者与发生远期复发的 ERAT 患者相比,其空白期内 ERAT 发作频率很低,且随时间延长发作频率迅速降低。Themistoclakis 等的研究也证实,晚期复发的风险与 ERAT 发作与手术的时间间隔成反比,也就是说,术后越晚发生 ERAT,越可能预示晚期复发。丹麦国家范围登记研究也发现,ERAT 发作的时间和频率与晚期复发密切相关,其中术后第 1、2、3 个月发生 ERAT,其对应晚期复发的 *OR* 分别为 2.08、4.96、6.25;而 ERAT 发生 1 次、2 次、2 次以上,对应晚期复发的 *OR* 分别为 1.64、2.83、5.14。Steinberg 等研究发现,ERAT 中房颤负荷与晚期复发密切相关,房颤负荷每增加 1%,晚期复发风险增加 5%。

三、ERAT 的预测因素

房颤存在"心律失常致心律失常"作用,即房颤可导致心房解剖结构发生重构,心房肌纤维化,心肌电学特征发生改变,更利于房颤的触发和维持。因此,心房的重构是预测房颤消融术后 ERAT 最重要的因素。目前无创评估心肌纤维化的心血管影像技术主要是基于心脏磁共振的钆延迟强化(LGE)显像,但受成像序列、后处理软件等的限制,以及心房肌太薄等因素影响,该技术评估房颤患者心房纤维化程度的效果差强人意,而我们曾尝试将心脏磁共振中心房 LGE 与三维标测系统中的心房低电压区进行融合,结果发现,二者的一致性并不理想。目前常采用心脏彩超测量左房的径线的长度,间接推测左房重构情况、纤维化程度等。因此,有不少临床研究将左房内径大于 50mm 或 55mm 作为房颤导管消融的排除标准。目前多数心脏彩超采用胸骨旁长轴切面测量左房的前后径,以反映左房大小。但作为一个三维结构单一径线长度,很难准确反映心房大小。因此,近年来有研究者提出采用 3D 实时超声测量左房容积,以更准确地反映左房大小。此外,也有人提出采用一些功能学的指标,如左房的应变、应变率等以反映左房重构的情况,从而判断 ERAT 发生的情况。此前,研究证实左房充盈压与房颤消融术后的复发有密切关系,因此也有研究者提出利用超声二尖瓣舒张早期血流速度与二尖瓣环舒张期运动速度比值(E/Ea)反映左房充盈压,从而预测房颤消融术后复发风险。笔者认为,无论是 3D 实时超声测量左房容积、左房应变、应变率等指标等,都是判断左房重构的有益尝试,但检查时间、设备条件、准确性等限制,我中心仍主要以左房内径大致判断左房重构情况,但笔者认为因技术的进步带来预后的改善以及房颤本身对患者健康所造成的极大危害,我们不应将人为地将左房 50mm 或 55mm 作为是否消融的阈值,而应综合考虑患者的年龄、全身疾病情况、房颤负荷、病程、心电图 f 波大小等综合做出判断。依术者经验,更多情况下是根据术中房颤或窦性心律时所标测的左房肌电压情况,反映心房肌纤维化情况,对于低电压区范围较广泛者可能会参与扩大消融范围以及术后更加密切的随访方案。

此外,消融的策略对于术后 ERAT 的发生影响也较为明显。例如,PAF 患者在行 PVI 过程中有证据提示房颤可能为非肺静脉来源(如左心耳、上腔静脉来源的房早、房速触发房颤等),而我们仅干预肺静脉,那术后 ERAT 的可能性就非常高。如果没有其他证据,除外 PVI,盲目扩大消融的范围,诸如进行后壁的 Box、二尖瓣峡部等的干预,或首次消融过多干预心房基质(如碎裂电位消融等)会增加术后房速、房扑等发生的风险。Wojcik 团队的研究也有相似结果,对于房颤患者左房大小及首次手术干预 2 个以上部位,是预测患者术后早期发生房扑、房速的重要危险因素。此外,也有研究提示高功率短时间(HPSD)消融相比常规功率消融会增加 ERAT 发生,减少晚期复发,而在空白期内发生规则的房性心律失常(房扑、房速)在 HPSD 组更为常见。

此外,患者合并的其他疾病情况,如冠心病等,也与术后 ERAT 存在相关性。

四、ERAT 的处理

指南指出,对于房颤导管消融术后的患者,应短期使用抗心律失常药物(AAD)以减少 ERAT 的发生。此前进行的 5A 研究将接受导管消融的阵发性房颤患者随机分为使用 AAD 组和未用 AAD 组,用药时间为 6 周。结果发现,在用药 6 周内,AAD 组 ERAT 发生率为 19%,而未用 AAD 组则高达 42%。因此提示,术后短期使用 AAD 可减少 ERAT 的发生。但术后短期使用 AAD 能否减少术后晚期房颤复发呢? 该研究对两组患者在术后 6 个月时进行了随访,结果显示,两组间晚期房颤复发率并无明显差异(72% *vs.* 68%)。AMIO-CAT 研究也得到了类似的结果,该研究发现房颤消融术后予以胺碘酮 8 周,虽无法减少空白期外房颤复发率,但可明显减少 ERAT 发生。更大规模的随机对照研究——EAST-AF 研究也证实,房颤导管消融术后空白期内予以Ⅰ类或Ⅲ类抗心律失常药物可减少 ERAT 发生,但不降低晚期房颤复发风险。基于上述证据,我中心目前对于房颤导管消融术后的患者常规予以Ⅰc类或Ⅲ类抗心律失常药物 1~3 个月,但若存在明确缓慢性心律失常或因高龄而考虑窦房结、房室结可能存在潜在功能障碍的患者,则不予使用。

如前所述,已有不少证据提示炎性反应在 ERAT 的发生,尤其是早期的 ERAT 中发挥了重要的作用。那么,在房颤导管消融术后短期使用糖皮质激素是否可以减少 ERAT 的发生呢? 此类研究的结果并不一致。此前一个随机对照研究结果为,糖皮质激素可减少消融术后 3 天及 14 个月内房颤的复发。另一个类似研究结果为,糖皮质激素可减少 ERAT 的发生,但并不减少空白期至术后 24 个月内的晚期房颤复发。而另一个 RCT 研究则发现,糖皮质激素虽能降低外周血中炎性标志物,但无法减少 ERAT 和术后 1 年的晚期房颤复发。2018 年一项荟萃分析纳入了 4 项 RCT 研究和 4 项观察性研究的结果,共 992 人。结果发现,糖皮质激素使房颤消融术后 2~3 天及 1 个月内 ERAT 并无明显减少,但术后 3 个月及 1 年左右的复发率降低,而 2 年内的复发率无明显影响。秋水仙碱也是一种抗炎药物,有研究者尝试用此种药物减少房颤消融术后的复发。一项短期随机对照研究发现,秋水仙碱可降低消融术后患者炎性标志物,并减少 ERAT 发生率。而另一项随访时间更长的随机对照研究则显示,秋水仙碱不仅能降低 ERAT 发生率,还能减少术后 15 个月内房颤的复发风险。对于抗炎药物,我们都持保留态度,考虑到循证证据结果的不一致、指南缺乏推荐以及出血等不良反应,目前我中心房颤消融术后患者基本未予以抗炎药物治疗,希望今后更多的研究结果可改变临床实践。

对于 ERAT 是否应再次消融及消融时机的选择是一个很具争议的话题。Lellouche 等报道,对于 ERAT 的患者,在首次术后 1 个月内进行再次消融,可减少晚期复发率和手术干预的次数。而国内王新华等的研究则是对比 ERAT 的患者于初次术后 1 个月后与初次术后 2 个月后再次消融,结果两者效果相当。笔者认为,ERAT 是否应该消融不能一概而论。首先,在初次术后 1 个月以内,无论是房颤或房扑、房速的复发,都可能受炎症反应、氧化应激等一过性因素的影响,因此,不主张在术后 1 个月内行再次消融,可以考虑电复律,若难以转复或维持,可加大Ⅲ类抗心律失常药物的给药剂量或者静脉给药,使其尽快达到稳态血药浓度后再次转律。初次术后 1 个月后的 ERAT 更多应考虑非一过性因素所致,可视情况决定是否再次射频。若患者为房颤复发,除非发作频率高、房颤负荷大或为持续性房颤,且房颤发作时患者症状十分明显,我们一般等待至术后 3 个月后择期进行再次消融。患者复发为规律性的房性心律失常如房速、房扑等,因此类心律失常发作时心室率更难控制,患者症状往往更重,我们应更积极的考虑再次消融,因此可在术后 30~90 天内行再次消融。

五、ERAT 再次消融的策略

若为房颤复发。首先应检查肺静脉电位是否有所恢复,若有恢复,应予以再次消融。若肺静脉完全隔离,应积极寻找并处理非肺静脉触发灶。对于搜寻非肺静脉触发灶,因为采用异丙肾上腺素诱发需在停用抗心律失常药物至少 5 个半衰期后,对于 ERAT 的早期手术干预很难做到,因此我们更多是经验性消融。常见的非肺静脉触发灶包括左心耳、房间隔、冠状窦、Marshall 静脉、上腔静脉、界嵴等位置。如果明确记录到这些部位来源的房早或短阵房速触发房颤,应对相应部位进行干预。若无此种明确的提示,我们应观察在房颤状态下这些部位的电位,如心房内电活动相对整齐而这些部位电活动十分紊乱,则应对相应部位进行干预。若消融时为窦性节律,应在上述部位进行标测,若上腔静脉内有大量碎裂电位,则进行上腔静脉的隔离,若界嵴区域有大量碎裂电位,则在此处进行消融,并向上与上腔静脉,向下与下腔静脉相连。因为左心耳隔离后带来的卒中等问题可能比获益更大,所以我们不主张单纯进行左心耳的隔离。而冠状窦口的隔离,相对导致 AV 阻滞等风险较高,因此除非有明确证据提示冠状窦触发所致的,并不建议常规经验性进行冠状窦口隔离。对于持续性房颤复发,若此前未曾行后壁 Box 隔离,则应进行 Box 隔离,且已验证后壁已实现电隔离,可考虑扩大 Box 范围,如将底部线延伸至冠状窦走行区域,增加左房前壁线或左房间隔线。

若为房速或房扑,我们会尽量诱发心律失常后进行标测,以明确心律失常的机制后进行干预。若心律失常无法诱发,术前心电图为典型房扑,我们会经验性地进行三尖瓣峡部的阻滞。若诱发的房速、房扑周长、顺序易变,难于标测,我们可能会经验性地将肺静脉电位恢复的部位进行再次隔离,然后沿三尖瓣峡部线、二尖瓣峡部线、左房顶部线进行线性消融,往往经过上述消融后此易变的房性心动过速会变得较为稳定,此时再次进行标测,对导致心律失常的局灶或关键峡部进行消融。

无论是房颤复发,还是机制不明的房速,我们都会对心房基质进行标测,对于明显的碎裂电位区域进行消融。

房颤经皮导管消融术后 ERAT 是一个不能回避的常见问题,尽管机制不明,但更多的意见认为,与术后心肌损伤、应急非细菌性炎症反应以及消融损伤传导恢复、房颤基质和非肺静脉触发灶有关。AAD 的使用在一定程度上可以缓解 ERAT 导致的症状以及焦虑情绪,但对消融术后房颤 / 房速的远期复发影响不大。再次消融术的必要性和时机的把握应该个体化考虑。

（陈 石 付 华）

参考文献

[1] HODGES G, BANG C N, TORP-PEDERSEN C, et al. Significance of early recurrence of atrial fibrillation after catheter ablation: a nationwide Danish cohort study [J]. J Interv Card Electro-

physiol, 2021, 60 (2): 271-278.

［2］ UETAKE S, MIYAUCHI Y, MITSUISHI T, et al. Re-definition of blanking period in radiofrequency catheter ablation of atrial fibrillation in the contact force era [J]. J Cardiovasc Electrophysiol, 2020, 31 (9): 2363-2370.

［3］ STABILE G, IACOPINO S, VERLATO R, et al. Predictive role of early recurrence of atrial fibrillation after cryoballoon ablation [J]. Europace, 2020, 22 (12): 1798-1804.

［4］ STEINBERG C, CHAMPAGNE J, DEYELL M W, et al. Prevalence and outcome of early recurrence of atrial tachyarrhythmias in the Cryoballoon vs Irrigated Radiofrequency Catheter Ablation (CIRCA-DOSE) study [J]. Heart Rhythm, 2021, 18 (9): 1463-1470.

［5］ LIM H S, SCHULTZ C, DANG J, et al. Time course of inflammation, myocardial injury, and prothrombotic response after radiofrequency catheter ablation for atrial fibrillation [J]. Circ Arrhythm Electrophysiol, 2014, 7 (1): 83-89.

［6］ DAS M, WYNN G J, MORGAN M, et al. Recurrence of atrial tachyarrhythmia during the second month of the blanking period is associated with more extensive pulmonary vein reconnection at repeat electrophysiology study [J]. Circ Arrhythm Electrophysiol, 2015, 8 (4): 846-852.

［7］ WANG X, LIU X, SHI H, et al. Early recurrences after paroxysmal atrial fibrillation ablation: when is the proper timing for reablation？[J]. Pacing Clin Electrophysiol, 2011, 34 (6): 709-716.

［8］ LIŻEWSKA-SPRINGER A, DĄBROWSKA-KUGACKA A, LEWICKA E, et al. Echocardiographic predictors of atrial fibrillation recurrence after catheter ablation: A literature review [J]. Cardiol J, 2020, 27 (6): 848-856.

［9］ WÓJCIK M, BERKOWITSCH A, ZALTSBERG S, et al. Predictors of early and late left atrial tachycardia and left atrial flutter after catheter ablation of atrial fibrillation: long-term follow-up [J]. Cardiol J, 2015, 22 (5): 557-566.

［10］ VASSALLO F, MEIGRE L L, SERPA E, et al. Changes and impacts in early recurrences after atrial fibrillation ablation in contact force era: comparison of high-power short-duration with conventional technique-FIRST experience data [J]. J Interv Card Electrophysiol, 2020.

［11］ DARKNER S, CHEN X, HANSEN J, et al. Recurrence of arrhythmia following short-term oral AMIOdarone after CATheter ablation for atrial fibrillation: a double-blind, randomized, placebo-controlled study (AMIO-CAT trial)[J]. Eur Heart J, 2014, 35 (47): 3356-3364.

［12］ KAITANI K, INOUE K, KOBORI A, et al. Efficacy of Antiarrhythmic Drugs Short-Term Use After Catheter Ablation for Atrial Fibrillation (EAST-AF) trial [J]. Eur Heart J, 2016, 37 (7): 610-618.

［13］ LEI M, GONG M, BAZOUKIS G, et al. Steroids prevent early recurrence of atrial fibrillation following catheter ablation: a systematic review and meta-analysis [J]. Biosci Rep, 2018, 38 (5): BSR20180462.

［14］ DEFTEREOS S, GIANNOPOULOS G, KOSSYVAKIS C, et al. Colchicine for prevention of early atrial fibrillation recurrence after pulmonary vein isolation: a randomized controlled study [J]. J Am Coll Cardiol, 2012, 60: 1790-1796.

［15］ DEFTEREOS S, GIANNOPOULOS G, EFREMIDIS M, et al. Colchicine for prevention of atrial fibrillation recurrence after pulmonary vein isolation: mid-term efficacy and effect on quality of life [J]. Heart Rhythm, 2014, 11: 620-628.

移动医疗在心律失常管理中的应用

一、定义

根据国际医疗卫生会员组织（HIMSS）给出的定义，移动医疗（mobile health，mHealth）是数字医疗健康根据个组成部分，就是通过使用移动通信技术——例如个人数字设备，包括平板电脑（PDA）、移动电话以及患者监护设备等，通过卫星通信来提供医疗和公共卫生实践（图1），具体到移动互联网领域，则是基于安卓（Android）和 iPhone OS（iOS）等移动终端系统的医疗健康类手机应用程序（App）为主。它为发展中国家的医疗卫生服务提供了一种有效方法，在医疗人力资源短缺的情况下，通过移动医疗可解决发展中国家的医疗问题。二十世纪六七十年代，就出现了远程医学（tele-medicine）和远程医疗（tele-healthy）的概念。

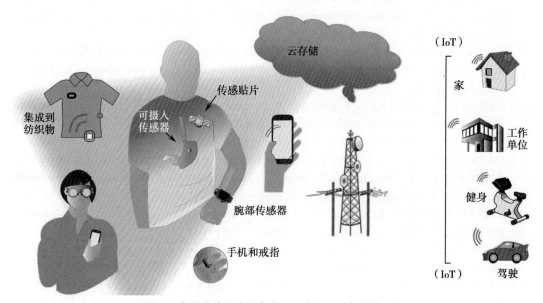

图 1　常见移动医疗设备（2021 年 HRS 专家共识）

mHealth 相关的移动设备以消费品的形式广泛存在。内置或附加于移动设备的专用应用程序和传感器使用户能够监测、收集和共享生理和健康数据。它们的应用范围包括诊断、决策支持、疾病管理、药物依从性评估以及用于教育和临床研究目的。移动医疗设备的这些功能与心律失常相关疾病的评估自然协同，能够将心律失常类疾病的管理扩展到相关的疾病和全生命周期管理中。

二、心律失常相关移动医疗设备的分类和应用指征

（一）手持设备

手持设备通常两侧各有 2 或 3 个心电图电极，可生成 30 秒到 1 分钟的单导联或多导联

心电图记录,不需要额外硬件配合的情况下可自行运行,部分设备还具有同步显示心电图功能。这些设备大多具备有检测心律失常的专用算法,尤其是针对房颤检测的算法最为成熟,应用也最为广泛。房颤的识别通常基于 R-R 间期的不规则性进行分析。这些设备也可以存储心电数据,并上传到计算机上进行进一步核查,或通过云平台供医生使用。

(二)穿戴式贴片

传统的以电缆或电线为基础的设备越来越多地被电极嵌入胶粘片的方案解决。目前上市的贴片产品穿戴时间可达 14 天甚至更长。与传统的电极不同,在监测期间不需去除防水贴片,可显著增加穿戴时间及记录到的数据,减少电极干扰。此类贴片监测设备通常是一次性使用,连续或间歇记录单导联心电图。贴片上大多会有一个集成按钮,以便标记症状发作的时间。监测期结束后,设备返回公司进行数据提取,由专门算法进行分析,并由技术人员对潜在的心律失常进行二次分析,最后诊断报告可发送给医疗技术人员。

(三)电子生物编织物

人类生活中 98% 的时间与衣服、床单等各种编织物材料接触,电子编织物通过结合电子器件和生物编织物产品进行生命体征监测,为患者特别是危重症患者长期在线监测提供了可能。基于生物编织物的心电监测系统,最初是为了确保患者在日常活动中的舒适度并满足活动患者的需求而设计的。这些编织物更适应患者的活动,这对于那些被传统设备导线限制的体力活动的人来说尤为重要。这些生物医学设备通过集成在衣服中的电极捕捉心电图信号,可使无创采集心电图信号采集时间长达 30 天。并且可提供从单导联到多导联的多种选择方案(最多 12 导联)。心电信号可以存储在存储卡中,随后进行分析,也可通过蓝牙实时传输到智能手机,并从智能手机传输到云平台。除了心电图外,一些设备还提供活动强度、呼吸功能和睡眠质量的数据。目前,几种基于服装电极的心电监护系统已被引入市场。这些设备和系统已经在运动员、隐源性卒中患者和房性心律失常患者中进行了测试,并取得了良好效果。

目前临床实践中,可穿戴心律转复除颤器(wearable cardioverter defibrillator,WCD)已经广泛推广使用,这是一种穿戴式体外自动除颤器,可在不需要旁观者干预的情况下识别恶性心律失常,并给予电击治疗,而且清醒的患者可通过按压响应按钮延迟或终止治疗。WCD 技术在 1998 年由德国学者 Auricchio 首次发明。2002 年,美国 FDA 批准 WCD 用于成人猝死(SCD)高危患者,2015 年批准用于儿童。

(四)智能手机和智能手表

智能手机搭配非穿戴式的外部设备是当前比较常见的应用方案。这些设备可通过用户将双手手指放置在手机壳或外部卡片上的两个电极上,来进行 ≥30 秒的单导联 ECG 检查,采集的心电电信号亦可通过无线传输到集成相应应用程序的智能手机上进行解读分析。记录到的心电信息可以在智能手机上查看,也可以存储或传输给服务商或者医生进行查看。目前此类应用和设备也主要针对房颤患者。自动算法可以根据 p 波的存在以及 R-R 间期的不规则性将记录标记可疑房颤;此类设备的有效性已经在高危人群中作为筛查工具进行了验证。比如一些智能手机中的算法可以有效检测心率(HR)在 50~150 分钟内房颤的发生。

(五)远程医疗

远程医疗泛指通过通信手段远程提供医护服务的医疗方式,分为同步远程医疗和异步远程医疗。5G 技术的进步为远程医疗的发展提供了广阔发展空间。在远程医疗的实施过程中医患之间可以通过视频电话实时开展医疗服务；医学专家也可以远程会诊，甚至指导远程手术。异步远程医疗通过"存储转发"技术，建立医生与患者或者专家与基层医疗之间沟通的渠道，指导医疗服务或者远程监测可穿戴或植入设备（表1）。

远程心电诊断平台可以连接医联体医院间心电监测设备，由远程医疗中心专家为基层医院患者提供心电监测及诊断服务，并能通过资料展示、网络教学等手段培训基层医生。

表1　移动心电监测设备特征总结

	信号采集与可视化	ECG记录时间	信号存储与传输	适应证	优点	局限性
手持设备	外部传感器；单导联或多导联心电图随需应变；在PC/笔记本电脑/智能手机屏幕上显示心电，传输后或实时显示；可用心电图分析	间歇记录：10秒到2分钟	内置内存；蓝牙；Wi-Fi	房颤筛查、心悸	便携、易用及低成本	ECG记录时间短
可穿戴贴片	内置电极；皮肤贴片	持续记录长达2周	内置内存，可在选定的设备中进行post hoc分析或通过蓝牙传输后实时分析	心悸、晕厥的低危患者；房颤筛查	连续长时程记录；内置报警按钮；患者依从性高；家用；防水	单通道心电图；皮肤刺激
生物编织物	嵌入生物编织物的电极/传感器：背心、皮带；单通道或多通道	持续记录长达1个月	内置内存；实时蓝牙传输	低危心悸、晕厥患者；房颤筛查	连续长期记录；内置报警按钮；患者接受度和依从性高；多参数评价；可作为监测和救治装置（WCD）	可用性有限；运动干扰
智能手机	手机外接传感器；单导联/多导联心电图；实时心电传输后在智能手机或电脑屏幕上显示	间歇记录30秒左右；患者激活	内置内存；实时或post hoc传输	低危心悸患者；房颤筛查	广泛可用；间歇或长时程记录	间歇记录
智能手表	内置传感器	间歇记录；患者激活	内置内存；实时或post hoc传输	低危心悸患者；房颤筛查	广泛可用；间歇或长时程记录	间歇记录；单导联

三、移动医疗在心律失常管理中的应用实例

（一）智能手表用于心房颤动筛查和管理

心房颤动是最常见的心律失常类型，成年人群中患病率≥3%。亚临床房颤约占房颤

总数的 30%,房颤与卒中风险增加显著相关。因此,及时检测并发现亚临床房颤、提供及时有效的治疗具有重要的临床意义。目前,许多品牌手机公司的智能手表都集成了基于光体积描记法(PPG)技术的心率传感器,能为消费者提供心率监测功能(图 2)。光照透过皮肤组织然后再反射到光敏传感器时会有一定程度衰减,肌肉、骨骼和血管等组织对光吸收比较稳定,而脉搏导致血液不断波动引起对光的吸收同步变化。因此,把光信号转化成电信号时就可以推算出心率值。搏动之间的"峰-峰"间期可以解释为心脏 R-R 间期并整合到特定算法中检测房颤的发生。许多机构都已经研发了 AF 检测算法,不过,目前这些算法的准确性可能受到异位搏动、运动、环境条件以及足够的血流等因素的影响。

A. 光容积图/血流速度记录

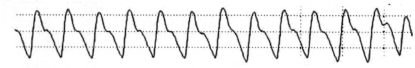

B. Ⅰ导联心电图记录

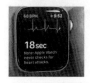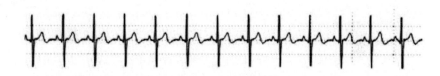

图 2　智能手表用于心房颤动筛查和管理

A. 智能手表使用 PPG 技术记录经过手腕的血液容量变化图;B. 智能手表记录的Ⅰ导联 ECG。

2019 年,第 68 届美国心脏病学会(ACC)年会,公布了 Apple Heart Study 的研究成果。0.52% 的参与者监测到了不规则的心律,其中 40 岁以下的参与者不规则心律发生率最低(0.16%)。在检测到不规则心律的参与者中,15% 承认在登记前曾诊断房颤。34% 检测到不规则心律的参与者被进一步确认房颤。根据 2019 年 ESC 年会公布的智能手机相关研究结果提示,在 262 例"疑似房颤"患者,最后 227 例确诊为房颤,准确率达 91.6%,有 80% 房颤卒中高危患者接受了抗凝治疗。

我国的国产手机公司也同步研发了类似的产品,比如一些智能手环可以每 10 分钟监测 1 次脉搏波节律,并收集 60 秒信息用于判断心脏节律。用户也可以主动监测,收集 45 秒的信号。当发现连续 10 次测量均为疑似房颤的"不规则节律"后,用户将收到"疑似房颤"的通知,并按照所在地域推荐到就近医院进一步确诊及治疗。

(二)可穿戴式贴片检测室性早搏

常规 24 小时动态心电图是临床常用检查手段,但是往往很笨重,患者也感觉佩戴不适。可穿戴式贴片是一种可以监测心率和活动移动医疗设备,内置专门设计用于测量心率和心电图信号的传感器和应用程序对于确定是否存在心律失常(如房颤、阵发性室上性心动过速或异位搏动)特别有用。与传统 Holter 相比,具有嵌入电极的贴片能够无线传输 ECG 数据,记录时间更长。当用于房颤筛查时,可穿戴式胸贴比 PPG 的应用具有更高的阳性预测值,因为异位搏动会导致基于 PPG 的设备产生假阳性。同时,可穿戴式动态心电图监测贴片具备防水、无线传输、长时程等特点(图 3)。

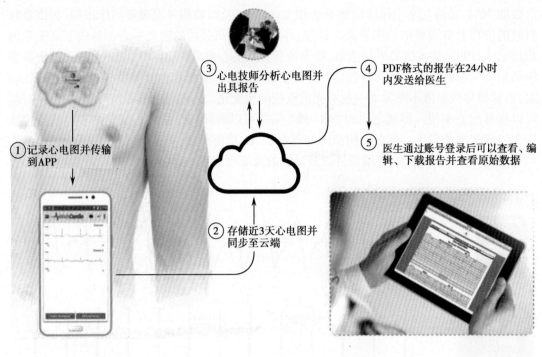

① 记录心电图并传输到APP

② 存储近3天心电图并同步至云端

③ 心电技师分析心电图并出具报告

④ PDF格式的报告在24小时内发送给医生

⑤ 医生通过账号登录后可以查看、编辑、下载报告并查看原始数据

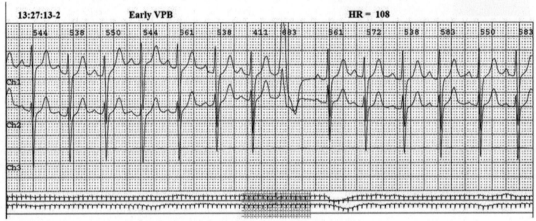

图3　三导联胸贴检测到室性早搏

(三) 心脏性猝死监测和预防

植入型心律转复除颤器(ICD)是目前用于降低患者心脏性猝死风险的主要手段,但是在临床实际工作过程中有一类患者虽然猝死高危,但并不一定适用 ICD 植入,例如因感染 ICD 移除后的空白期、有 ICD 置入禁忌证、无法确定 SCD 风险持续时间、等待心脏移植前的桥接治疗等,短期内心脏性猝死风险升高。WCD 为此类患者提供了可靠的选择。

1. WCD 的构成及工作原理　WCD 有几种区别其他除颤设备的独特的感知和能量传递机制,包括一个可穿戴的背心和由电池提供能量的监测除颤仪。可穿戴背心尺寸与病人的胸围和体重相称,穿在衣服下面紧贴皮肤,具备 4 个环绕胸廓的感知电极,组成双极导联的感知系统,可以感知体表心电信号,检测恶性心律失常的发生。除颤单元由背心后正中线两侧的 2 个除颤电极板及左心前区的 1 个除颤电极板构成,除颤是可释放除颤凝胶防止皮肤灼伤(图 4)。

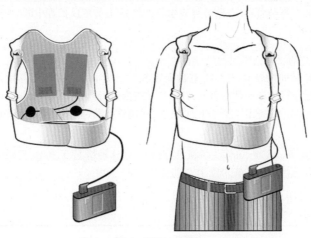

图 4　WCD 设备

2. WCD 的工作原理　与 ICD 不同,WCD 感知的是振幅低、干扰大的体表心电信号。WCD 器件使用模拟和数字滤波器以及几种算法来识别电磁干扰和其他干扰源,能够精细判断干扰探查电极与皮肤接触情况并做相应处理。目前 WCD 所使用的检测算法具有 90%~100% 的敏感性和 98%~99% 的特异性。早期研究报道,WCD 不适当放电率为 1%~2%。

当 WCD 检测到潜在的心律失常时,启动检测和治疗算法,这个过程中还可与患者进行互动。WCD 需设定的室速 / 室颤的识别与诊断标准为 120~250 次 /min,心动过速持续时间标准一般设定 5~6 秒,利用突发性标准与窦性心动过速相鉴别,并利用 QRS 波形态学标准与其他室上性心动过速鉴别(即不断将心动过速的 QRS 波形态与静息心律时的模板 QRS 波比较,观察两者是否匹配,而进一步诊断)。一旦心律失常符合形态学和心率标准,就会进行检测,并支持患者参与检测过程。WCD 判定室速 / 室颤发生时会对皮肤产生警示性振动脉冲,同时报警器的灯闪烁进行视觉报警,并最终升级为声音报警和语音提示。警报提示可长达 25 秒,在这期间如果患者仍处于清醒状态,则可通过按下响应按钮来阻止电击。当无人按下 WCD 的响应按钮时,除颤器会自动充电并挤出凝胶,最终给予电击治疗。根据心律失常的类型(VT 或 VF)和设备编程,WCD 反应时间不同:室颤 25 秒,室速 60 秒(诊断 15 秒 + 意识判断 25 秒 + 充放电 10 秒)。WCD 发放能量范围 75~150J 的双相电击,除颤有效率可达 69%~99%。WCD 最多可进行 5 次电击,并且一旦该 WCD 治疗了心律失常,就必须更换背心和电极。

3. WCD 的应用指征和禁忌证　目前 FDA 已经批准 WCD 的用于有 SCD 风险的患者,其主要目标是降低患者短期或一过性猝死风险(表 2)。然而,WCD 有几个重要的相对禁忌证:单极起搏(心房或心室)患者不能使用 WCD,因为起搏振幅大刺激会干扰心律失常的检测。

表2　2016年AHA推荐的WCD治疗指征

指征	推荐级别	证据级别
存在明确的植入性/永久性装置适应证,并伴有短暂的禁忌证或ICD护理中断(如感染)时,推荐使用WCDs	Ⅱa	C
使用WCDs作为心脏移植等治疗手段的桥接治疗	Ⅱa	C
SCD高风险可能随着时间的推移或左心室功能恢复的治疗而消失时,推荐使用WCDs;例如,近期血管重建的缺血性心脏病,开始按照指南进行药物治疗的新诊断的非缺血性扩张型心肌病或潜在病因可治疗的继发性心肌病(心动过速介导、甲状腺疾病介导等)	Ⅱb	C
在死亡风险增加的情况下,WCDs可作为桥接治疗,并且在这种情况下,ICDs已被证明可降低SCD,但不降低总体生存率,例如在心肌梗死后40天内	Ⅱb	C
当非心律失常风险预计明显超过心律失常风险时,尤其是在预期生存期不超过6个月时,不推荐使用WCDs	Ⅲ	C

(四)远程医疗

5G技术的进步和远程医疗的发展使得心律失常的诊治进入新时代。2020年中国医师协会(CSA)中华医学会起搏与电生理分会(CSPE)共同发起了"三远工程",目标是实现"远程培训、远程随访和远程手术带教",助力我国不同层级医疗机构和医生医疗水平的提高,推动心律失常领域各项技术的规范化应用和普及。

四、总结

移动医疗借助移动通信技术来提供医疗服务和信息,改变公众传统的就医模式。心电监护等慢性病的健康管理服务成为移动医疗顺应市场需求的主要发展方向。未来,心电监护系统面临移动性、数据智能解析的精准化、个体化挑战。虽然移动通信技术的发展扩大了心电监护系统在受试者活动范围层面上的移动性,受试者可以在任意地点享受心电监护服务,但是心电监护系统在运动自由度层面的移动性并不充分。目前,移动医疗在世界各地处于不同的发展阶段,实施和扩大创新数字卫生,可以实现全人类健康覆盖和保障高质量的卫生服务。从2020年新型冠状病毒肺炎(COVID-19)全球大流行的应对中可以看到,人们急需进行非接触式监测,因此很多国家放宽了限制使用远程医疗服务的规定,创建了适当的解决方案,使得mHealth的临床效用显得生机勃勃,这也必将彻底改变世界范围内人们与医疗服务的互动方式。移动医疗的发展为传统医疗模式提供助益和补充,帮助疾病早发现、早治疗,实现患者主动参与疾病诊治过程,合理调配医疗资源。

(李　锟　薛亚军　张　萍)

参考文献

[1] BANSAL A, JOSHI R. Portable out-of-hospital electrocardiography: A review of current technologies [J]. J Arrhythm, 2018, 34: 129-138.

［2］ VARMA N, CYGANKIEWICZ I, TURAKHIA M P, et al. 2021 ISHNE/HRS/EHRA/APHRS Expert Collaborative Statement on mHealth in Arrhythmia Management: Digital Medical Tools for Heart Rhythm Professionals: From the International Society for Holter and Noninvasive Electrocardiology/Heart Rhythm Society/European Heart Rhythm Association/Asia-Pacific Heart Rhythm Society [J]. Circ Arrhythm Electrophysiol, 2021, 14 (2): e009204.

［3］ DESTEGHE L, RAYMAEKERS Z, LUTIN M, et al. Performance of handheld electrocardiogram devices to detect atrial fibrillation in a cardiology and geriatric ward setting [J]. Europace, 2017, 19: 29-39.

［4］ BIERSTEKER T E, SCHALIJ M J. Impact of mobile health devices for the detection of atrial fibrillation: Systematic review [J]. JMIR Mhealth Uhealth, 2021, 9 (4): e26161.

［5］ CHEUNG C C, KRAHN A D, ANDRADE J G. The emerging role of wearable technologies in detection of arrhythmia [J]. Can J Cardiol, 2018, 34 (8): 1083-1087.

［6］ TURAKHIA M P, ULLAL A J, HOANG D D, et al. Feasibility of extended ambulatory electrocardiogram monitoring to identify silent atrial fibrillation in high-risk patients: The screening study for undiagnosed atrial fibrillation (study-af)[J]. Clin Cardiol, 2015, 38: 285-292.

［7］ KUTYIFA V, MOSS A J, KLEIN H, et al. Use of the wearable cardioverter defibrillator in high-risk cardiac patients: Data from the prospective registry of patients using the wearable cardioverter defibrillator (WEARIT-Ⅱ registry)[J]. Circulation, 2015, 132 (17): 1613-1619.

［8］ ISAKADZE N, MARTIN S S. How useful is the smartwatch ECG？ [J]. Trends Cardiovasc Med, 2020, 30 (7): 442-448.

［9］ ZULFIQAR A A, HAJJAM A, GÉNY B, et al. Telemedicine and cardiology in the elderly in france: Inventory of experiments [J]. Adv Prev Med, 2019, 2019: 2102156.

［10］ TURAKHIA M P, DESAI M, HEDLIN H, et al. Rationale and design of a large-scale, app-based study to identify cardiac arrhythmias using a smartwatch: The apple heart study [J]. Am Heart J, 2019, 207: 66-75.

［11］ KARUNADAS C P, MATHEW C. Comparison of arrhythmia detection by conventional holter and a novel ambulatory ECG system using patch and android app, over 24h period [J]. Indian Pacing Electrophysiol J, 2020, 20: 49-53.

［12］ PICCINI J P Sr, ALLEN L A, KUDENCHUK P J, et al. Wearable cardioverter-defibrillator therapy for the prevention of sudden cardiac death: A science advisory from the American Heart Association [J]. Circulation, 2016, 133 (17): 1715-1727.

心腔内超声在房颤导管消融中的应用

一、背景介绍

心腔内超声（intracardiac echocardiography，ICE）近年来在房颤导管消融术中发挥越来越重要的作用。传统房颤导管消融术多在 X 线下放置导管、穿刺房间隔、肺静脉（pulmonary vein，PV）造影、消融以及监测并发症等。但 X 射线有电离辐射危害，可引起疲劳、皮肤损伤、染色体损伤、恶性肿瘤、遗传变异和白内障等疾病。为了预防辐射危害，医护人员须穿戴铅衣等防护服。后者却显著增加后背痛，甚至椎间盘突出等职业病风险，缩短医护人员的职业生涯。

X 射线的种种不足让人们不断探索、尝试无射线技术。ICE 可以精准分辨心脏局部解剖结构、实时显示心腔内导管位置，可指导心内导管定位和贴靠，监测并发症，已经成为最重要的无射线技术之一。心脏三维电解剖导航、压力感应和 ICE 三大技术要素的有机结合，为安全、有效地实现零射线房颤消融提供了保障。10 年前就有研究证实了 ICE 指导下零射线下房颤消融的可行性。最近研究表明，ICE 引导下极低射线策略的房颤消融术，阵发性房颤的一年成功率可达 85%~90%。房颤导管消融术中 ICE 的应用可提高房间隔穿刺的安全性，还可以降低手术的透视时间及操作时间。在美国和加拿大，ICE 已成为房颤消融术中的标准配置。

近年来，笔者所在中心每年完成近千例 ICE 引导下零射线房颤导管消融术，并总结出了一套安全、有效的操作流程。本文就 ICE 在房颤导管消融中应用经验作以下介绍。

二、ICE 指导下房颤导管消融主要操作步骤及问题

ICE 指导下房颤消融与传统 X 线下房颤消融的主要区别在于引导系统的差异，其主要手术步骤及操作要点相似（图 1，彩图见二维码 2）。

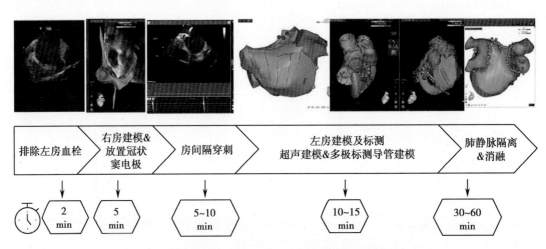

图 1　心腔内超声引导下无射线房颤导管消融术流程图

（一）选择血管径路

首选经右侧股静脉途径,包括放置消融导管、ICE 导管、冠状窦电极。ICE 导管先行置入,推送过程中,超声实时监测,保证导管头端存在安全空间,确保安全性。其余导管送入困难时,可在 ICE 确定长导丝进入右房后送入长鞘,经长鞘送入其他导管。超声导管在血管分叉处迷失方向时,可经鞘管推注盐水明确静脉走行。极少情况下,反复尝试推送导管仍存在困难,须借助 X 射线下确认,忌暴力推送导管,以免造成血管损伤甚至破裂。置入鞘管后即静脉注射肝素行全身肝素化,常规 100IU/kg,因个体差异及不间断口服抗凝药,推荐术中维持活化全血凝固时间(activated clotting time,ACT)300 秒以上。

（二）房间隔穿刺术前评估及准备工作

1. 左房(耳)血栓评估　国外已有研究证实 ICE 在发现左心耳血栓上等效于经食管心超,同时具有潜在优势。ICE 可替代经食管心超进行血栓检查,减少患者食管入路痛苦和潜在并发症,避免交叉感染,与房颤消融术同步进行,可缩短住院时间,有助于实现房颤"日间手术"。ICE 确认到达右房 Home View 后,左房(left atrium,LA)短轴切面(图 2A,彩图见二维码 3)及长轴切面(图 2B,彩图见二维码 3)均可清楚显示 LA、左心耳内部结构,局部微调导管可显示不同角度,2 个轴向切面清晰展示左心耳(left atrial appendage,LAA)内部结构,血栓筛查准确率更高。若上述二切面不能完全排除,可将 ICE 导管送至右室流出道,此处更接近左心耳,避开干扰组织更清晰显示 LAA 内部结构,识别血栓(图 3)。

2. 心包积液及 LA 解剖评估　将 ICE 导管送至右室后松弯顺时针旋转,可依次显示右室、左室心尖、左室侧壁及后壁心包积液情况。术前需评估基线状态,有利于术中对比监测。ICE 在扫描 LA 过程中,可明确 LA 后壁与食管毗邻关系,并大致观察 LA 及 PV 有无解剖变异,为房间隔穿刺部位的准确选择提供指导。

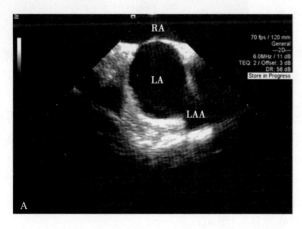
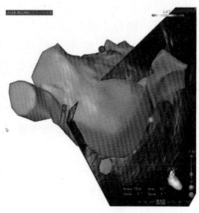

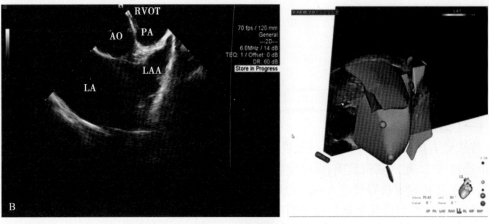

图2 心腔内超声

LA 短轴(A)和长轴(B)可清晰显示左心耳内部结构。AO,主动脉;LA,左心房;LAA,左心耳;PA,肺动脉;RA,右心房;RVOT,右室流出道

3. 构建右房模型 送消融导管至右房,激活电磁标测矩阵,构建右房及冠状窦模型,结合 ICE 引导,再放置冠状窦电极。目前已有带磁场定位及建模的冠状窦电极导管,则可省去消融导管构建矩阵,直接构建右房模型及置入冠状窦内。

(三)房间隔穿刺术

ICE 指导下房间隔穿刺为房颤消融术至关重要一步。推荐步骤如下:

1. 显示 SVC ICE 确认到达右房 Home View 后,显示左侧 PV 切面,打 P 弯至显示主动脉根部,打 R 弯显示 SVC,理想切面为同

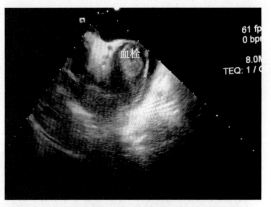

图3 ICE 导管送入肺动脉瓣附近可见左心耳内巨大血栓

时显示 SVC 及房间隔。确认长导丝送入 SVC 后,送入房间隔穿刺鞘管至 SVC,ICE 切面上可见强回声导丝影逐渐被鞘管覆盖,可上下移动鞘管或盐水冲洗鞘管确认鞘管头端位置(图 4A~C)。

2. 穿刺针鞘回撤至卵圆窝 撤出导丝后,送入房间隔穿刺针,确认针尖在穿刺鞘管内,穿刺针鞘指示器方向指向 4 点钟方向,操作要点与传统房间隔穿刺术相同。在 ICE 监测下缓慢回撤穿刺针鞘至卵圆窝,此时可见"帐篷征"(图 4D)。

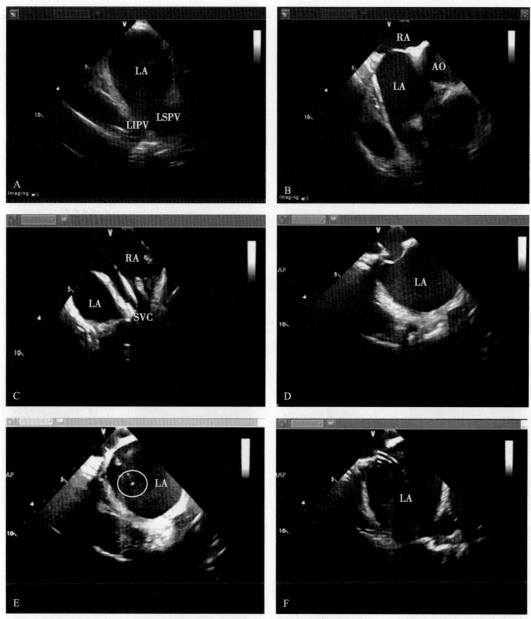

图 4　ICE 指导下房间隔穿刺主要步骤

调整 ICE 切面完全暴露 SVC 及房间隔（A~C），下拉穿刺针鞘至卵圆窝下缘见帐篷征（D），调整前后位置，突破卵圆窝，确认穿刺针在 LA 安全位置（E，白色圆圈为针尖），推注盐水再次确认穿刺成功后，向前推送鞘管覆盖穿刺针，撤出扩张管及穿刺针，可见穿刺鞘管"双轨"征（F）。AO，主动脉；LA，左心房；LAA，左心耳；LIPV，左下 PV；LSPV，左上 PV；RA，右心房；SVC，上腔静脉。

　　3. 调整穿刺点前后及上下位置　ICE 导管松弯并调整切面至显示左侧 PV "兔耳征"切面，此时切面位于房间隔中间偏后位置，为理想穿刺位置（定前后：切面显示左心耳穿刺位置偏前，显示 LA 后壁则位置偏后），适当顺时针（向后）或逆时针（向前）调整穿刺针鞘显示在 ICE 切面内。在 ICE 指导下，缓慢后撤穿刺针鞘至卵圆窝下缘，以与房间隔肌部结合处为佳（定高低）。

　　4. 穿刺房间隔　位置满意后，适当顺时针旋转推送穿刺针突破卵圆窝，此时卵圆窝"帐篷征"消失,通过房间隔穿刺针推注肝素盐水,可在 LA 观察到盐水泡显影,提示房间隔穿刺成功,确认穿刺成功后须确定针尖在 LA 安全位置(图 4E)。

5. 送穿刺鞘至 LA 撤出穿刺针,送入长导丝,调整 ICE 导管指向左上 PV 方向,在 ICE 引导下将导丝置入左上 PV 内,再将鞘管向前推送入 LA,撤出扩张管及导丝,完成房间隔穿刺全过程。熟练术者也可在穿刺针进入 LA 后,固定穿刺针,将穿刺鞘及扩张管前送约 2cm 覆盖穿刺针,穿刺鞘向 LA 推送过程中卵圆窝再次出现"帐篷"征,待穿刺鞘进入 LA 后,卵圆窝"帐篷"征再次消失,确认鞘管进入 LA 后,直接撤出扩张管及穿刺针(图 4F),完成房间隔穿刺全过程。

(四) LA 模型构建

1. ICE 构建 LA 模型 ICE 可在 2 个轴向上构建 LA 模型。患者镇静镇痛安静状态下,ICE 构建的 LA 模型十分准确。短轴上,ICE 指向 1 点钟方向(Home View)充分显示三尖瓣环,继续旋转直至显示 LA。通过顺时针旋转 ICE 导管,可依次显示主动脉瓣、左心室、右室流出道,继续顺时针旋转 ICE,可显示左心耳、左上及左下 PV("兔耳征")、LA 后壁、食管、右下("3"字征)及右上 PV 构建 LA 解剖模型(图 5A~F,彩图见二维码 4)。长轴上,将 ICE 导管送至冠状窦口或送入右室流入道,对 LA 模型进行补充,尤其是 LA 前壁、侧壁、房顶及嵴部显示更加完整(图 5G、H,彩图见二维码 4)。重要解剖位置如 PV 开口、左心耳、嵴部等关键位置作相应标记,建议同侧 PV 口部同一标记。

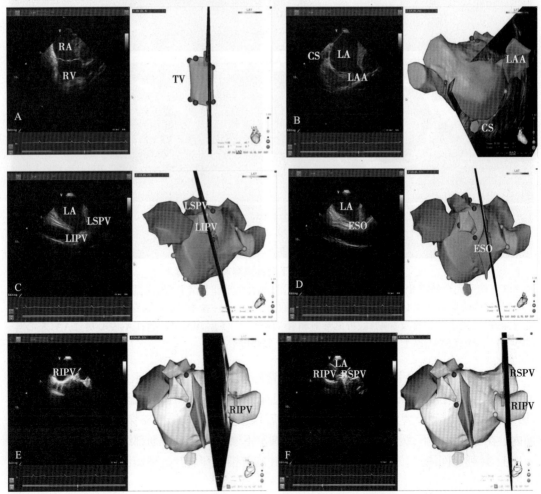

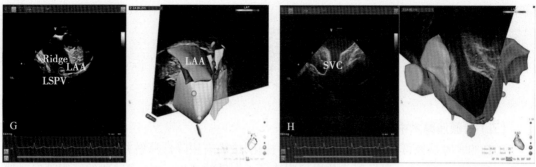

图 5　ICE 构建 LA 模型

LA 短轴切面,ICE 导管位于 Home view(A),顺时针旋转可依次构建左心耳(B),左 PV(C,"兔耳征"),LA 后壁及食管走行(D),右下 PV 开口(E,"3 字征"),右侧 PV 远端(F,"葫芦征")。LA 长轴切面,可显示左心耳,左上 PV 及峰部(G),ICE 导管近冠状窦口,切面向上可显示右上 PV 及其前壁(H)。ESO,食管;LAA,左心耳;LIPV,左下 PV;LSPV,左上 PV;RA,右心房;Ridge,峰部;RIPV,右下 PV;RSPV,右上 PV;RV,右心室;SVC,上腔静脉。

　　2. 多极标测导管完善 LA 模型　由于心动周期的限制,各 PV 及前庭的 ICE 建模不够完整。多极标测电极(例如 Pentaray 或 LASSO 导管)进行 PV 前庭局部解剖的补充建模,与 ICE 超声模型融合后,可使 LA 电解剖模型更加精确、完整(图 6A,彩图见二维码 5)。同时,多极标测电极对检验 PV 双向隔离及房速标测具有指导意义(图 6B,彩图见二维码 5)。因此,推荐 ICE 超声模型与多极标测导管联合应用的模式。

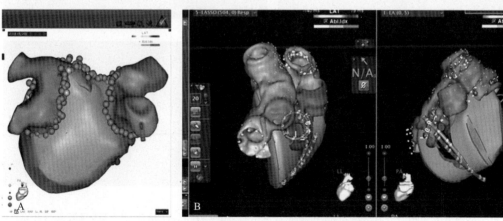

图 6　电解剖模型与 ICE 构建模型融合模型

多极标测导管完善 PV 前庭结构细节(A),标测导管同时进行激动及电压标测(B)。

（五）房颤消融术中实时监测

ICE 的实时显像可实现房颤导管消融可视化，进而有望降低消融并发症的发生，如在消融微泡急剧增多增浓时，紧急停止放电可阻止蒸汽爆破的产生；对心房壁薄的组织消融时缩短消融时间可减少毗邻结构的热损伤等。同时，ICE 的实时显像有利于心包积液的早期发现及处理。ICE 监测下房颤消融具有以下几个优势：

1. 实时追踪导管，显示消融位置，减少食管损伤　ICE 可显示 PV 开口，定位 PV 前庭，有利于设计消融路线，避免距 PV 开口不恰当的消融（图 7A，彩图见二维码 6）。ICE 实时显像可追踪消融导管位置，可显示消融导管与邻近解剖结构的关系，避免造成心房毗邻解剖结构的热损伤。心房食管瘘是房颤导管消融最严重的并发症，ICE 可显示食管与 LA 后壁的关系，消融过程中尽量避开食管走行或降低消融时间，进而降低食管热损伤（图 7C，彩图见二维码 6）。导管实时显像可显示消融导管与局部组织的贴靠关系，尤其在贴靠困难的特殊部位，如嵴部，ICE 提供的显像有助于实现理想贴靠（图 7D，彩图见二维码 6）。

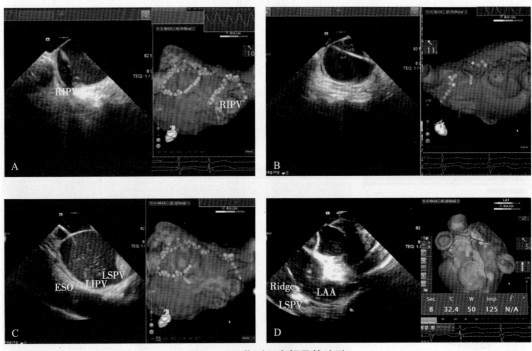

图 7　ICE 监测下房颤导管消融

绿色圆圈为 ICE 下消融导管头端轨迹，可见导管位于右下 PV 开口（A），房顶（B），左下 PV 开口并靠近食管（C），嵴部（D）。ESO，食管；LAA，左心耳；LIPV，左下 PV；LSPV，左上 PV；Ridge，嵴部；RIPV，右下 PV。

2. 心包积液监测　心脏穿孔破裂是房颤消融术中的紧急并发症,及时发现并早期处理能有效避免严重后果。ICE可实时显示心包积液变化,ICE导管在右室内可清晰显示左室侧壁及后壁心包,对心包积液敏感,心包积液的及时发现并行有效穿刺引流可避免产生严重后果(图8,彩图见二维码7)。另外,ICE的实时显像可为导管过度消融或蒸汽"爆破"提供预警,避免后续心脏穿孔的发生。近期有研究证实,房颤导管消融中ICE的应用能有效减少心脏穿孔的发生。

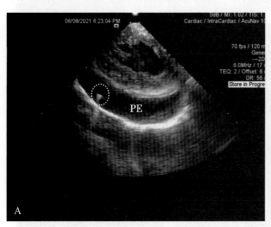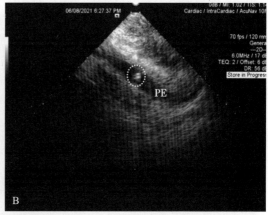

图8　心包积液监测

ICE显示大量心包积液,剑突下心包穿刺后置入导丝,ICE可见导丝显影(A,白色圆圈),引流后可见心包积液明显减少,ICE可见引流管(B,白色圆圈)。PE,心包积液。

3. ICE在线性消融中的应用　线性消融是房颤消融术中难度最高的操作。有三条基本消融线,即二尖瓣峡部线、三尖瓣峡部线和房顶线,其中二尖瓣峡部线难度最大。消融的目标是实现线两侧双向传导阻滞。二尖瓣峡部通常指左下PV和对应二尖瓣环之间的LA侧壁,其形态结构和厚度变异较大,防止心脏穿孔的同时实现双向阻滞颇具挑战性,ICE可显示二尖瓣峡部导管与心房壁贴靠情况(图9A),有效消融的同时减少了过度消融。三尖瓣峡部位于三尖瓣环6点至下腔静脉间的区域,同样存在解剖变异,欧氏瓣、憩室会影响导管贴靠,ICE可显示消融导管的贴靠情况,尤其在近欧氏瓣,中段憩室等位置消融(图9B)。另外,对于多极消融导管,比如冷冻球囊或射频球囊,ICE都能显示球囊贴靠情况。

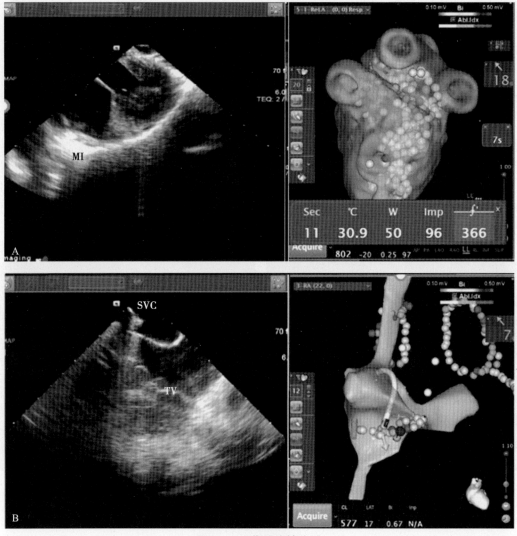

图 9　ICE 指导线性消融

超声切面中可见二尖瓣峡部较厚,需高功率高压力消融(A)。三尖瓣峡部消融时,倒"U"式贴靠可有效避过欧式嵴,实现憩室有效贴靠(B)。MI,二尖瓣峡部;SVC,上腔静脉;TV,三尖瓣环。

4. 心脏功能学监测　ICE 除了实时显示心腔形态结构外,还能进行心脏功能学监测,包括血流多普勒和组织多普勒。环 PV 电隔离时有造成 PV 狭窄风险,不仅 ICE 切面可显示 PV 开口,避免消融过深,而且可通过血流多普勒测量 PV 血流速评估消融对 PV 影响。ICE 血流多普勒测量血流速度,可评估心耳功能(图 10A)及监测 PV 狭窄(图 10B)具有重要意义。组织多普勒检测尚处于研究阶段,不再赘述。

5. 监测血栓形成　因个体差异,术中固定剂量肝素抗凝不可靠,肝素用量需在 ACT 监测下调节。消融术中的房颤患者有可能在心腔内或导管上形成血栓。ICE 实时早期识别血凝状态,如严重云雾影,泥沙样或果冻样血栓,导管接触性血栓等(图 11)。因早期血栓及时发现,通过追加肝素、上调 ACT、快速负压抽吸等措施,此类问题都会得到恰当处理,避免造成栓塞事件。

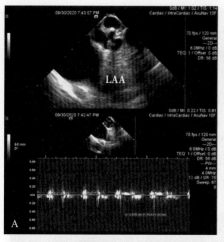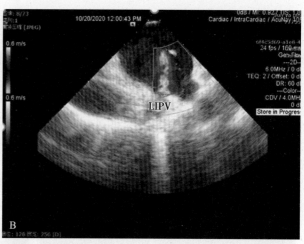

图 10　ICE 测量左心耳血流流速（A），一般呈双向血流，流速 ≥ 35cm/s。PV 血流（B）一般＜100cm/s
LAA，左心耳；LIPV，左下 PV。

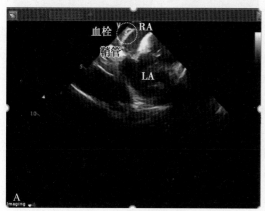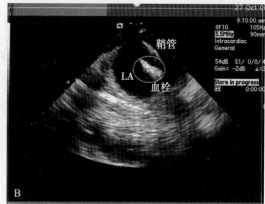

图 11　消融过程中鞘管接触性血栓，ICE 可见房间隔穿刺鞘血栓（A，白色圆圈），
LA 鞘管可见血栓（白色圆圈，B），追加肝素，延长 ACT 后血栓消失

（六）常见问题及解决策略

ICE 与传统 X 线下房颤消融操作技巧类似，操作步骤因各中心习惯而略有不同，比如 LA 建模时机。房间隔穿刺前构建 LA 模型，有利于选择最佳房间隔穿刺位置。但是我中心的经验是房间隔穿刺前建模由于镇静镇痛药物尚未完全起效，容易造成模型移位。ICE 房颤消融术中常见问题及解决策略如下：

1. 血管入路困难　股静脉迂曲闭塞等原因导致导管送入困难。左侧髂总静脉由于与左髂动脉特殊的解剖关系，导致髂静脉压迫综合征（Cockett 综合征），可导致左髂总静脉慢性损伤、粘连，管腔狭窄，甚至闭塞。建议术前详细询问病史和超声检查，也推荐单纯右侧股静脉入路，可置入冠状窦电极、ICE 超声导管、LA 鞘管（消融导管与标测导管交换）。ICE 导管推送过程中，超声实时监测，保证导管头端预留空间。其余导管送入困难时，可在 ICE 确定长导丝进入右房后送入长鞘，再经长鞘送入其他导管。ICE 导管送入困难时，可经鞘管推注盐水明确静脉走向。反复尝试推送导管仍困难时，须借助 X 射线静脉造影引导。

2. SVC 回撤鞘管时在 ICE 扇面中丢失鞘管影像　显示 SVC 的理想切面为 SVC 及房

间隔同时显示,穿刺针鞘管下拉过程中缓慢松 ICE 导管的 R 弯可实现全程监测。如果穿刺针鞘影响在超声扇面中丢失,也可选择"守株待兔"方式,将 ICE 超声导管调整至房间隔穿刺理想切面后缓慢下拉穿刺针鞘,并调整前后位置,使穿刺针鞘在超声切面内显像,一旦反复调整仍无法确认穿刺针鞘位置,需送入导丝重新进行房间隔穿刺。

3. 困难房间隔穿刺 一些复杂房间隔穿刺本身存在困难,比如大心房、房间隔膨出瘤、小卵圆窝变异、卵圆窝严重纤维化等。总体而言,ICE 直视下房间隔穿刺较传统 X 线更为安全、有效,操作要点同传统方法一致,需强调的是,两种方法并不冲突,必要时可相互补充以确保安全。比如卵圆窝纤维化,穿刺针可以借助射频消融导管消融能量穿透卵圆窝(图 12),后续鞘管通过困难,可送入长导丝引导,可顺利完成房间隔穿刺。

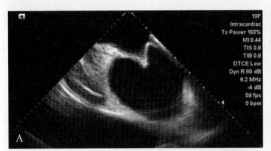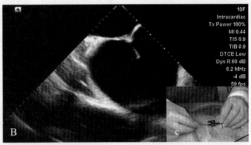

图 12 卵圆窝质韧,穿刺针难以穿透(A),消融导管连接穿刺针借助消融能量
穿透卵圆窝(B)完成房间隔穿刺

4. 心内植入装置对房间隔穿刺影响 起搏器电极,房间隔封堵伞片等植入装置因回声增强会干扰超声图像质量,对房间隔穿刺中穿刺针鞘定位识别造成影响。ICE 下房间隔缺损封堵伞片清晰定位,在封堵器后下方穿刺房间隔安全、有效,若封堵器过大,需从封堵器中间穿刺,鞘管通过困难时,可选用冠脉成形术中的扩张球囊进行预扩。当穿刺针鞘位置难以确认时,须借助传统 X 线引导下行房间隔穿刺。

三、开展临床研究及应用前景展望

随着科技不断进步,电生理介入手术无射线化的趋势已定。过去国内心脏电生理医生缺乏心脏超声的系统培训,ICE 作为一种新的心脏电生理影像学技术,难免会碰到一些问题和困难,但同时也为探索者开辟了新领域和创造了新机遇。研究证实,ICE 指导下的房颤消融术不仅不牺牲手术成功率,而且可减少手术并发症及死亡率。

结合三维电解剖导航系统、压力感应技术和 ICE,标准的零射线房颤射频消融工作流程已日趋成熟。这样一个安全、有效的工作流程可缩短年轻电生理医生的学习曲线,让越来越多的电生理医生应用零射线进行房颤射频消融,引领房颤导管消融新时代。同时,零射线房颤导管消融解放了心脏电生理医生的铅衣负荷,更重要的是,摆脱了对 X 射线的依赖,重塑了导管室的概念,推动了无 X 射线的绿色导管室的诞生。另外,ICE 在房颤消融中的实时监测,便于对心脏功能学及血流动力学等方面做一系列评估,并开展新的研究,随着新型更细、更清晰的、四维 ICE 导管上市,ICE 将在房颤的导管消融中发挥越来越重要的作用。

(张 培 蒋晨阳)

参考文献

［1］ BAYKANER T, QUADROS K K, THOSANI A, et al. Safety and efficacy of zero fluoroscopy transseptal puncture with different approaches [J]. Pacing Clin Electrophysiol, 2020, 43: 12-18.

［2］ REDDY V Y, MORALES G, AHMED H, et al. Catheter ablation of atrial fibrillation without the use of fluoroscopy [J]. Heart Rhythm, 2010, 7 (11): 1644-1653.

［3］ MATSUBARA T J, FUJIU K, ASADA K, et al. Direct left atrial ICE imaging guided ablation for atrial fibrillation without employing contrast medium [J]. Int J Cardiol, 2016, 203: 733-739.

［4］ BULAVA A, HANIS J, EISENBERGER M. Catheter Ablation of Atrial Fibrillation Using Zero-Fluoroscopy Technique: A Randomized Trial [J]. Pacing Clin Electrophysiol, 2015, 38: 797-806.

［5］ SADEK M M, RAMIREZ F D, NERY P B, et al. Completely nonfluoroscopic catheter ablation of left atrial arrhythmias and ventricular tachycardia [J]. J Cardiovasc Electrophysiol, 2019, 30: 78-88.

［6］ GOYA M, FRAME D, GACHE L, et al. The use of intracardiac echocardiography catheters in endocardial ablation of cardiac arrhythmia: meta-analysis of efficiency, effectiveness, and safety outcomes [J]. J Cardiovasc Electrophysiol, 2020, 31: 664-673.

［7］ ANTER E, SILVERSTEIN J, TSCHABRUNN C M, et al. Comparison of intracardiac echocardiography and transesophageal echocardiography for imaging of the right and left atrial appendages [J]. Heart Rhythm, 2014, 11 (11): 1890-1897.

［8］ FRIEDMAN D J, POKORNEY S D, GHANEM A, et al. Predictors of Cardiac Perforation With Catheter Ablation of Atrial Fibrillation [J]. JACC Clin Electrophysiol, 2020, 6 (6): 636-645.

［9］ REN J F, CHEN S, CALLANS D J, et al. Role of Intracardiac Echocardiography for Catheter Ablation of Atrial Fibrillation: Reduction of Complications and Mortality [J]. J Am Coll Cardiol, 2020, 75 (10): 1244-1245.

［10］ 范洁 , 杨兵 , 张劲林 . 心腔内超声与三维电解剖标测 [M]. 北京 : 科学出版社 , 2019.

人工智能在心律失常管理中的应用

人工智能(artificial intelligence,AI)是指能够模拟人类的某些思维过程和智能行为的技术或系统,AI可从已有的知识中不断进行自身学习,最终对新知识加以利用,解决新的问题,故而是一项影响面甚广的颠覆性技术。经过60多年的发展,特别是在近年来移动互联网、大数据及超级计算等新理论新技术及经济社会发展强烈需求的共同驱动下,AI迅速发展,开始深刻改变着人类生活的方方面面。我国从国家战略层面高度重视,国务院于2017年印发了《新一代人工智能发展规划》,特别提出在医学应用方面要推广应用AI治疗新模式、新手段,建立快速、精准的智能医疗体系。心律失常是常见的一类心血管疾病,包括房颤、室早、室速等在内的各类心律失常疾病,给广大患者的工作和生活造成了诸多困扰甚至重大危害,也是临床医生尤其是基层医疗单位诊治过程面临的棘手难题。本文以心律失常的管理为切入点,深入阐述人工智能在心律失常管理中的应用。

一、概述

(一)心律失常当前管理困境

心律失常疾病谱众多,近期首都医科大学附属北京安贞医院牵头的一项全国大型社区调查研究显示,中国成年人(≥45岁)中房颤发病率约1.8%,估计中国45岁或以上的成年人有近800万人罹患房颤。中国医学科学院阜外医院华伟教授牵头的调查研究在北京、广州、新疆、山西等地取样68万人监测心脏性猝死的发病情况,结果显示,我国心脏性猝死发生率为41.84/10万,按13亿人口推算,全国猝死总人数约为54.4万人/年。室早、房早罹患者更是众多。随着人口老龄化的加剧,心律失常患病人数将进一步增加,给全球的医生和医疗保健系统均带来了巨大的负担。我国医疗行业长期存在医护资源供需缺口大、优质医疗资源分配不均、医疗费用成本过高、部分地方误诊与漏诊率较高等问题,这些尤其在基层医疗单位表现突出。而心律失常的阵发性、多样性、复杂性及高致死致残性需要多层面、多学科、综合的管理,更需要借着时代的东风,积极与AI融合发展以解决医疗行业的痛点,提升医疗工作效率,实现医疗资源公平,全面提升人民的健康水平。

(二)人工智能概念与发展

AI自概念提出并发展至今已有60多年的历史。早在20世纪50年代,美国科学家已经开始研究探讨制造人工大脑的可能性。1956年,美国计算机科学家John McCarthy首次在达特茅斯学院举办的一次会议上提出了"人工智能(AI)"的术语和原理。英国在20世纪70年代就在爱丁堡大学成立了人工智能系。我国在1978年将"智能模拟"纳入国家研究计划,中国人工智能学会等随后相继成立,越来越多的人工智能研究项目获得国家相关基金资助并将智能控制与智能自动化等项目列入国家科技计划。

那么,AI究竟是什么? 与其经常一起出现的机器学习、深度学习又是什么? 三者又有何联系与区别?

人工智能(artificial intelligence,AI):是计算机科学的一个分支,是研究、开发用于模拟、延伸和扩展人的智能的理论、方法、技术及应用系统的一门新的技术科学。AI试图了解智能的实质,并生产出一种新的与人类智能相似的方式做出反应的智能机器,该领域的研究包括机器人、语言识别、图像识别、自然语言处理和专家系统等。简而言之,AI 是应用计算机科学的理论与方法,机器模仿人类利用知识完成一定行为的计算模拟过程。

机器学习(machine learning,ML):ML 是 AI 的一个领域,是 AI 的重要组成部分。ML基于计算统计算法和软件编译的智能形式,允许计算机直接从大量数据中学习训练获得的经验,并对世界中发生的事做出判断和预测的一项技术。ML 技术可以模仿人类思维来破译包括视觉感知、语音识别和决策在内的关键问题,有可能自动识别与患者数据中的关键差异相关的最重要特征。简而言之,ML 就是基于算法,利用已有数据,得出某种模型,利用模型预测结果。机器学习方法分为三大类,即监督学习、无监督学习和强化学习。

深度学习(deep learning,DL):是 ML 的一种,它是用于建立、模拟人脑进行分析学习的神经网络,并模仿人脑的机制来解释数据的一种机器学习技术。DL 的基本特点是试图模仿大脑的神经元之间传递和处理信息的模式,就是让机器能够像人一样以有监督和无监督方式具有分析学习能力的人工神经网络,能够识别文字、图像和声音等数据。DL 的代表算法之一为卷积神经网络(convolutional neural network,CNN),本文将多次提到。

AI、ML 及 DL 的联系与区别见图 1。ML 和 DL 的区别:①数据依赖性:与 ML 相比,DL 随着数据规模的增加其性能也不断增长;②硬件依赖性:DL 需要进行大量的矩阵运算,与传统 ML 算法相比,更依赖 GPU 高端硬件机器;③执行时间:DL 算法中参数很多,训练算法需要消耗更长的时间,而 ML 的训练消耗的时间相对较少,只需要几秒钟到几小时的时间;④特征处理:ML 中大多数应用的特征需要专家确定,然后编码为一种数据类型,ML 算法的性能依赖于所提取的特征的准确度,而 DL 则自动从数据中直接获取特征,这是二者的主要的区别;⑤可解释性:DL 在多个应用中均可以达到接近人的标准,但 DL 算法是个黑匣子,我们不知道整个计算和预测的具体过程。

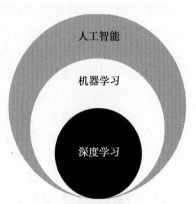

图 1　人工智能、机器学习及深度学习的联系与区别

当前,AI 高度依赖于从大数据中学习经验。所谓大数据(big data),指的是数量巨大,大到现有主流软件工具难以捕捉、管理和分析的海量数据,需要新的处理模式才能转化为具有更强的决策力、洞察力和流程优化能力的信息资产。在大数据时代,人工智能被称为"第四次工业革命",这有可能精准促进全球医疗产业的迅速发展。

(三) 人工智能的医学应用

从 20 世纪 70 年代起,人们便开始了在医疗领域进行 AI 应用的探索。10 余年来,随着电子医疗数据库的完善和基于高性能计算和云计算平台的建立,AI 技术在医疗领域的发展更是突飞猛进。AI 技术突破传统统计应用范围的局限,具有分析医疗大数据、灵活建立风险预测模型、辅助临床决策系统的能力等。目前已有多个研究探索 AI 应用于不同疾病的预防、预警、诊断、治疗和预后评估等,比如房颤的筛查、急性冠脉综合征和心衰的筛查和风险评估、对射血分数保留的心衰(HFpEF)患者进行分层、肺功能的解释、血糖监测、肾小球滤过率下降的预测及肿瘤组织的病理诊断等。随着科学技术的发展,移动设备、可穿戴传感器和软件应用程序(Apps)的大规模应用增加,移动医疗可以通过检测脉搏、心电图而发现各类心律失常,有了 AI 深度参与后,进一步增强了这些可穿戴设备移动设备自动诊断的作用,做到及时预警,从而有可能降低未来的住院率、发病率和死亡率。

二、人工智能在心律失常管理中的应用

(一)疾病诊断

心电信息采集简单,数据量极大,是 AI 在心血管领域应用的主要阵地。目前用于心电记录的设备主要为常规的 12 导联心电图和动态心电图,近年来兴起的植入式 Loop 记录仪、Patch 监测、智能手表 / 手环 / 手机记录仪及移动心脏遥测等,均可以及时记录心脏节律心率。基于 DL 的心电 AI,可以充分理解心电图自身的特点和心电专家判读心电图的思考过程,把人类百年的心电知识和机器的数据学习能力进行有机结合,建立一套达到临床医生平均水平的心电推理系统,从而为公众提供了一种更加方便、相对廉价和实时分析的心电监护方法,也利于各种心律失常的诊断。

1. 心律失常亚病种的诊断 AI 在可穿戴设备中最直接的应用是 ECG 信号的自动解释和心律失常的分类。Hannun 等使用 AI- 深度神经网络对来自 53 877 名患者的 91 232 条单导联动态心电图记录的大型临床数据集进行心律分类,结果发现,AI 心电图可以诊断出包括房颤、房扑、房室传导阻滞、窦性心律在内的 12 种心律,并与心脏病学家诊断性能相似,该算法在识别心律失常亚病种方面能力表现优异。AliveCor 公司获得 FDA 批准的一套 AI 算法不仅可以检测房颤,还可以检测窦性心律伴室性早搏、室上性异位和宽 QRS 的心律。这种 AI 算法可以减轻临床医生手动解释从可穿戴设备获得的心电图数量不断增加的负担,并且只在需要临床做出处理时才产生报警。

2. 房颤的心电诊断 房颤是最常见的心律失常,其诊断依赖于常规 12 导联心电图或动态心电图检查,近年来推荐使用可穿戴设备长时间监测以提高检出率。事实上,AI 在房颤诊断中的应用也最早可以追溯到 1994 年中国台湾省 Yang 等的研究,当时计算机领域已经有了基于软件的神经网络,他们发现对神经网络进行训练后,使用人工神经网络可以在不牺牲特异性(92.3%)的前提下,将房颤心电图报告的敏感性从确定性方法的 88.5% 提高到92%。近年来,随着可穿戴设备的发展,房颤的心电智能诊断相关的研究则更如雨后春笋。

3. 电解质异常诊断 钾代谢异常(低钾血症和高钾血症)往往会引起患者严重症状甚至致死,但其诊断高度依赖于实验室检测。Lin 等研究发现,一种经过训练的深度学习 CNN算法(ECG12Net)可以检测出低钾血症和高钾血症的心电图。在包括 300 张不同血钾浓度的心电图的人机竞赛中,ECG12Net 检测低钾血症和高钾血症的曲线下面积分别为 0.926 和0.958,明显优于临床医生(包含 3 名急诊医生和 3 名心脏病专家)。

4. 心肌肥厚诊断与鉴别 肥厚型心肌病(hypertrophic cardiomyopathy,HCM)是心源性猝死的常见原因,但导致心肌肥厚的病因众多,如何快速鉴别具有重要的意义。Ko 等的研究纳入了 2 448 名 HCM 确诊患者和 51 153 名年龄性别匹配的非 HCM 对照患者中,使用12 导联心电图对 CNN 进行训练和验证,随后在 612 个 HCM 和 12 788 个对照受试者的不同数据集上进行测试,结果发现,验证数据集中 CNN 的曲线下面积(AUC)为 0.95。该研究证明,基于心电图的 AI 算法进行 HCM 检测具有较高的诊断性能,特别是对较年轻的患者。同济大学附属东方医院 Yu 等研究发现,虽然经胸超声心动图广泛应用于临床评价左室肥厚,但当形态和功能特征不明确时,经胸超声通常不足以用于病因诊断,而基于 AI 的超声心动图心肌纹理特征有助于鉴别 HCM、高血压心脏病和尿毒症性心肌病等,从而实现左室肥厚的病因诊断。

（二）疾病预测

1. 房颤预测

（1）阵发性房颤非发作期间心电图预测：对于阵发性房颤而言，传统心电检测方法很难从房颤不发作时的窦性心律心电图上确定是房颤患者还是无房颤健康人。《世界心脏联合会心房颤动路线图（2020 年更新版）》指出，除了常规心电检查外，还可以利用现代 AI 技术根据现有的临床标本、样本或数据（包括心电图数据）有效预测房颤。Attia 等纳入了自 1993 年 12 月 31 日至 2017 年 7 月 21 日在梅奥诊所心电图实验室 180 922 例患者的 649 931 份窦性心律心电图，利用 DL 算法构建和优化房颤预测模型，结果显示，该模型单次 AI 窦性心律下心电图识别房颤的 AUC 为 0.87，灵敏度为 79%，特异性为 79.5%。Baek 等开发了一种新的递归神经网络（recurrent neural network，RNN）DL 算法，学习利用房颤未发作时标准 12 导联窦性心律心电图的 AI 检测的细微差异，结果显示，AI- 心电图 QRS 波群出现前 0.24 秒是检测阵发性房颤细微变化的最佳时间间隔，基于 AI 的算法识别房颤在内部和外部验证数据集中 AUC 面积 0.79 和 0.75；特异性分别为 78% 和 72%；总准确率分别为 72.8% 和 71.2%。以上研究均提示，可以利用阵发性房颤患者在正常窦性心律时获得的 AI 心电图识别房颤的高危个体，对于房颤筛查和不明原因卒中患者的病因调查具有重要意义。

（2）无房颤发作病史的心电图预测：AI 算法利用窦性心律心电图，不仅可以预测阵发性心房颤动患者，也可以预测人群未来是否发生房颤。Christopoulos 等使用 AI-ECG 计算基线访视时无房颤病史的梅奥老年临床研究人群中房颤发生的概率，共有 1 936 名参与者被纳入分析，其平均年龄为 75.8 岁。基线检查时 AI-ECG 房颤模型输出 >0.5 的参与者，2 年时房颤的累积发生率为 21.5%，10 年时房颤的累积发生率为 52.2%。该结果显示，AI-ECG 房颤模型无需手动或自动提取临床数据，通过一种单一心电图即可独立预测房颤的发生。因此，AI 心电图作为一种低成本的筛查手段，可以从窦性心律心电图上识别阵发性房颤或预测房颤易发患者，未来可以将这项技术应用于现有的心电图数据库，根据风险水平对人群进行细分，以便进行更深入的筛查。

2. 照片 / 视频面部识别疾病预测　我国古代有扁鹊通过"望色、听声"知蔡桓公的疾病状态。而今，借助先进的 AI 技术，不需要考虑病史或查体，也能"看脸识病"。中国医学科学院阜外医院牵头全国 10 余家医院开发并验证了一种基于面部照片就可以评估冠心病风险的 DL 算法，以有创冠状动脉造影或冠状动脉 CTA 为参考标准，利用 AI 进行面部预测冠心病检测算法的灵敏度为 0.80，特异性为 0.54。其中，面部表情中，额秃（发际线后移）、头顶秃、耳垂折痕、耳前折痕、眼袋深、鱼尾纹深、额头皱纹深、眼眶周围有皱纹、鼻沟、鼻唇沟（法令纹）深、老年斑、口唇苍白等头面部特征被 AI 认为可能与冠心病存在较显著关联。无独有偶，来自中国香港中文大学的 Yan 等发现，通过使用一台数码相机视频记录患者面部表情，预先训练的深度 CNN 分析即可基于此检测出是否有心房颤动。如果这项技术还可以检查其他心律失常疾病，则有希望在门诊或社区的心律失常筛查中广泛应用。

3. 辅助诊断和预测左室功能不全　传统上，左室功能的评估需依赖于患者临床病史、心脏超声和血清学指标来判断。国内无锡市人民医院的 Sun 等研究发现，回顾性纳入共计 26 786 对标准 12 导联心电图和经胸超声心动图，随机将其分为训练组（n=21 732）、验证组（n=2 530）和测试组（n=2 530），从而评估 CNN 筛查效果。结果发现，训练有素的 AI 算法可以作为一种低成本和无创的方法来识别左心室功能障碍患者，仅利用心电图数据就可以筛选左室射血分数（LVEF）在 50% 及以下的患者。急诊科快速识别出急性心源性呼吸困难有时具有相当的挑战性,Adedinsewo 等的研究共纳入了 1 606 例于梅奥诊所急诊科就诊的年龄 ≥18 岁呼吸困难患者,结果显示,人工智能心电图(AI-ECG)算法无论对左室射血分数 ≤35% 或 50% 的左室收缩功能障碍均可识别。识别射血分数<50% 时,受试者工作特征曲线下面积、准确性、敏感性和特异性分别为 0.85、86%、63% 和 91%。Kashou 等也发现,AI-ECG 可以在社区识别临床前左室收缩功能障碍,随机选择无临床心衰 EF 正常的年龄在 45 岁以上的社区队列研究对象,随访 10 年后,AI-ECG 阳性者发生左室收缩功能障碍的未校正危险比为 2.31,因此 AI-ECG 可以作为临床前左室收缩功能障碍的筛查工具值得进一步研究。作为一种廉价、普遍、无痛的检测方法,心电图在急诊科可快速获得,有了 AI 辅助,AI-ECG 能有效地在有呼吸困难的急诊科患者中识别左室收缩功能障碍,甚至优于 NT-proBNP。

4. 长 QT 综合征中的预测　QT 间期延长是长 QT 间期综合征(LQTS)的主要特征,QTc 延长可能导致室性心律失常和心源性猝死,但大约 40% 的经基因确认的 LQTS 患者在静止时 QTc 是正常的。如何快速鉴别出 LQTS 患者,对于正确诊断、预防及治疗均非常重要。Bos 等纳入了从 1999 年 1 月 1 日至 2018 年 12 月 31 日就诊的 2 059 例患者的 12 导联心电图进行 AI-ECG 多层 CNN 分析,入选患者中 967 例为 LQTS 患者,1 092 例为最初怀疑为 LQTS 但出院时未确诊的患者。60% 的患者对 CNN 进行了训练,10% 的患者进行了验证,其余的患者(30%)进行了测试。结果显示,仅基于心电图 QTc 患者的曲线下面积值为 0.824,而基于 AI-ECG 曲线下面积为 0.900。本研究发现,AI-ECG 还能够区分三个主要基因型组(LQT1、LQT2、LQT3),并提供近 80% 的基因型状态的准确性预测;AI-ECG 可以区分心电图隐匿的 LQTS 患者和未诊断出 LQTS 的出院患者。该 AI 模型可能有助于在心律失常门诊患者中检测 LQTS。Giudicessi 等训练和验证一种 AI-深度神经网络(AI-DNN)对从移动心电(mECG)设备获得的跟踪数据进行前瞻性测试显示,AI-DNN 检测 QTc 值 ≥500 毫秒的能力产生的曲线下面积、灵敏度和特异性分别为 0.97、80.0% 和 94.4%。这也提示我们,在标准 12 导联心电图无法使用或成本效益不高的各种临床环境中,使用 AI 辅助的 mECG 设备(采用智能手机电极)进行 QTc 估计,可为筛查获得性和先天性长 QT 综合征提供一种经济、有效的手段。

(三) 风险评估

卒中是房颤的主要并发症,目前指南推荐以 CHA$_2$DS$_2$-VASc 评分作为房颤患者卒中风险分层的依据,以确定是否需要启动 OAC。该评分基于简单的临床变量,易于推广并用于日常实践,但该评分系统只是基于人口特征、病史和共存疾病,模型过于简单而不能反映房颤血栓栓塞的复杂发病机制,房颤患者中其他关键的表型特征,如房颤的类型(阵发性与非阵发性)和负荷、电生理特征、左房纤维化程度和左心耳的解剖和功能、循环生物标志物(心肌、炎症和促凝)和心电图标志物(如 P 波振幅、持续时间和轴),都是卒中风险增加的重要因素。因此,在未来房颤卒中评估时,可以使用同时纳入结构化和非结构化数据的 AI 模型自动进行风险评估,识别高危患者,及时启动 OAC 治疗。

(四) 治疗辅助支持

1. 华法林浓度预测和用药监督　尽管已经有了 NOACs,华法林仍然在广泛使用。华法林的治疗窗口很窄。而抗凝控制不良与房颤患者的不良临床结局相关。因个体之间的剂量差异很大,如何选择最佳剂量对所有用药患者来说都是一个挑战。AI 可以整合人口统计学、临床、甚至药物基因组学数据,用于提高预测单个患者华法林剂量的能力。Labovitz 等在一项随机试验中测试了一种基于智能手机的监测干预的效果,使用 AI 干预组可以自动进行直接观察以确认药物摄入,结果显示,干预组和对照组的依从性分别为 100% 和 50%,这表明此类工具的可行性和潜在的临床应用价值。

2. 抗心律失常药物浓度预测　药物是心律失常疾病重要的治疗手段,但大多抗心律失常药物都有致心律失常风险,因此,监测抗心律失常药物的血药浓度至关重要。QT/QTc 间期的测量是监测多非利特浓度的基础,它是许多抗心律失常药物血浆浓度、疗效和致心律失常潜在风险的一个替代物。Attia 等从 42 名(女性 21 例,男性 21 例)接受多非利特或安慰剂治疗的健康受试者中获得连续心电图和血浆药物浓度,开发一种 DL 方法评估体表心电图(QT 间期)形态学变化与多非利特血浆浓度的关系,结果显示,QTc 的线性模型与多非利特的药物水平有很好的相关性(r=0.64)。Chang 等的研究纳入了 2011 年 11 月至 2019 年 2 月期间 61 例地高辛中毒患者和 177 066 例急诊患者的心电图,大约 80% 的心电图用于训练 DL 算法,另外 20% 的心电图用于验证 AI 系统的性能和进行人机比赛。结果显示,AI 在验证队列和人机竞争中的 AUC 分别为 0.912 和 0.929,敏感性和特异性分别达到 84.6% 和 94.6%。更有趣的是,仅使用导联 I(AUC=0.960)的 AI 系统并不比使用完整的 12 导联(0.912)差。因此,基于心电图的 AI 应用可以预测血浆多非利特、地高辛等药物浓度,该法经济、快速、方便,为临床抗心律失常药物浓度监测提供了一个有前途的决策支持系统。

3. 房颤导管消融的决策支持

(1)非肺静脉触发灶的预测:肺静脉电隔离是目前房颤消融治疗的基石,但部分房颤其消融的结果不甚理想,越来越多的证据表明,非肺静脉触发灶和基质在部分患者中起着重要的作用。非肺静脉(NPV)触发灶是阵发性房颤消融后复发的重要预测因子,消除 NPV 触发因素可以减少消融后房颤的复发。中国台湾省台北荣民总医院 Shih-Ann Chen 等回顾性分析了 521 例经导管消融治疗的阵发性房颤患者,其中 358 例未复发(单纯肺静脉触发者 298 例,占 83.2%;NPV 触发者 ± 肺静脉触发者 60 例,占 16.8%)患者的肺静脉 CT 扫描成像被用来 DL 并创建 NPV 触发灶的预测模型。结果显示,AI 模型对 NPV 触发的预测准确率为(82.4 ± 2.0)%,敏感度为(64.3 ± 5.4)%,特异度为(88.4 ± 1.9)%。利用消融前肺静脉 CT 扫描的 DL 模型可在消融前识别高危的 NPV 触发患者,用于预测阵发性房颤导管消融的触发灶。

(2)房颤个性化消融方案支持:最近,Boyle 等报道了一项基于 MRI 定义的心房纤维化的计算模型来确定心房消融靶点的开创性的工作。AI 方法有可能进一步提高决策,从而真正实现个性化消融方法选择。此类 AI 模型的开发不仅包括成像数据,还包括临床因素、窦性心律和 / 或房颤的心电图数据以及侵入性电解剖标测信息,例如窦性心律和房颤的电压和激活标测。最终,一个经过训练的模型将与工程师实时交互,得出患者特定消融的关键区域。要最终实现这样一个模型,需要多中心协作,需要来自大量患者和程序的信息,以及严格的消融后随访。

4. 室性心律失常管消融中的决策支持　Zheng 等的研究纳入 420 例导管消融治疗室早 / 室速成功的患者,提取患者两个 QRS 波的波形信息,一个为室早的,一个为窦性心律的。随机分为训练、验证和测试数据集,分别包括 340 例(81%)、38 例(9%)和 42 例(10%)。其建立的机器学习算法预测靶点起源于右室流出道(RVOT)和左室流出道(LVOT)位置的准确性为 97.62%,AUC 为 98.99%,灵敏度为 96.97%,特异性为 100%,该算法在极短时间内对室早 / 室速发生部位的预测精度达到了临床级水平,可以帮助术者提前预判靶点,减少导管在心室停留的时间,降低并发症的发生。

5. 消融术后的随访管理　房颤消融术后无症状复发较常见,心电图和动态心电图是既往研究中最常用的监测心房颤动复发的技术,但是报告及时性、家庭普及性均不高,对房颤患者术后的长期随访尤其是家庭监测并不适用。例如"大拇指"心电监测仪,可用于记录单导联心电图。患者将双手大拇指置于"大拇指"心电监测仪的 2 个电极板上,仪器自动采集30 秒至 5 分钟的心电信号,并通过声波传送至智能手机,心电图数据自动上传至云端数据库后由 AI 算法分进行诊断。顾赛男等的研究显示,非瓣膜性房颤患者介入消融治疗的利用"大拇指"心电监测仪进行监测,AI 算法诊断心房颤动的灵敏度和特异度分别为 96.5% 和99.6%,均高于传统心电算法的灵敏度和特异度,差异均有统计学意义。该结果提示,"大拇指"心电监测仪在消融术后能更早地检出房颤复发,有利于及时改变治疗策略。

（五）预后判断

1. 房颤消融后再住院预测　由于再发房颤、房扑和手术并发症等,接受导管消融治疗的房颤患者 30 天再入院率约为 10%。Hung 等研究分析了 2013 年美国全国房颤患者再入院数据库的数据,利用 k- 近邻、决策树、支持向量机等多种 ML 方法建立预测模型探讨了再入院的危险因素。结果发现,预测接受导管消融术的房颤患者 30 天再入院最重要的变量是患者的年龄、从医院出院的总次数以及患者记录中的疾病诊断数目等。在所使用的方法中,k- 最近邻预测准确率最高,达 85%;其次是决策树;支持向量机较差。利用 ML 方法,可以相对准确地预测导管消融房颤的再入院率。

2. 主要心血管不良事件（MACE）预测　Goto 等利用 GARFIELD-AF 登记的数据,开发了一种新的 AI 模型,用于预测房颤患者的临床结局。研究发现,接受维生素 K 拮抗剂（VKAs）治疗的新诊断房颤患者,30 天内至少进行三次 PT-INR 测量。由包含长短时记忆和一维卷积层神经网络构成的 AI 模型可以通过捕捉连续 PT-INR 测量中的重要信息,预测患者 1 年内大出血、卒中 / 全身性栓塞和全因死亡的 C 统计量分别为 0.75、0.70 和 0.61,对主要出血的预测准确率最高。Lin 等前瞻性 EISNER 研究的事后分析纳入了 2 068 名参与者［59% 为男性,(56±9) 岁］14 年 MACE（心肌梗死、晚期血运重建或心脏死亡）事件的随访分析,研究对象接受了基线冠状动脉钙（CAC）评分 CT,由此获得了心脏代谢生物标志物［非酒精性脂肪肝（NAFLD）和心外膜脂肪组织（EAT）测量］相关数据,使用全自动 DL 软件从 CT 中量化 EAT 体积和衰减程度。结果显示,在无症状患者中,代谢综合征与 MACE 风险增加相关,NAFLD 预测 MACE 独立于代谢综合征、CAC 评分和 EAT 测量。基于 AI 的 EAT 测量,可以预测无症状个体的长期 MACE 风险。Tamarappoo 等发现,将新型循环生物标志物（MMP-9、pentraxin 3、PIGR 和 GDF-15 等）和无创冠状动脉钙化（CAC）评分 CT 结合起来,利用 ML 风险评分的性能,可以用于预测无症状受试者的长期心血管事件。

（六）AI 在远程心电监测预警平台的应用

当前,各省市医院都在建设心电监测预警平台,该平台一般由心电云平台、心电记录仪及实时心电监测系统组成。心电记录仪可通过网络把患者采集的心电数据实时传输至监测系统,基于 AI 辅助决策的远程心电监测预警平台可以进行心电长程数据自动分析、AI 辅助决策、异常心电实时预警等专业服务。该平台的建设和应用可使居民不出社区,便可享受先进的远程监测及诊断服务。一旦筛查出高危患者,可及时提醒,为患者救治争取宝贵时间。

三、AI 医学应用存在的问题

AI 的研究与临床应用均处于起步阶段,虽然其前景广阔,但在发展过程中仍面临着一些困难和争议。

(一)质量控制问题

1. 当前的 AI 在医学领域中的应用的研究,大多数是非随机的、非前瞻性的,存在高偏差风险。未来应增强现实世界的临床相关性,减少偏倚风险。

2. 虽然大数据可以增强 ML 模型的性能,但当使用 DL 卷积模型时,非线性数据转换和多重卷积使得很难跟踪数据是如何在内部处理的,以及输入数据的哪些方面对模型输出的影响最大,也不知如何分析导出输出,DL 的处理过程就是一个"黑匣子"。因此,DL 算法的可解释性是当前研究的一个重要领域。

3. 这种"黑匣子"模型不允许患者和提供者参与决策,虽然避免了"先入为主"争议,但在某种程度上不可避免地减少了人们共同决策的互动。

(二)伦理学问题

目前为止,没有证据表明可穿戴设备筛查房颤可以改善预后,减少不良事件的发生。基于 AI 的可穿戴设备是消费品,穷人和富人之间有差距,年轻人和老年人之间也存在着差距。另外,AI 参与会不会产生假阳性结果,带来过度诊断以及由此产生过度治疗,并且导致伤害。尤其值得注意的是,目前多数 AI 研究公司属于私人公司,大量敏感的医疗数据和个人信息存储于私人公司是否会导致道德和法律问题。最后,如果基于 AI 的医疗应用被犯罪分子利用,则可能会导致巨大的灾难。

(三)人才培养问题

AI 的研究虽有多年的历史,我国也高度重视,近年来已经有上百所高校开设人工智能专业。但对于医学院校学生及医生而言还相对陌生,医学相关的 AI 复合型应用人才、管理人才等均缺口较大,一些医学院校已经开始创建新的医学课程,以满足培养未来医学领袖以应对医学 AI 挑战的需要,这有望在未来改变传统医疗模式,利用 AI 积极重建新时代医学模式。

(四)取代医生的担忧

AI 医疗的快速发展,在减轻医生负担、帮助支持医生改善患者管理的同时,也带来了 AI 是否会取代医生,大量医生面临失业的担忧。我们需要明确,尽管 AI 可以在诸多方面表现优异,甚至超越医生的知识水平,但患者是情感动物,需要医生面对面有情感地交流与互动。另外,医生是推进 AI 医疗发展的主力军,只有充分调动医疗保健专业人员的积极性,让 AI 为医生所用,才能给患者带来更多益处。

四、未来展望

AI 医疗领域的应用具有巨大的潜在社会、经济影响,AI 有望通过其使用基于计算机的算法优化过程和决策的能力,彻底改变传统的医疗的诊治模式。Wu 等构建的基于 DL 技术的智能辅助诊断系统 Med3R 在全球首次通过国家职业医生资格考试,并且成绩超过了96.3% 的人类考生,AI 系统掌握临床医疗知识已经达到了执业医师的水平。AI 未来有可能应用于基层,辅助医生进行疾病诊断。从心律失常管理角度出发,AI 可以帮助临床医生以更准确、更高效的方式处理海量数据;可以通过整理远程心电网络平台筛查并诊断出心律失常患者;综合整理心电图、超声心电图、影像学及血液血检查的综合特征后,可以辅助临床医生预测靶点定位、制定消融方案,甚至机器人主导下的消融;在药物治疗过程,可以利用 AI 监测心律失常药物的血药浓度;随访期间,基于 AI 的辅助系统有助于预测主要心血管不良事件,并改善患者长期依存性;甚至 AI 可以预测治疗复杂疾病的药物组合,或 AI 结合蛋白质组学寻找新的药物研发靶点(图 2)。医护人员应积极拥抱新技术,与计算机科学家和其他专家紧密协作深入交流,理解 AI,为探索精准化、个体化的新型 AI 医疗模式而奋斗。

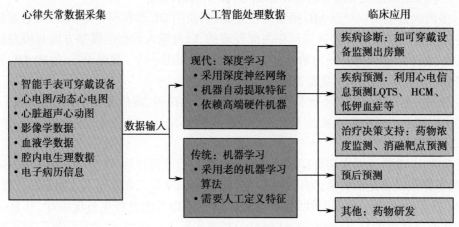

图 2 人工智能在心律失常管理中的应用

(李小荣 杨 兵)

参考文献

[1] DU X, GUO L, XIA S, et al. Atrial fibrillation prevalence, awareness and management in a nationwide survey of adults in China [J]. Heart, 2021, 107 (7): 535-541.

[2] HUA W, ZHANG L F, WU Y F, et al. Incidence of sudden cardiac death in China: analysis of 4 regional populations [J]. J Am Coll Cardiol, 2009, 54 (12): 1110-1118.

[3] PATEL U K, ANWAR A, SALEEM S, et al. Artificial intelligence as an emerging technology in the current care of neurological disorders [J]. J Neurol, 2021, 268 (5): 1623-1642.

[4] ROGERS M A, AIKAWA E. Cardiovascular calcification: artificial intelligence and big data accelerate mechanistic discovery [J]. Nat Rev Cardiol, 2019, 16 (5): 261-274.

[5] MINCHOLÉ A, RODRIGUEZ B. Artificial intelligence for the electrocardiogram [J]. Nat Med, 2019, 25 (1): 22-23.

[6] SIONTIS K C, YAO X, PIRRUCCELLO J P, et al. How Will Machine Learning Inform the Clinical Care of Atrial Fibrillation? [J]. Circ Res, 2020, 127 (1): 155-169.

[7] KRITTANAWONG C, KAPLIN S. Artificial Intelligence in Global Health [J]. Eur Heart J, 2021, 42 (24): 2321-2322.

[8] BRIGANTI G, LE MOINE O. Artificial Intelligence in Medicine: Today and Tomorrow [J]. Front Med (Lausanne), 2020, 7: 27.

[9] HARADA D, ASANOI H, NOTO T, et al. Different Pathophysiology and Outcomes of Heart Failure With Preserved Ejection Fraction Stratified by K-Means Clustering [J]. Front Cardiovasc Med, 2020, 7: 607760.

[10] SUN J Y, QIU Y, GUO H C, et al. A method to screen left ventricular dysfunction through ECG based on convolutional neural network [J]. J Cardiovasc Electrophysiol, 2021, 32 (4): 1095-1102.

[11] HANNUN A Y, RAJPURKAR P, HAGHPANAHI M, et al. Cardiologist-level arrhythmia detection and classification in ambulatory electrocardiograms using a deep neural network [J]. Nat Med, 2019, 25 (1): 65-69.

[12] DUNCKER D, DING W Y, ETHERIDGE S, et al. Smart Wearables for Cardiac Monitoring-Real-World Use beyond Atrial Fibrillation [J]. Sensors (Basel), 2021, 21 (7): 2539.

[13] YANG T F, DEVINE B, MACFARLANE P W. Artificial neural networks for the diagnosis of atrial fibrillation [J]. Med Biol Eng Comput, 1994, 32 (6): 615-619.

[14] LIN C S, LIN C, FANG W H, et al. A Deep-Learning Algorithm (ECG12Net) for Detecting Hypokalemia and Hyperkalemia by Electrocardiography: Algorithm Development [J]. JMIR Med Inform, 2020, 8 (3): e15931.

[15] KO W Y, SIONTIS K C, ATTIA Z I, et al. Detection of Hypertrophic Cardiomyopathy Using a Convolutional Neural Network-Enabled Electrocardiogram [J]. J Am Coll Cardiol, 2020, 75 (7): 722-733.

[16] YU F, HUANG H, YU Q, et al. Artificial intelligence-based myocardial texture analysis in etiological differentiation of left ventricular hypertrophy [J]. Ann Transl Med, 2021, 9 (2): 108.

[17] FREEDMAN B, HINDRICKS G, BANERJEE A, et al. World Heart Federation Roadmap on Atrial Fibrillation-A 2020 Update [J]. Glob Heart, 2021, 16 (1): 41.

[18] ATTIA Z I, NOSEWORTHY P A, LOPEZ-JIMENEZ F, et al. An artificial intelligence-enabled ECG algorithm for the identification of patients with atrial fibrillation during sinus rhythm: a retrospective analysis of outcome prediction [J]. Lancet, 2019, 394 (10201): 861-867.

[19] BAEK Y S, LEE S C, CHOI W, et al. A new deep learning algorithm of 12-lead electrocardiogram for identifying atrial fibrillation during sinus rhythm [J]. Sci Rep, 2021, 11 (1): 12818.

[20] CHRISTOPOULOS G, GRAFF-RADFORD J, LOPEZ C L, et al. Artificial Intelligence-Electrocardiography to Predict Incident Atrial Fibrillation: A Population-Based Study [J]. Circ Arrhythm Electrophysiol, 2020, 13 (12): e009355.

[21] LIN S, LI Z, FU B, et al. Feasibility of using deep learning to detect coronary artery disease based on facial photo [J]. Eur Heart J, 2020, 41 (46): 4400-4411.

[22] YAN B P, LAI W H S, CHAN C K Y, et al. High-Throughput, Contact-Free Detection of Atrial Fibrillation From Video With Deep Learning [J]. JAMA Cardiol, 2020, 5 (1): 105-107.

[23] ADEDINSEWO D, CARTER R E, ATTIA Z, et al. Artificial Intelligence-Enabled ECG Algorithm to Identify Patients With Left Ventricular Systolic Dysfunction Presenting to the Emergency Department With Dyspnea [J]. Circ Arrhythm Electrophysiol, 2020, 13 (8): e008437.

[24] KASHOU A H, MEDINA-INOJOSA J R, NOSEWORTHY P A, et al. Artificial Intelligence-Augmented Electrocardiogram Detection of Left Ventricular Systolic Dysfunction in the General Population [J]. Mayo Clin Proc, 2021: S0025-6196 (21) 00258-5.

[25] BOS J M, ATTIA Z I, ALBERT D E, et al. Use of Artificial Intelligence and Deep Neural Networks in Evaluation of Patients With Electrocardiographically Concealed Long QT Syndrome From the Surface 12-Lead Electrocardiogram [J]. JAMA Cardiol, 2021, 6 (5): 532-538.

[26] GIUDICESSI J R, SCHRAM M, BOS J M, et al. Artificial Intelligence-Enabled Assessment of the Heart Rate Corrected QT Interval Using a Mobile Electrocardiogram Device [J]. Circulation, 2021, 143 (13): 1274-1286.

[27] ATTIA Z I, SUGRUE A, ASIRVATHAM S J, et al. Noninvasive assessment of dofetilide plasma concentration using a deep learning (neural network) analysis of the surface electrocardiogram: A proof of concept study [J]. PLoS One, 2018, 13 (8): e0201059.

[28] CHANG D W, LIN C S, TSAO T P, et al. Detecting Digoxin Toxicity by Artificial Intelligence-Assisted

Electrocardiography [J]. Int J Environ Res Public Health, 2021, 18 (7): 3839.

［29］ LIU C M, CHANG S L, CHEN H H, et al. The Clinical Application of the Deep Learning Technique for Predicting Trigger Origins in Patients With Paroxysmal Atrial Fibrillation With Catheter Ablation [J]. Circ Arrhythm Electrophysiol, 2020, 13 (11): e008518.

［30］ ZHENG J, FU G, ABUDAYYEH I, et al. A High-Precision Machine Learning Algorithm to Classify Left and Right Outflow Tract Ventricular Tachycardia [J]. Front Physiol, 2021, 12: 641066.

［31］ 顾赛男, 秦爱红, 赵耀, 等. "大拇指"心电监测仪对消融术后心房颤动复发的监测研究 [J]. 第二军医大学学报, 2021, 42 (1): 35-40.

［32］ HUNG M, LAUREN E, HON E, et al. Using Machine Learning to Predict 30-Day Hospital Readmissions in Patients with Atrial Fibrillation Undergoing Catheter Ablation [J]. J Pers Med, 2020, 10 (3): 82.

［33］ GOTO S, GOTO S, PIEPER K S, et al. New artificial intelligence prediction model using serial prothrombin time international normalized ratio measurements in atrial fibrillation patients on vitamin K antagonists: GARFIELD-AF [J]. Eur Heart J Cardiovasc Pharmacother, 2020, 6 (5): 301-309.

［34］ LIN A, WONG N D, RAZIPOUR A, et al. Metabolic syndrome, fatty liver, and artificial intelligence-based epicardial adipose tissue measures predict long-term risk of cardiac events: a prospective study [J]. Cardiovasc Diabetol, 2021, 20 (1): 27.

［35］ TAMARAPPOO B K, LIN A, COMMANDEUR F, et al. Machine learning integration of circulating and imaging biomarkers for explainable patient-specific prediction of cardiac events: A prospective study [J]. Atherosclerosis, 2021, 318: 76-82.

［36］ NAGENDRAN M, CHEN Y, LOVEJOY C A, et al. Artificial intelligence versus clinicians: systematic review of design, reporting standards, and claims of deep learning studies [J]. BMJ, 2020, 368: m689.

［37］ PREDEL C, STEGER F. Ethical Challenges With Smartwatch-Based Screening for Atrial Fibrillation: Putting Users at Risk for Marketing Purposes？ [J]. Front Cardiovasc Med, 2020, 7: 615927.

［38］ WU J, LIU X, ZHANG X, et al. Master clinical medical knowledge at certificated-doctor-level with deep learning model [J]. Nat Commun, 2018, 9 (1): 4352.

［39］ KUEHN B M. Cardiac Imaging on the Cusp of an Artificial Intelligence Revolution [J]. Circulation, 2020, 141 (15): 1266-1267.

人群心律失常风险评估

心脏心律失常(cardiac arrhythmia)是指心脏兴奋的频率、节律、起源部位、传导速度或激动次序的异常,可见于生理情况,更多见于心脏本身及其心外的病理性状态。全球心律失常每年导致300多万人死亡,造成了严重的社会经济负担。心律失常可根据异位冲动起源,分为室上性(包括窦性、房性、交界性)以及室性心律失常;根据心率的快慢,分为快速性心律失常与缓慢性心律失常;根据形成机制,可分为冲动形成异常(如室性心动过速等)及冲动传导异常(如房室结折返性心动过速等)。不同的心律失常的临床预后各不相同;大部分心律失常症状轻微,甚至无症状,多见于无结构性心脏病患者,仅在体检筛查中偶然发现,预后良好。然而,有的心律失常可能预后不良,如心房颤动(atrial fibrillation,AF)可引起或加重心力衰竭,导致血栓形成,引发脑卒中,严重影响患者生活质量;恶性心律失常包括持续性室性心动过速(sustained ventricular tachycardia,SVT)和心室颤动(ventricular fibrillation,VF)或室扑,可引起血流动力学不稳定,引发晕厥乃至心脏性猝死。人群心律失常的风险,包括人群发生心律失常的风险以及已有心律失常患者发生不良临床结局的风险。根据患者的不同的临床特点,对人群进行风险评估、危险分层,有的放矢地进行针对性治疗,避免过度治疗造成医疗资源浪费或因治疗不足影响患者生活质量和预后。

一、病态窦房结综合征的风险评估

病态窦房结综合征(sick sinus syndrome,SSS),简称病窦综合征,是窦房结功能障碍(sinus node dysfunction,SND)的严重阶段,由于窦房结及其周围组织病变导致功能减退,临床表现以缓慢性心律失常为基础(如窦性心动过缓等),产生因心、脑、肾等重要器官灌注不足引起的组织或器官灌注不足而造成的临床表现;也可伴发各种快速性心律失常的一类综合征,患者可在不同时间出现一种以上的心律失常,SSS患者心动过缓与房性快速性心律失常(以心房颤动为主)并发时,又称称快慢综合征(tachycardia-bradycardia syndrome)。

SSS病因众多,包括窦房结组织纤维化、退行性变、缺血等。年龄是SSS重要的危险因素。理论上,任何年龄均可发生SSS,但65岁以上人群发生SSS的风险最大。此外,与SSS相关的危险因素还有体重指数增加(HR每$5kg/m^2$=1.23)、QRS时限延长(HR=1.17每15毫秒)、左束支传导阻滞(HR=1.42)、右束支传导阻滞(HR=2.73)、高血压(HR=1.56)、主要心血管事件(HR=1.24)等。下壁心肌梗死影响窦房结血供,易发生SSS。

大多数窦房结功能不全或SSS起病隐匿,进展缓慢,无症状期较长,无症状期间较长,预后较好;若随着疾病进展,如窦性心率降低过多或较快时,出现脑、心、肾灌注不足的临床表现,则发生晕厥、AF以及心力衰竭的风险较高。部分患者病情进展急骤,多与基础病变相关,如暴发性心肌炎、急性心肌梗死等,此类患者SSS多可逆,随着原发病的控制,窦房结功能可恢复正常。预期心率储备是指年龄校正的最快心率(220-年龄)与静息状态下心率的差值,心脏变时能力不足(chronotropic incompetence),通常定义为运动量增加时窦性心律无法增加至预期心率储备的80%,临床上通常用于辅助诊断SSS。随着年龄的增长,心脏变时能力的下降也与远期心血管死亡以及全因死亡率增高相关。严重患者药物治疗的疗效有限,需要起搏治疗。

二、室上性心动过速风险评估

广义的室上性心动过速(supraventricular tachycardia,SVT)囊括了所有希氏束及其以上传导系统病变造成的静息状态下心房和/或心室率>100次/min 的心律失常,可分为窦性心动过速、房性心动过速(atrial tachycardia,AT)、AF、非折返性房室交界性心动过速、房室结折返性心动过速(atrioventricular nodal reentrant tachycardia,AVNRT)和房室折返性心动过速(atrioventricular reentrant tachycardia,AVRT)。

(一)房性早搏和 AT 的风险评估

房性早搏(premature atrial contractions,PACs),可出现于正常人心电图上,但当患者合并各种器质性心脏病时,其发生率可明显增加,并可导致其他心律失常,出现心悸、胸闷、乏力等症状。PACs 是 AT、AF 的危险因素;频发 PACs,结合 AF 的相关危险因素(高龄、高血脂、吸烟、糖尿病、高血压等),可提高发生 AF 风险的预测率。频发 PACs 也能增加缺血性脑卒中的发生风险。24 小时动态 ECG 依然是评估 PACs 发生频率的“金标准”。PACs 高负荷(>500 个/24h)患者应考虑到房颤发生的风险增加,需进行 AF 的评估、教育以及长时间心律监测,并进行心血管危险因素筛查、管控,包括控制高血压、减肥、睡眠呼吸暂停综合征的筛查、结构性心脏病的评估等;当 PACs 患者出现短时间 AF、PACs>500 个/24h 或任何时候连续>20 个时,需要根据个体情况进一步评估抗凝治疗。

AT 可无症状,但仍有血栓栓塞的风险,对于具有高危 AF 危险因素的患者需进行 CHA$_2$DS$_2$-VASc 评分(详见下文),评分>2 分的高频 AT 患者,可结合个体化情况予以抗凝治疗,减少脑卒中的血栓栓塞的风险。同时,需进行 24 小时动态心电图检测或长时间、随机心电图记录,评估有无 AF 及发生、发展,并进一步评估抗凝、抗心律失常药物或消融等治疗。

(二)AF 的风险评估

AF 是临床上最常见的快速性心律失常,据统计,我国 AF 经年龄校正后的患病率为 0.65%,在>80 岁人群中患病率则高达 7.5%。AF 的 ECG 表现为 P 波消失,代之以小而不规则的基线波动,形态与振幅均变化不定(称为 f 波,频率为 350~600 次/min),心室率绝对不齐,但 QRS 波形态正常。AF 患者心室律(率)紊乱,心功能受损,容易形成心房附壁血栓,导致心力衰竭、血栓栓塞风险和脑卒中增高 4~6 倍、心脏性猝死增高 2 倍;心搏骤停、死亡,对 AF 患者进行有效的管理可减轻临床症状,改善生活质量和远期预后。

AF 与诸多临床高危因素相关,应仔细评估与 AF 风险增加相关的临床特征。高龄、男性、肥胖高血压、心力衰竭、瓣膜疾病、先天性心脏病、糖尿病、睡眠呼吸暂停、肾功能或甲状腺功能障碍等均与 AF 高风险相关。由于高血压在普通人群中的患病率较高,因此其在人群中的 AF 患病率(14%)高于其他任何危险因素;在瓣膜疾病中,左侧瓣膜狭窄的 AF 患病率最高。

AF 和心力衰竭之间存在错综复杂的联系,在病理生理机制上也具有相通之处。AF 患病率随着心力衰竭症状加重而增加:AF 的患病率在 NYHA 分类 Ⅰ 类患者中为 4%,在 Ⅱ~Ⅲ 类患者中为 10%~27%,在 Ⅳ 类患者中则为 50%。心力衰竭是 AF 患者血栓形成的危险因素之一,同时 AF 可以加重心力衰竭症状,两种情况常同时存在,互为因果,形成恶性循环,有时很难确定是心力衰竭导致 AF,还是 AF 心动过速诱发的心肌病导致心力衰竭。

所有类型的 HF(HFpEF 或 HFrEF)都与 AF 患病率增加有关。AF 时,心房收缩功能丧失会损害左室充盈,导致左心室扩张、心肌血流量减少以及室壁应力和舒张末期压力增加。

术后 AF 是心脏手术后最常见的并发症,发生率在 20%~50%。AF 发生的危险因素可分为手术和患者相关因素。手术相关风险因素包括手术类型、二尖瓣手术、主动脉内球囊反搏的使用、较长的体外循环和主动脉钳夹时间以及围手术期管理,如炎症、感染、液体超负荷、心房缺血、低钾血症和低镁血症。患者相关的风险因素包括高龄、AF 病史、心力衰竭病史、肾衰竭、高血压、慢性阻塞性肺疾病、术后停用或不使用 β 受体阻滞剂或 ACEI 治疗。大多数心脏手术后 AF 发生在术后前 4 天,最常见于术后第 2 天,而复发最常见于术后第 3 天。在对 CABG 患者的另一项研究中,94% 的术后 AF 发生在术后第 7 天。因此,建议进行 4~7 天的心律监测以检测术后 AF。

AF 可有一定遗传性,有家族性 AF 史患者,若一级亲属确诊 AF,则本人患 AF 的风险明显增加。一级亲属患有孤立性 AF 的人群 AF 发病风险增加了 8 倍。孤立性 AF 对患者同胞的影响更加显著,其中男性同胞患病风险增加 70 倍,女性同胞患病风险增加 34 倍。

遗传性心律失常疾病患者,包括 Brugada 综合征(Brugada syndrome,BrS)、家族性早发房颤(familial early onset AF)、先天性长 QT 综合征(long QT syndrome,LQTS)、短 QT 综合征(short QT syndrome,SQTS)、早期复极综合征(early repolarization syndrome,ERS),可因遗传基因变异通过不同机制导致 AF 的发生、发展。AF 是 Brugada 综合征中最常见的持续性房性心律失常,发生率为 6%~53%,导致心源性猝死发生率为 14%,心源性猝死风险明显增加,且不适当的植入式心脏复律除颤器(ICD)电击除颤风险也增加,预后较差,可能是疾病晚期的标志。BrS 中,*SCN5A* 突变诱发房颤的发生率最高。对于 BrS,Ⅱ 导联的 P 波持续时间、P 波离散度、Ⅱ 导联的 Tpeak-end、Tpeak-end 离散度以及 AH 和 HV 间期是房性心律失常的独立预测因子。既往危及 BrS 患者生命的心脏事件可能是房颤的预测因素。家族性早发房颤中遗传变异导致的房颤的发生率为 11%~22%,可增加心源性猝死、血管性痴呆、心房和心肌病等风险。LQTS 患者房颤发生率为 0.5%~2%,引起的临床风险主要是不适当的 ICD 电击除颤。LQT 中 LQT1 更能常见房颤,可为无症状表现。SQTS 房颤的发生率为 15%~24%,最易出现在 SQT2 患者,同样可导致不适当的 ICD 电击除颤风险。早期复极综合征(ERS)的房颤发生率约为 25%,由于快速房颤而容易发生不适当的 ICD 电击除颤风险。此外,仍有许多基因变异引起的房颤,可不表现出上述遗传性节律疾病特征。此外,具有遗传性特征的房颤疾病中,一般常规的检测方法可能存在检测不出,可能导致血栓栓塞事件的风险增加。因此,对于遗传性节律疾病患者伴有房颤或有家族性房颤史患者,建议尽量行基因检测,尽可能明确风险。

ECG 依然是诊断 AF 的"金标准"。单导联 ECG 中记录到 >30 秒或十二导联 ECG 出现 AF 特征波形,即可诊断为 AF。临床上通常以发作特点分为阵发性、持续性或永久性等,按照发作时间和频率对 AF 不同类型加以区分。如今,长时程心电监测技术的进步使得定量评估 AF 成为可能,如持续时间、发作频率、时间占比等。AF 负荷(AF burden)指 AF 发生时间占记录整体时间的百分比,该值越大,说明 AF 持续时间越长。研究表明,AF 高负荷患者各种不良临床事件,如缺血性卒中、心力衰竭再入院及死亡风险显著高于低负荷患者,高 AF 负荷还与全因死亡率增高相关。但是现有 AF 负荷和特定结局之间的证据尚不足以指导治疗以及影响临床决策,未来尚需更多研究以证实相关性。

超声心动图用于可评估房性心律失常患者是否存在结构性心脏病、左心房扩大和心脏瓣膜病,以便更好地确定治疗方案。然而,除非怀疑存在心脏结构异常(如心力衰竭),否则超声心动图并不常规用于评估 AF 的风险。另外,也可考虑心脏增强 MRI 或 CT。

脑钠肽(brain natriuretic peptide,BNP)以及 NT-proBNP 是心衰诊断、患者管理、临床事件风险评估中的重要指标,尽管有研究表明 BNP 与 NT-proBNP 在无心衰症状的阵发性 AF 或持续 AF 患者都可能存在升高,但二者都不是预测 AF 的独立标志物,更多与心力衰竭有关。其他生物标志物如 CRP(C 反应蛋白,CRP)、YKL-40 等,虽然在 AF 患者中也具潜在有诊断及预后评估的价值,但目前尚缺乏大规模临床证据,不能用于预测 AF 发生及复发的风险。许多生物标志物是非特异性的,更有可能反映出患者具有潜在的心脏病,并可预测除死亡以外的各种终点,包括卒中、心力衰竭等。

有瓣膜疾病的 AF 患者形成附壁血栓的风险较高,应该常规使用华法林等药物进行抗凝治疗。对于非瓣膜疾病的 AF 患者,推荐使用 CHA_2DS_2-VASc 评分系统评估卒中风险,筛选出血栓高风险患者,启动抗凝药物治疗。CHA_2DS_2-VASc 评分为 0 分的患者,可不行抗凝治疗或仅需要阿司匹林治疗;对于评分为 1 分的患者,在充分权衡收益与风险,可以优先选择口服抗凝剂或阿司匹林替代治疗;对于评分 ≥2 分的患者,建议选择口服抗凝剂治疗(表 1)。

表 1　非瓣膜性 AF 患者脑卒中风险 CHA_2DS_2-VASc 评分系统

危险因素	CHA_2DS_2-VASc 评分
充血性心力衰竭 / 左心室功能障碍(C)	1
高血压(H)	1
年龄 ≥75 岁(A)	2
糖尿病(D)	1
脑卒中 /TIA/ 血栓栓塞病史(S)	2
血管疾病(V)	1
年龄 65~74 岁(A)	1
性别(女性,Sc)	1

AF 的另一个主要不良影响是认知功能的损害。有证据表明,有卒中风险因素的患者早期有效地使用口服抗凝剂,可降低认知功能减退的发生率。因此,AF 患者认知功能损害的主要风险评估是卒中风险因素评估,也可采用 CHA_2DS_2-VASc 风险方案,以指导口服抗凝治疗的决策。当怀疑存在认知障碍时,可采用简单的筛查工具,如全科医生认知功能评估表(GPCOG)、简易精神状态检查表(MMSE)和蒙特利尔认知评估量表(MOCA)以及老年人认知功能减退知情者问卷(IQCODE)。此外,在适当转诊至专科医生,以进行更全面的评估。

(三)房室交界区折返相关心动过速风险评估

AVNRT 与 ANRT 都是房室交界区与折返(reentry)相关的心动过速,前者的折返环路位于房室结内,后者与预激综合征(preexcitation syndrome)密切相关,由房室交界区、旁道与心房、心室共同组成折返环路。两者的心电图表现均为室上性 QRS 波群和规则 RR 间期,少部分患者为宽 QRS 波群。AVNRT 患者一般不发生致命性心律失常,因而此处不讨论其风险评估。

预激综合征是指心房部分激动由正常房室传导系统以外的旁道下传,使心室某一部分预先激动(即预激),使得心室激动顺序异常,并可伴发多种快速型心律失常的临床综合征。最常见的是连接心房和心室之间的旁道,称为房室旁道,又称 Kent 束,由 Kent 束引起的心室预激并伴有快速型心律失常的典型预激综合征,又称为 Wolf-Parkinson-White(WPW)综合征。心室预激本身不引起症状,40%~65% 的预激综合征患者终生无症状。具有心室预激表现者,其快速型心律失常(以 AVRT 最常见)的发生率约为 1.8%,并随年龄增长而增加,患者主要表现为阵发性心悸。心动过速频率过快,可导致充血性心力衰竭、血流动力学紊乱。在不伴有快速性心律失常时,预激综合征的 ECG 表现为:①窦性心律的 PR 间期<0.12 秒;②QRS 波群起始部分粗钝(δ 波),终末部分正常,总时限>0.12 秒;③ST-T 段呈继发性改变,与 QRS 波群主波方向相反。预激综合征并发 AVRT 时,根据折返方向不同,将其分为顺向型 AVRT 和逆向型 AVRT。前者为冲动经房室结前传激动心室,经房室旁路逆传激动心房,QRS 波群形态正常,此型最常见,占 AVRT 的 90%;后者为冲动经房室旁路前传激动心室,经房室结逆向激动心房,故而 QRS 波群宽大畸形,较少见。20%~30% 的 WPW 综合征患者可并发 AF,这些患者多年龄较小且无器质性心脏病;若 AF 冲动沿旁路下传,则会产生极快的心室率,甚至演变为 VF 和心源性猝死(cardiac sudden death,SCD),是 WPW 综合征患者最危急的临床情况。

WPW 患者发生心搏骤停 /VF 的概率较低,约为 2.4/1 000 患者年,发生 SCD 的概率则更低。若患者在运动试验期间或应用普鲁卡因胺、普罗帕酮或丙吡胺药物后,通过无创检查记录到 PR 间期突然完全正常化伴 δ 波消失,则可认为发生 SCD 风险较低。SCD 高风险因素包括使用异丙肾上腺素进行侵入性电生理检查时,基线 AF 时最短 RR 间期(shortest pre-excited RR interval during AF,SPERRI)≤250 毫秒、旁道有效不应期(effective repolarization period,ERP)≤250 毫秒、多个旁道、可诱发房室折返性心动过速、发病年龄早等。对于这类患者,应及时进行导管消融治疗。如果能确定预激和左室功能障碍有关,应该考虑行电生理检查和导管消融。无症状预激患者可以出现电不同步相关的左室功能障碍,特别是儿童患者,如果能确定预激和左室功能障碍有关,应该考虑行电生理检查和导管消融。

三、室性心律失常

室性心律失常(ventricular arrhythmias,VAs)主要包括室性早搏(premature ventricular complexes,PVCs)、VT、心室扑动与心室颤动(ventricular fibrillation,VF)等,患者可无临床症状,或者出现心悸、胸闷等,严重者可出现血流动力学紊乱乃至 SCD,根据国家心血管病中心中国医学科学院阜外医院的统计结果,中国大陆的猝死人数可达 54.4 万 / 年,其中大部分是室性心律失常导致;因此,对患者进行风险评估,根据风险高低进行恰当的处理十分有必要。应当指出的是,风险的高低以及后续的治疗措施更多取决于患者的临床症状及潜在的心脏疾病,与心律失常本身的关系并不大。临床症状明显、患有潜在心脏疾病(如结构性心脏病、遗传性心律失常等)的患者临床风险更高,需要积极处理;而无潜在心脏疾病的患者风险较低,治疗多以消除症状、解除诱因、降低焦虑为主。因此,应对患者临床症状、既往病史等进行充分的了解,并进行详尽的相关检查,以排除或确诊潜在的心脏疾病。

(一)室性早搏(PVCs)风险评估

PVCs 是临床中常见的心律失常类型。据估计,人群中标准 12 导联心电图 PVCs 检出率为 1%~4%,24~48 小时 Holter 检测检出率则为 40%~75%。PVCs 的检出率随着年龄的增大而增加,但并不意味着患者一定发生了器质性心脏病变;在某些结构性心脏病(如心力衰竭、急性心肌梗死)、甲状腺功能亢进、电解质紊乱、洋地黄等药物中毒的患者中,PVCs 的发病率也升高。患者可以没有任何症状,仅在常规体检中发现 PVCs;有的仅表现为偶发的轻度心悸、胸闷等,无血流动力学改变。著名的 CAST(Cardiac Arrhythmia Suppression Trial)实验证实,有意使用抗心律失常药物抑制或消除 PVCs 反而明显增加器质性心脏病患者的死亡率,因而 PVCs 通常被认为是一种预后较好的良性 ECG 改变。然而,部分 PVCs 患者临床症状明显,PVCs 发生频率高,可导致心脏容量负荷增大、左心室肥大、心律失常性心肌病(arrhythmia-induced cardiomyopathy)、心力衰竭、晕厥乃至 SCD,严重影响生活质量,远期预后差。因此,对 PVCs 患者从高危因素、临床表现、辅助检查结果等多个方面进行综合风险评估,正确识别高风险患者,给予及时的处理有着重要的意义。

患者的既往病史对风险评估有着重要意义。对于无器质性心脏病的患者,PVCs 不会增加发生 SCD 的风险,因而对于此类患者,治疗应以消除症状、健康教育、降低心理负担为主。存在临床高危因素,如缺血性心脏病、心功能不全等,则明显对患者预后产生不良影响。大部分 PVCs 患者缺乏明显的临床症状,这往往说明患者处于代偿期,血流动力学稳定,预后较好;但由于缺乏症状,就诊时间较晚,发生心律失常性心肌病的风险较高。PVCs 患者出现症状,如晕厥、心力衰竭相关症状等,往往预示心律失常性心肌病、室速乃至室颤等,临床风险较高。

ECG 是诊断 PVCs 的"金标准"。PVCs 表现为提前出现、时限>0.12 秒、宽大畸形的 QRS 波,ST 段与 T 波与主波方向相反,其后伴有完全性代偿间歇。由于其出现频率的不确定性,对于怀疑存在 PVCs 的患者,有必要使用 12 导联 ECG 连续监测 30~50 秒,同时也应该注 QT 间期、ST 段改变、病理性 Q 波等异常 ECG 改变。其他与不良预后相关的 ECG 指标还包括 QRS 时限 ≥140 毫秒、PVCs 联律间期 ≤600 毫秒、短联律间期室早(R-on-T)、插入性 PVCs、多种 QRS 波形态等。

ECG 动态监测(如 Holter 检查)可用于确定 PVCs 负荷及来源等,有助于进一步评估风险。PVCs 负荷指 24 小时内 PVCs 占全部 QRS 波的比例,负荷增大可促进心律失常性心肌病发生、发展,与左室功能减退、心力衰竭乃至死亡密切相关,是评估患者风险的重要心电指标,大多律失常性心肌病在负荷>10% 时发生。目前对于 PVCs 负荷切点(cut-off point)尚且存在争议,有研究认为当负荷在 20% 左右时,其检测效能最佳,但需要结合是否存在结构性心脏病和原发性离子通道病。12 导联 Holter 检查有助于确定 PVCs 来源。2/3 的无器质性心脏病患者 PVCs 起源于右心室,其中又以右心室流出道起源为主,在 12 导联 ECG 上表现为左束支传导阻滞,下壁导联(Ⅱ、Ⅲ、aVR)QRS 波高大、直立,aVL 导联以负向波为主。最近研究认为起源于心外膜的 PVCs,由于心脏除极顺序与正常情况下不一致,使得心脏电 - 机械活动顺序异常,左、右心室收缩不同步,导致心肌病的风险最高。

超声等影像学检查对于排除潜在的心脏疾病或者心律失常性心肌病有着重要意义,尤其是对于症状明显的患者。超声心动图左室射血分数(left ventricular ejection fraction,LVEF)、左室直径、瓣膜情况、室壁运动情况等,均有助于进一步风险评估。MRI 可用于评估致心律失常性右心肌病、瘢痕、心脏浸润性疾病等,有助于明确诊断及危险分层。

(二)VT/VF 的风险评估

VT 为起源于希氏束以下特殊传导系统或心室肌的连续 3 个或 3 个以上的异位起搏,心房和心室电活动无明确关系(即室房分离),偶可见室上性兴奋下传至心室,导致心室夺获及室性融合波。对于此类患者,应当仔细询问临床表现、既往史、用药史等,常规行 12 导联

ECG、超声心动图、电解质及肾脏功能检查,有必要时可行冠状动脉造影、运动激发试验、心脏 MRI、电生理检查、基因筛查等,以进行充分的风险评估及进一步明确诊断。

非持续性 VT(non-sustained ventricular tachycardia,NSVT)发作时间<30 秒,可自行终止,无明显症状,在既往体健患者中一般不增加死亡风险;据统计,因心悸而就诊的患者中,约 6% 为 NSVT。NSVT 可以是单形性或多型性,心律失常的形态与基础心脏病无明显关联。对于 NSVT 患者而言,相比于心律失常本身,既往病史与临床症状对风险评估更加重要。无器质性心脏病患者发生 NSVT,如无血流动力学改变,处理原则同 PVCs;有器质性心脏病或有明确诱因者应首先给予针对性治疗。对于无明显器质性心脏病的患者,NSVT 以右心室流出道起源最为常见,通常预后良好,但应与 ARVC 鉴别诊断。多型性 NSVT 常常是浦肯野纤维触发活动导致,可能有潜在的心肌缺血或遗传性心律失常,风险较高,应仔细评估。尖端扭转性室速(torsades de pointes,TdP)可能由药物、电解质紊乱或遗传性长 QT 综合征引起,风险较高。在无明显器质性心脏病患者中,与运动相关的 NSVT 也较常见,风险较低;但心律失常若出现在运动的恢复阶段,则多预后不良。若运动实验中出现多型性双向 VT,则可能为 CPVT。运动员 NSVT 也较常见,但若随着运动量增加,心律失常减少,则风险较低,但应警惕肥厚型心肌病,并且与运动导致的左心室生理性肥厚相鉴别。有潜在心脏病的患者风险则较大。在急性心肌梗死后 48 小时内发生的 NSVT 对远期预后并无明显不良影响,但发生在 48 小时之后的 NSVT 可增加患者的死亡率,无论患者有无明显的临床症状。对于其他类型的心脏病患者,如陈旧性心肌梗死、慢性冠心病、HCM、DCM 或 BrS 等遗传性心律失常患者,NSVT 则明显增加远期 SCD 风险。

持续性 VT(sustained ventricular tachycardia,SVT)发作时间>30 秒,需药物或电复律方能终止,常伴有明显的血流动力学紊乱,应积极干预。单形性 SVT 多与心脏疾病相关,尤其是缺血性心脏病。心律失常与稳定折返环路有关,如陈旧性心肌梗死导致的瘢痕,而短暂性、一过性的心肌缺血较少导致反复发作的单形性 SVT。约 10% 的单形性 SVT 找不到明确的器质性病变,称为特发性(idiopathic)SVT,多起源于右心室流出道,预后较好,SCD 少见。心脏收缩功能(如 LVEF)下降的单形性 SVT 患者死亡风险明显增加,但心功能正常患者具体死亡风险仍尚不明确。对于使用植入型心律转复除颤器(implantable cardioverter defibrillator,ICD)治疗的单形性 SVs 患者,ICD 放电,无论恰当与否,均对患者生活质量产生不良影响,增加死亡率。

多形性 SVT/VF 此类心律失常的发生也与折返相关,但与单形性 SVT 不同的是,折返往往不均一、不稳定,故而形成的 QRS 波形态多变。多形性 VT/VF 一旦发生,可造成晕厥、意识丧失、抽搐、呼吸停止乃至 SCD,风险较高。对于此类患者,在电复律或除颤终止心律失常发作、稳定血流动力学之后,明确病因(如结构性心脏病、遗传性心律失常、冠状动脉痉挛以及药物导致心律失常等),及时进行适当的治疗对患者危险分层极其重要。无结构性心脏病的多形性 SVT/VF 通常发生在遗传性心律失常患者,应尽可能在接近或在室性心律失常发生时记录到静息的 12 导联心电图,有助于正确诊断。动态监测有助于发现具有诊断特异性的心律失常波形,运动试验或药物激发试验等也有助于明确诊断。对于这类患者的家族成员筛查也具有重要价值。而有结构性心脏病患者多形性 SVT/VF 最常见于缺血性心肌病,如急性冠脉综合征和陈旧性心肌梗死,应积极寻找心肌缺血、损伤或梗死的证据。QRS 波时限延长或碎裂 QRS 波也是缺血性心肌病患者 SCD、ICD 治疗性放电和全因死亡率的预测因子。

加速性室性自搏心律（accelerated idioventricular rhythm）是一种特殊的心律失常，亦称缓慢性 VT，为心室内异位起搏点自律性升高所致。ECG 表现为连续发生 3~10 个宽大畸形 QRS 波，心率在 60~110 次 /min，与窦性心律频率相近。故而当窦性周期延长、频率减慢时以室性心律为主，反之以窦性心律为主，二者交替出现，心动过速的开始与终止呈渐进性，跟随于一个室性期前收缩之后，或当心室起搏点加速至超过窦性频率时发生。常见于心脏病患者，尤其是急性心肌梗死再灌注期间、心脏手术、心肌病、洋地黄中毒等，发作时间短暂，患者无临床症状，亦不影响预后，风险较低，无需特殊处理（图 1）。

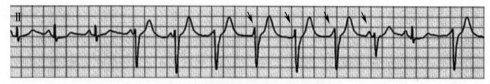

图 1　加速性室性自搏心律示例
图中可见一系列宽大畸形 QRS 波群，频率约 80 次 /min，
窦性 P 波逐渐与 QRS 波群重叠（箭头处为房室分离现象）。

（三）心脏病类型与室性心律失常风险评估

1. 缺血性心脏病的心律失常风险评估　缺血性心脏病患者发生 SCD 与 VT/VF 密切相关，因此，对这类患者进行 VAs 风险预测等同于进行 SCD 评估。目前，对这类患者进行心律失常风险评估主要依赖于 LVEF。LVEF 介于 30%~35% 的患者是 SCD 相对风险最高的人群，目前指南推荐此类患者接受植入型心律转复除颤器（implantable cardioverter defibrillator，ICD）治疗以进行 SCD 一级预防。然而，从绝对数量来看，LVEF>35% 的患者是目前罹患 VT/VF 以及 SCD 最多的人群，但由于未能满足 ICD 植入的标准，却没有得到应有的重视，反而 SCD 风险较高。因此，LVEF>35% 的缺血性心肌病患者是 VT/VF 风险评估的优先考虑对象，需要寻找除 LVEF 外的指标，用于筛选适合 ICD 植入的人群。然而，许多评估指标（如程序性心室刺激、心率变异性、心室晚电位、压力反射敏感性、QT 间期离散度和心率震荡等）实际中难以操作，可行性不大。MRI 延迟强化扫描技术作为无创检查，可评价心肌纤维瘢痕区，对心肌纤维化进行定性、定位诊断，对患者的心肌瘢痕进行分析，在射血分数相对保留（36%~50%）的情况下，可进一步对患者进行 VT/VF 和 SCD 的危险分层。此外，使用组织多普勒超声成像，对下壁心肌舒张末期血流速度进行评估，对预测缺血性心脏病患者日后 VT/VF 发生风险也有着潜在价值。对于既往存在 VT/VF 病史的缺血性心肌病患者，其心律失常复发及发生 SCD 的风险亦明显增加，对其进行风险评估的意义并不大，因为额外的风险评估并不会改变对这类患者的临床决策，而射频导管消融或抗心律失常药物治疗并不能作为 ICD 植入的替代方案，同时亦未影响患者在二级预防中的远期预后。

2. 心力衰竭　与缺血性心肌病类似，对心力衰竭（缺血性或非缺血性）患者进行 VAs 的风险分层以及 SCD 评估，LVEF 仍然是最有价值的指标。除此之外，静息心电图 QRS 波时限>140 毫秒也是使用药物治疗的心衰患者发生 SCD 的独立预测因素。

3. 先天性心脏病的心律失常风险评估　在先天性心脏病（尤其是法洛四联症）患者中，VAs 较常见，但多为无症状的 PVCs 或 NSVT，整体而言，SCD 发生率不高（但仍然高于正常人群）；若发生持续性 VT，患者发生 SCD 的风险则升高。先天性心脏病患者可进一步分为儿童年龄组和成人先天性缺损组。对于儿童而言，致命性心律失常较少见，室性心律失常发生危险因素包括心室负荷、外科瘢痕和补片、传导障碍、心室功能障碍和既往心脏传导障碍等。在成年先天性心脏病患者中，接受手术治疗时年龄大、血流动力学状态差和 QRS 延长是 VT 最常见的危险因素，且 VT 主要发生在法洛四联症和左心室流出道缺损矫正术后。在法洛四联症患者中，残留的血流动力学损害和心室功能不全是 VT 和 SCD 发生最重要的危险因素。此外，频发的室性期前收缩、QRS 波宽度>180 毫秒、姑息性体肺分流、晕厥、房性心动过速、LVEF 降低、右心室扩大、严重的肺动脉狭窄或反流是法洛四联症患者发生持续性 VT 的危险因素。对于这类具有高危临床特征和频发室性心律失常的患者，可考虑采用电生理检查评估其 VT/VF 风险。

4. 遗传性离子通道病　遗传性离子通道病主要包括 Brugada 综合征（Brugada syndrome，BrS）、早复极综合征（early repolarization syndrome，ERS）、长 QT 综合征、短 QT 综合征及 CPVT，此类患者一般不存在可检出的心脏器质性病变，但发生 VAs 的风险较高，尤其是对于出现晕厥、心搏骤停等临床症状的患者。出现症状的患者发生室性心律失常的风险最高，而出现心律失常性晕厥是其发生 SCD 的前哨信号，经历心搏骤停复苏后，患者则是 SCD 的高危人群。虽然这一类疾病与遗传相关，但具体的遗传检测、基因型对诊断只能起到提示性作用，对风险评估的意义也有限。

BrS 主要特征为在无明显器质性心脏病的情况下，心电图右胸（$V_1 \sim V_3$）导联 J 点抬高，伴 ST 段穹窿样抬高，可能发生多形性 VT/VF，引起晕厥乃至 SCD，是一种常染色体显性遗传病。并非所有的 BrS 患者都容易发生心律失常。对 Brugada 心电图表型的患者进行危险分层有助于筛选高危人群，从而选择合适的治疗方案。临床症状是最重要的危险分层因素。其中，有心搏骤停病史的患者风险高，再发室颤的概率大；晕厥患者风险中等，而无症状患者危险性低；自发性 1 型 Brugada 心电图改变是心律失常事件的独立危险因素，患者心律失常事件发生的风险高于后者；与 BrS 患者的危险程度相关的心电图指标还包括：①碎裂 QRS 波；②同时出现 1 型 Brugada 波和下侧壁导联 ERS；③显著的 J 波或 ST 段抬高且具有动态改变（图 2）。

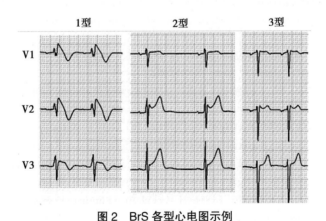

图2　BrS 各型心电图示例

LQTS 是一类因编码细胞膜离子通道的基因发生突变而导致患者心肌细胞复极时间明显延长、在心电图上表现为 QT 间期延长，易诱发 TdP 等恶性室性心律失常，增加患者心源性猝死的风险，是最常见的遗传性心律失常长 QT 综合征高危因素包括 QTc>500 毫秒（若 QTc>600 毫秒则为极高危）、年龄<40 岁、首次症状发作<40 岁以及存在 SCA 或反复晕厥

史。此外,如果患者心电图表现出明显的 T 波电交替,也提示猝死高风险。与之对应的,QT 间期正常的患者相对风险较低。β 受体阻滞剂治疗后仍反复晕厥的长 QT 综合征患者,发生 SCA 或 ICD 电除颤风险高,应进一步强化治疗。特殊基因类型如 Jervell-Lange-Nielsen 综合征及 Timothy 综合征恶性程度较高,早期即可出现严重心律失常事件,并对药物治疗反应较差。

　　CPVT 主要见于儿童和青少年,通常在 10 岁之前发病,是一种对儿茶酚胺刺激敏感的遗传性心律失常综合征,特征为肾上腺素能刺激诱导(如体力活动和 / 或情绪激动等)的双向性或多形性 VT,发作时表现为晕厥,甚至 SCD。患者不发作时心电图基本正常,心脏影像检查也无结构异常,误诊和漏诊率均较高。尚无 CPVT 的危险分层标准,提示心律失常事件危险性增高的情况包括:既往 SCD 发作史;起病年龄小(年龄越小,预后越差);合并神经系统表现患者;*CASQ2* 纯合子突变患者等。治疗以 β 受体阻滞剂和 Ⅰ C 类抗心律失常药物普罗帕酮,必要时结合交感神经结切除或 ICD 植入治疗。

(李槟汛　鄢 杰　吴 林)

参考文献

[1] JACKSON L R 2nd, RATHAKRISHNAN B, CAMPBELL K, et al. Sinus Node Dysfunction and Atrial Fibrillation: A Reversible Phenomenon？[J]. Pacing Clin Electrophysiol, 2017, 40 (4): 442-450.

[2] KUSUMOTO F M, SCHOENFELD M H, BARRETT C, et al. 2018 ACC/AHA/HRS Guideline on the Evaluation and Management of Patients With Bradycardia and Cardiac Conduction Delay: A Report of the American College of Cardiology/American Heart Association Task Force on Clinical Practice Guidelines and the Heart Rhythm Society [J]. Circulation, 2019, 140: e382-e482.

[3] ARNAR D O, MAIRESSE G H, BORIANI G, et al. Management of asymptomatic arrhythmias: a European Heart Rhythm Association (EHRA) consensus document, endorsed by the Heart Failure Association (HFA), Heart Rhythm Society (HRS), Asia Pacific Heart Rhythm Society (APHRS), Cardiac Arrhythmia Society of Southern Africa (CASSA), and Latin America Heart Rhythm Society (LAHRS) [J]. Europace, 2019: euz046.

[4] ZHOU Z, HU D. An epidemiological study on the prevalence of atrial fibrillation in the Chinese population of mainland China [J]. J Epidemiol, 2008, 18: 209-216.

[5] 黄从新, 张澍, 黄德嘉, 等. 心房颤动: 目前的认识和治疗建议 (2018)[J]. 中华心律失常学杂志, 2018, 22 (4): 279-346.

[6] NIELSEN J C, LIN Y J, DE OLIVEIRA FIGUEIREDO M J, et al. European Heart Rhythm Association (EHRA)/Heart Rhythm Society (HRS)/Asia Pacific Heart Rhythm Society (APHRS)/Latin American Heart Rhythm Society (LAHRS) expert consensus on risk assessment in cardiac arrhythmias: use the right tool for the right outcome, in the right population [J]. J Arrhythm, 2020, 36 (4): 553-607.

[7] ENRIQUEZ A, ANTZELEVITCH C, BISMAH V, et al. Atrial fibrillation in inherited cardiac channelopathies: From mechanisms to management [J]. Heart Rhythm, 2016, 13: 1878-1884.

[8] HINDRICKS G, POTPARA T, DAGRES N, et al. 2020 ESC Guidelines for the diagnosis and management of atrial fibrillation developed in collaboration with the European Association for Cardio-Thoracic Surgery (EACTS): The Task Force for the diagnosis and management of atrial fibrillation of the European Society of Cardiology (ESC) Developed with the special contribution of the European Heart Rhythm Association (EHRA) of the ESC [J]. Eur Heart J, 2021, 42: 373-498.

［9］ CALKINS H. The 2019 ESC Guidelines for the Management of Patients with Supraventricular Tachycardia [J]. Eur Heart J, 2019, 40: 3812-3813.

［10］ HUA W, ZHANG L F, WU Y F, et al. Incidence of sudden cardiac death in China: analysis of 4 regional populations [J]. J Am Coll Cardiol, 2009, 54: 1110-1118.

［11］ GORENEK B, FISHER J D, KUDAIBERDIEVA G, et al. Premature ventricular complexes: diagnostic and therapeutic considerations in clinical practice: A state-of-the-art review by the American College of Cardiology Electrophysiology Council [J]. J Interv Card Electrophysiol, 2020, 57 (1): 5-26.

［12］ Cardiac Arrhythmia Suppression Trial (CAST) Investigators. Preliminary report: effect of encainide and flecainide on mortality in a randomized trial of arrhythmia suppression after myocardial infarction [J]. N Engl J Med, 1989, 321 (6): 406-412.

［13］ MARCUS G M. Evaluation and Management of Premature Ventricular Complexes [J]. Circulation, 2020, 141: 1404-1418.

［14］ PEDERSEN C T, KAY G N, KALMAN J, et al. EHRA/HRS/APHRS expert consensus on ventricular arrhythmias [J]. Heart Rhythm, 2014, 11: e166-e196.

［15］ 中华医学会心电生理和起搏分会. 2020 室性心律失常中国专家共识 (2016 共识升级版)[J]. 中国心脏起搏与心电生理杂志 , 2020, 34: 189-253.

［16］ VEST R N 3rd, GOLD M R. Risk stratification of ventricular arrhythmias in patients with systolic heart failure [J]. Curr Opin Cardiol, 2010, 25 (3): 268-275.

［17］ 中华心血管病杂志编辑委员会心律失常循证工作组 . 遗传性原发性心律失常综合征诊断与治疗中国专家共识 [J]. 中华心血管病杂志 , 2015, 43: 5-21.

遗传心律失常——从基础到临床

遗传性心律失常是一组以心脏电紊乱为特征,高发心脏猝死而心脏结构正常的临床综合征。临床诊断困难,治疗棘手,猝死预警参数有限。随着高通量测序技术和分子遗传学研究的高速发展以及与生物信息技术的有效结合,越来越多的与遗传性心律失常相关的致病基因被发现及功能解析。最常见的遗传亚型的基因型 - 表型关系被确定、表型的遗传和非遗传修饰因子被识别、风险分层算法的优化以及基因特异性治疗的领域均取得了突破。目前,基因检测技术在部分遗传性心律失常疾病中可指导治疗和预后评估。尽管如此,很多病例仍然存在基因型难以明确的状况,究竟是何种因素决定了疾病表现度的巨大差异仍不清楚。即使在一个家庭中,相同的突变也会在一些携带者中导致恶性心律失常,而在其他携带者中却无相关表型。因此,建立专业的多学科团队对因遗传性心律失常所致的猝死和心搏骤停患者及其家属进行调查评估同样重要。通过相关的调查评估,临床医生可以采取相应措施,使患者亲属发生不良心脏事件的可能性降至最低。为此,就目前的进展,对遗传性心律失常的基础研究现状、瓶颈及临床应用进行全面性温习和总结,将为临床医生和基础研究者提供重要的借鉴作用。本文将遗传性心律失常分为快、慢两型进行阐述,遗传性快速型心律失常主要包括长 QT 综合征、Brugada 综合征、短 QT 综合征及儿茶酚胺敏感性多形性室速;遗传性缓慢型心律失常主要包括窦房结功能障碍和房室传导阻滞等。

一、遗传性快速型心律失常

(一) 长 QT 综合征

1. 定义和流行病学　遗传性长 QT 综合征(long QT syndrome,LQTS)是一类常染色体遗传性心脏病,临床上以反复发作晕厥,甚至心搏骤停或心脏性猝死(sudden cardiac death,SCD)为特征,部分患者伴有先天性耳聋。心电图特征表现为 QTc 间期延长和致死性心律失常的发生,易导致晕厥和猝死,各年龄段均可发病。未经治疗的 LQTS 患者,每年 SCD 的发生率为 0.33%~0.9%,而晕厥的年发生率为 5%。国内研究结果显示,LQTS 发病特点无地域性差别,女性多见,从婴幼儿至老年均可发病,但以年轻人为主。值得注意的是,LQTS 和癫痫存在重叠表型。

2. 基因学和机制　LQTS 是由编码心脏离子通道及相关调节蛋白的基因突变所致。迄今为止,已经发现至少 20 个致病基因。最常见的 LQTS 致病基因包括 *KCNQ1*(LQT1)、*KCNH2*(LQT2) 和 *SCN5A*(LQT3),占 LQTS 患者的 75%~90%。国人 LQTS 研究的数据表明,3 个主要亚型中 2 型最常见。Jervell-Lange-Nielson 综合征(JLNS)是由来自父母双方 *KCNQ1* 基因的纯合子或复合杂合子突变导致的一种隐性遗传的 LQTS,临床表型更严重且伴耳聋。

LQTS 是遗传性心律失常中基因分型最为明确的类型,基因型已用于指导临床诊断和治疗。根据基因型和临床表型分析,不同 LQTS 亚型临床亚型具有差异。LQT1 和 LQT2 分别为编码慢和快的延迟整流电流 I_{Ks} 和 I_{Kr} 的钾通道基因 *KCNQ1* 和 *KCNH2* 的功能丧失型突变所致,LQT3 是由于编码心脏快钠电流(I_{Na})的 *SCN5A* 基因功能获得型突变,引起晚钠电流的振幅增加,从而导致动作电位的延长。尽管目前二代测序技术已应用于临床,但在表型明确的 LQTS 患者中发现潜在致病变异的比例为 75%~80%。仍有 25%~30% 的病例基因型难以明确。最近的数据显示,在基因型阴性的患者中有复杂的多基因参与调节的证据。在同一家族中,保护或有害作用等位基因的存在,分别可能加重或缓解 QTc 间期延长的效应,从而导致表现度各异。

LQTS 患者 QT 间期延长、尖端扭转 TdP 发生的电生理发病机制主要有 3 种学说:①复极离散学说(系由于心肌不同部位的复极不一致所致);②心脏交感神经支配不平衡学说;③后除极假说。此外,蛋白转运障碍在 LQTS 发病中起着重要的作用,如 LQT1、2、5、7、11 和 13 型的相关突变存在此类蛋白转运缺陷。如何挽救蛋白转运缺陷,成为此类病患靶向治疗的研究热点。

3. 临床表现和诊断　在 LQT1 患者中,心律失常的发病年龄通常较早,尤其是男性,而大多数 LQT2 和 LQT3 患者在青春期前、后出现首发症状。此外,这三种亚型的心电图 ST-T 的形态具有各自特征。此外,每种基因型也有特定的心律失常事件的触发因素。运动和游泳,是 LQT1 心律失常事件的最重要触发因素;而突然唤醒,听觉刺激是 LQT2 的主要原因;LQT3 中的事件容易在休息或睡眠中发生。

LQTS 诊断建议标准为,在排除获得性 QT 间期延长因素后,具备以下 1 种或 1 种以上条件可诊 LQTS:①多次 12 导联心电图的 QTc ≥ 480 毫秒或 LQTS 危险评分>3 分;②明确的致病性基因突变;③患者出现无法解释的晕厥,不存在获得性 QT 间期延长的因素,重复 12 导联心电图的 QTc ≥ 470 毫秒(男性)或 QTc ≥ 480 毫秒(女性)可诊断 LQTS。对于静息状态 QTc 正常临界的可疑 LQTS 患者,运动后恢复期第 4 分钟的 QTc ≥ 445 毫秒对诊断 LQTS 具有较高的敏感性。按照 Schwartz 评分,若 QTc ≥ 3.5 分,表示患 LQTS 的概率高。部分具有致病变异的个体常常表现为 QTc 正常,这表明单凭借 QTc 间期难以判别。基于大量 LQTS 患者及其家庭成员的心电图资料分析,有学者们开发了一个在线计算器(https://www.qtcalculator.org),根据计算的 QTc 来估算 LQTS 患病的可能性。近年来,学者们已经开发了包括使用人工智能来评估 LQTS 心电图的更可靠的辅助诊断工具。

4. 治疗和调查评估　β 受体阻滞剂是目前 LQTS 的一线治疗药物。LQT3 患者则对晚钠通道阻滞剂最敏感。由于基因型特异性特征会影响预后和治疗,基因检测已成为 LQTS 患者诊断和治疗中不可缺少的一部分。非选择性 β 受体阻滞剂纳多洛尔和普萘洛尔是最有效的药物,普萘洛尔可以通过阻断晚钠内流在一定程度上降低 QTc 间期。在有症状患者中,美托洛尔和阿替洛尔效果较差,应该避免。目前认为有症状的患者都应该接受治疗,但对无症状个体是否需要积极治疗目前还不是很确定。

左心交感神经去除术(LCSD)对 LQT1 患者特别有效,LQT2、LQT3、基因型未明确的 LQTS 和多重突变(如复合杂合子)患者也可能有良好效果。植入式埋藏式心脏复律除颤器(ICD)适用于在应用 β 受体阻滞剂和 / 或 LCSD 仍出现恶性心律失常事件,或预期心律失常事件高风险的患者。起搏治疗尚未在 LQTS 患者中广泛应用,但可能对 LQT2 患者有益。在 LQT3 中,QTc 延长在心率慢时特别明显,因此起搏治疗可能带来获益。此外,在罕见但严重的 Jervell-Lange-Nielsen 型 LQTS 中,较高的心房起搏频率(>100 次 /min)在年轻患者中已被证实非常有效。

需要注意,LQTS 患者晕厥可能是血管迷走性晕厥、药物依从性差或合并用药所致心律失常相关晕厥。综合基因型、QTc、药物依从性,进行治疗方案的调整或强化尤为重要。

由 LQTS 分型来决定其他药物使用。美西律、雷诺嗪和氟卡尼能缩短 LQT3 患者 QTc 和减少心脏事件再发，美西律可应用于反复 ICD 放电的 LQTS 患者。近年来，针对特定人群的新药物已经出现。在 KCNH2 蛋白转运缺陷的患者中，影响突变蛋白产物在细胞内转运的药物 lumacaftor 已被证明可以显著缩短 QTc。在所有 LQTS 患者中，需要注意避免使用降低复极储备的药物，以便预防恶性心律失常发生。另外，还需要避免电解质紊乱，尤其是低钾血症。QTc 间期延长，可能通过药物、低钾血症和引起 LQTS 的突变共同作用而加重。

根据《单基因遗传性心血管疾病基因诊断指南》的推荐意见，强调了基因检测的作用，基因检测出携带 ≥2 个致病基因突变的 LQTS 患者或先天耳聋的 Jervell Lange Nielsen 综合征患者 SCD 风险高，可积极考虑预防性植入 ICD（Ⅰ,B）。根据最新专家共识，调查评估应关注先证者年龄，LQTS 多发于年轻人。劳力期间的死亡可能指向 LQT1。死者在死亡前 24~48 小时的健康状况和药物使用情况，如使用了抑制离子通道功能的药物可加重 LQTS，一些 LQTS 亚型和幼儿患者可能被误诊为热性惊厥。患者存在发育迟缓或癫痫发作，可能与 LQTS 相关。当患者发生 SCD 后，应对死者的血液或组织进行一系列相关的心律失常综合征进行基因检测。如果没有对死者的具体诊断，对一级亲属（父母、兄弟姐妹和子女）的临床调查可以识别出具有相似症状或体征的人，尽管有时症状较轻。

（二）Brugada 综合征

1. 定义和流行病学　Brugada 综合征（Brugada syndrome,BrS）最早于 1992 年被报道，心脏结构正常患者右胸导联 ST 段穹窿形或马鞍形抬高，并伴有较高的 SCD 发生，占所有 SCD 的 4%~12%，占心脏结构正常患者 SCD 的 20%。该病是 40 岁以下男性死亡的主要原因，男女患病率为（8~10）∶1。在任何年龄，室颤（VF）发生的平均年龄为（41±15）岁，通常在休息或睡眠间发生。环境可能是 BrS 患者心律失常发生易感因素。

2. 基因学和机制　BrS 是一种常染色体显性遗传的家族性疾病。迄今为止，国际上已经发现 24 个基因超 300 个突变与 BrS 密切相关。在 20%~25% 的 BrS 患者中，可发现编码心脏钠通道的 SCN5A 基因突变功能丧失。尽管 BrS 的遗传学研究进展迅速，但临床上仍只有 30%~35% 的 BrS 患者被证实为由基因突变引起。因此，目前临床基因检测相关指导共识仅推荐 SCN5A。二代基因测序在有效的成本控制下，可对多个基因进行检测。目前研究发现除 SCN5A 外，与 BrS 相关的基因主要有以下几类：①编码心脏钠通道相关基因共 10 个，除 SCN1B、SCN2B、SCN3B、SCN10A 离子通道基因外，GPD1-L 变异可降低膜表达和内向钠电流；RANGRF 可削弱 Nav1.5 膜向运输，导致 I_{Na} 减少；存在于 T 小管和肌质网的肌膜相关蛋白（SLAMP）基因变异，可影响 Nav1.5 的胞内转运；FGF12、PKP2 基因变异通过减少 I_{Na} 致 BrS。②编码心脏钾通道相关基因共 7 个，除 KCNE3、KCNJ8、KCND3、KCNE5、HCN4 离子通道基因外，信号素 3A（SEMA3A）基因变异通过干扰 SEMA3A 活性，进而抑制 Kv4.3 通道蛋白活性，致钾电流显著增加；SUR2A 由亚家族 C 成员 9（ABCC9）基因的 ATP 结合盒编码，其功能获得性突变诱导 ATP 敏感性钾通道改变，当与 SCN5A 功能丧失变异并存时，可导致严重性 BrS 表型。③编码心脏钙通道相关基因 4 个，除 CACNA1C、CNCNB2B、CACNA2D1 钙通道基因功能缺陷外，受体电位阳离子通道亚家族 M 成员 4（TRPM4）基因（钙激活非选择性阳离子通道）变异，可导致传导阻滞，因此，抑制或促进 TRPM4 通道功能可能会降低钠通道活性进而导致 BrS。

3. 临床特征和诊断　识别 Brugada 心电图类型和 SCD 的几个触发因素，如发热、电解质紊乱、Ⅰ类抗心律失常药物和一些其他非心脏药物,对于预防 BrS 患者的心律失常具有重要意义。研究发现,以下 12 种 ECG 体征可被确定为 BrS 患者的高危标志物:1 型 Brugada 心电图定位、一度 AVB、AF、碎裂 QRS、QRS 持续时间>120 毫秒,aVR 导联的 R 波>0.3mV,L1 的 S 波(≥40 毫秒,幅度 ≥0.1mV,面积 ≥1mm^2),下外侧导联的早起复极 ER 表型,ST 段压低,T 波电交替 TWA,复极离散度和 Tzou 标准(表1)。既往认为心搏骤停、晕厥等可作为恶性心律失常事件的预测因素,但无症状 BrS 患者的危险分层一直存在争议。可诱发的室性心律失常(ventricular arrhythmias,VAs)、自发Ⅰ型 BrS 心电图和窦房结功能障碍被认为是无症状 BrS 患者发生心律失常事件的危险因素。一项荟萃分析显示,在电生理检查有自发诊断心电图类型或诱发 VAs 的无症状患者发生心脏事件的风险增加。有症状存在,如晕厥病史、基线时自发的Ⅰ型 BrS 心电图和男性被证明与随访中心脏事件的发生有关。自发性Ⅰ型心电图已被确认为 VAs 的独立预测因子,男性是预后不佳的独立预测因素。在有心搏骤停或晕厥病史的 BrS 患者中,心室程序性刺激(VPS)诱导 VAs 的预测能力最强,但仍未达成共识。

表 1　BrS 患者高危心电图体征

BrS 心电图标志	具体表现
Ⅰ型 BrS 心电图	≥1 个右胸导联(V$_1$~V$_3$)ST 段抬高 ≥2mm,伴随 T 波倒置
一度房室传导阻滞	BrS 中 PR 间期延长与 SCN5A 基因突变及钠离子通道功能障碍相关
心房颤动	BrS 患者发生阵发性房颤较自发性房颤常见
破碎 QRS 波群(fQRS)	QRS 波群内的异常碎裂,R 波和 S 波存在多个切迹或存在超过 1 个 R' 波,fQRS 可能标志着 BrS 患者心脏结构改变及动作电位通过心肌的不均匀传导
QRS 时限	QRS ≥120 毫秒的 BrS 患者预后较差
aVR 导联 R 波	aVR 导联中 R 波 ≥0.3mV 或 R/q 比 ≥0.75
L1 导联 S 波	L1 导联 S 波 ≥40 毫秒,幅度 ≥0.1mV,面积 ≥1mm^2
下外侧导联早期复极	至少 2 个连续的下导联或侧导联中,J 点升高高于基线 QRS 切迹至少 1mm
ST 段压低	具体机制尚不明确
T 波电交替	T 波形态及幅度逐搏变化
复极离散度	1)Tpeak-Tend(Tp-e)间隔,即 T 波峰值和结束之间的时间差 2)Tp-e 离散度 3)Tp-e 最大值 4)Tp-e/QT 比值 5)QTc 延长和 QT 离散度
Tzou 标准	1)V1 R>0.15mV 2)V6 S>0.15mV 3)V6 S:R>0.2

近来一篇荟萃分析显示,BrS 患者家族成员 SCD 发生年龄或可预测 BrS 患者发生主要心律失常事件(MAE)的风险。对 BrS 患者而言,当其家族中有<40 岁成员发生 SCD 时,BrS 患者发生 MAE 的风险增加。

由于 BrS 的表型差异大,因此"重叠综合征"给临床医生诊断 BrS 及风险预测带来极大的挑战。早期复极综合征(early repolarization syndrome,ERS)的分子机制、心电图表型(异常 J 波)均与 BrS 相似,而 J 波综合征与 ERS 和 BrS 是不同的疾病还是同一种疾病不同表型,至今尚未有定论。进行性心脏传导疾病在 BrS 家族中并不罕见。房颤(AF)是 BrS 患者中最常见的房性心律失常,有 15%~20% 的 BrS 患者出现室上性心律失常。

符合下列心电图特征者可诊断为 BrS,位于第 2、第 3 肋间或第 4 肋间的右胸 V_1 和 / 或 V_1 导联,至少有 1 个右胸导联记录到自发或由钠通道阻滞剂(如氟卡尼或普罗帕酮)诱发的 Ⅰ 型 Brugada 心电图改变,即 ST 段抬高 ≥2mm,伴有室颤、多形性室速或有 SCD 家族史。

对于疑诊 BrS 的患者,钠通道阻滞剂药物激发试验有助于确诊。出现 VA、QRS 波显著变宽或 Ⅰ 型 Brugada 心电图是终止药物激发试验的指征。在第 2 和第 3 肋间心电图电极定位,可提高 Ⅰ 型 Brugada 心电图检出率。有 BrS 家族史的无症状患者行药物激发试验有助于诊断评估,对于存在 Ⅰ 型 Brugada 心电图的无症状患者,药物激发试验不能提供额外诊断价值。BrS 表型阳性患者基因检测阳性率为 20%~30%,其中 SCN5A 变异占大多数。基因检测阴性并不能排除 BrS,诊断通常需要基于 ECG 和临床特征。危险分层基于症状和临床表型,基因型不能指导 BrS 危险分层,发现致病基因突变有助于筛查家族成员,及早调整生活方式及采取治疗。

4. 治疗和调查评估 目前基因筛查的结果并不影响治疗,也没有基于基因分析的预后价值。有症状的 BrS 患者、心搏骤停幸存者、有不明晕厥 / 癫痫病史的患者或在睡眠中观察到呼吸迟缓的患者 VF 反复发作的风险很高。ICD 被明确推荐为预防这些高危患者 SCD 的一线治疗。因 ICD 治疗不当、囊袋感染、导线折断等问题,目前的指南不推荐对无症状患者进行 ICD 治疗。家族成员患 BrS 或 SCA 阳性,不是 BrS 心脏事件的显著预测因子。已证实 ICD 植入能够降低有症状性 BrS 患者的死亡率。对于无症状自发性 Ⅰ 型 Brugada 心电图患者,程序性刺激能否指导危险分层,一直是争论的焦点。一些专家结合程序性刺激的结果来综合评估决策 ICD 植入。对于有症状的 BrS 患者,程序性刺激不能提供额外 ICD 植入的决策价值。

奎尼丁是唯一被发现在预防 VF 复发方面有效的抗心律失常药物,然而,不易购买、不良反应和患者依从性差影响了大多数患者的长期使用。消融 BrS 基质是在过去 10 年中用于治疗 VF 风暴和有症状的 BrS 患者的新方法。最近发现右室心外膜,尤其是右室流出道(RVOT)是 BrS 主要的致心律失常基质部位。在 RVOT/RV 心外膜的纤维化区进行射频消融时,Brugada 心电图模式恢复正常并有效地防止了自发性 VF 的复发和程序性电刺激诱发的 VF。除了 RVOT 基质外,通常在右室下壁和靠近三尖瓣环的右室下外侧区域存在基质。

此外,应避免 VF 和 SCA 的触发因素包括某些精神疾病药物、麻醉剂、可卡因、过量饮酒和发热,预防猝死发生。

基因检测可协助诊断临床可疑病例,但其本身不能诊断 BrS(Ⅱa,C);检测结果不影响 BrS 的治疗(Ⅲ,C),临床诊断的患者无论基因检测结果如何均应给予预防性治疗。

根据最新专家共识,调查评估需关注死者在死亡前 24~48 小时的健康状况,如是否有发热,以及使用抑制离子通道功能的药物。当患者发生 SCD 后,应对死者的血液或组织进行一系列相关的心律失常综合征进行基因检测。如果没有对死者的具体诊断,对一级亲属(父母、兄弟姐妹和子女)的临床调查可以识别出具有相似症状或体征的人,尽管有时症状较轻。

(三) 短 QT 综合征

1. 定义和流行病学 短 QT 综合征(short QT syndrome,SQTS)是一种以心电图 QT

间期缩短、伴有恶性心律失常为特征的遗传性心脏电紊乱疾病。SQTS 发病率成年人为 0.02%~0.1%，儿童约 0.05%，男性较多见。由于 SQTS 患者报道病例数有限，目前其确切的流行病学数据未能确定。

2. 基因学和机制　SQTS 是一种具有常染色体显性遗传和高外显率的离子通道病，具有遗传异质性。目前已发现 7 个相关的致病基因，包括 3 个编码钾通道的基因（*KCNH2*、*KCNQ1*、*KCNJ2*）、3 个编码钙通道的基因（*CACNA1C*、*CACNB2b*、*CACNA2D1*）及 1 个编码 Cl^-/HCO_3^- 交换体的 *SLC4A3* 基因。由于研究报道不多，遗传学检查的阳性率低于 20%。我国有关 SQTS 的病例报道多为散发，致病基因主要是 *KCNH2* 和 *KCNQ1* 基因。上述基因突变导致相关钾通道功能加大（I_{Kr}、I_{Ks}、I_{K1}）和 I_{CaL} 功能丢失，使净外向增加或内向电流减少，导致复极加速和动作电位时限缩短。由于心内外膜动作电位时限离散度增加，心电图表现出内外膜复极不均一性增加，这种跨膜复极离散度增加导致的功能性折返，早期后除极及交感神经活动增强等是 SQTS 患者发生 AF 和室速/室颤的主要机制。

3. 临床表现和诊断　SQTS 临床表现具有多样性和多变性，可以从无症状到心悸、AF、晕厥及 SCD。SCD 是 SQTS 最严重临床表现，发生率较高（约 40%），可以出现在 SQTS 的各个年龄段，包括婴儿，因此 SQTS 也是临床上新生儿猝死综合征的原因之一。临床上以 AF 为首发症状患者，应当警惕 SQTS 存在。

SQTS 诊断建议如下：① QTc ≤ 340 毫秒，可诊断为 SQTS。② QTc ≤ 360 毫秒伴有以下至少一个条件，可诊断为 SQTS：存在致病基因突变；有 SQTS 家族史；有年龄 <40 岁猝死的家族史；发生在无心脏病的 VT/VF 幸存者。诊断时应明确排除导致 QT 间期缩短的继发性因素，如高热、高钾血症、高钙血症、酸中毒、交感神经兴奋、洋地黄类药物中毒等因素。

4. 治疗　在 SQTS 患者中，致命性心律失常与 SCD 风险增加有关。指南推荐使用 ICD 作为有症状的 SQTS 患者首选治疗。临床表现、电生理检查阳性、家族史或基因检测阳性可作为支持 ICD 植入的证据。对于年轻患者（儿童）、拒绝或禁忌行 ICD 植入术的患者，药物治疗可作为 ICD 植入术的替代方法，并可预防症状性 AF。奎尼丁被认为是治疗 SQTS 患者最有效的药物。ESC 2015 指南指出，索他洛尔或奎尼丁对符合 ICD 植入适应证但有禁忌证或拒绝植入的 SQTS 患者、无症状的 SQTS 患者以及有 SCD 家族史的患者均推荐使用。另外，口服异丙吡胺可作为奎尼丁以外的替代疗法。研究表明，应用奎尼丁、阿玛林、伊伐布雷定和美西律时可使 SQT1 患者的 hiPSC-CM 窗电流降低并减缓失活，这可能为 hERG 通道突变 SQT1 患者的治疗提供参考。

根据基因诊断指南的推荐意见：基因检测确诊 SQTS 的患者考虑使用奎尼丁，尤其是 SQTS1 型患者（Ⅱb，C）。可考虑将索他洛尔用于 SQTS1 以外的其他类型 SQTS 患者（Ⅱb，C）。

（四）儿茶酚胺敏感性多形性室速

1. 定义和流行病学　儿茶酚胺敏感型多形性室速（catecholaminergic polymorphic ventricular tachycardia，CPVT）是一种个体对儿茶酚胺敏感的遗传性心律失常综合征，特征为肾上腺素诱导的双向性或多形性室速。患者常表现为运动或情绪激动时出现晕厥、SCA 和 SCD，好发于年轻人。CPVT 的患病率目前不确切。国外文献报道 CPVT 发病率为 1/1 万，有显著家族聚集性患病倾向。CPVT 患者静息心电图常正常，心脏影像学检查亦无显著特征，导致其患病率难以评估。我国有散在 CPVT 患者的文献报道，多数为儿科病例。

2. 基因学和机制　CPVT 两种主要的致病基因为呈常染色体显性遗传的 *RyR2* 基因和隐性遗传的 *CASQ2* 基因，分别引起 CPVT1（55%~65%）和 CPVT2（2%）。*CASQ2* 纯合子突变和伴随神经发育问题的 *RyR2* 突变引起的 CPVT 恶性程度高,SCD 高风险。然而两者仅能解释约 60% 的 CPVT 患者,说明其他致病基因突变的存在。*KCNJ2* 基因突变可产生肾上腺素依赖的双向性心动过速,从而产生 CPVT 表型。除了 *RyR2* 基因和 *CASQ2* 基因,还发现 *TECRL*、*ANK2*、*TRDN* 和 *CALM1* 基因突变可能与 CPVT 有关。目前认为 CPVT 主要电生理发病机制为心肌细胞钙转异常,舒张期出现明显钙释放,产生延迟后除极和触发活动。

3. 临床表现和诊断　典型的双向性室速对诊断 CPVT 有很高的特异性;更常见的是慢频率依赖性单向性和多形性(双向)异位心律,并在恢复过程中消失。运动触发房性心动过速(房速),特别是多源性房速,需要警惕引起 CPVT 的可能。CPVT 或许并不局限于儿茶酚胺引起的异常室性心律失常,心动过缓、房性心律失常、神经发育或结构性心脏异常也可能是部分临床特征。符合以下任意一项条件者可诊断 CPVT:① 年龄<40 岁,心脏结构和静息心电图无异常,不能用其他原因解释的由运动、情绪激动或儿茶酚胺诱发的双向室速或多形性室速;② 携带 *RyR2* 或 *CASQ2* 基因的致病性突变。Andersen-Tawil 综合征是一种由 *KCNJ2* 基因的常染色体显性突变引起的通道病,其特征也是双向室性心动过速,其表型与 CPVT 有重叠,注意仔细鉴别。

4. 治疗和评估　由于 CPVT 患者发生致命性心脏事件的高风险,已推荐对所有患者和基因阳性亲属使用 β 受体阻滞剂进行治疗。目前 β 受体阻滞剂类型的选择还不十分明确,尽管一些证据表明纳多洛尔优于其他 β 受体阻滞剂。在 CPVT 初步诊断之前出现心搏骤停的患者,不再被认为是 ICD 植入的适应证。目前的指南指出,尽管进行了最佳的药物治疗和 / 或 LCSD,但只有在心搏骤停、反复晕厥或儿茶酚胺诱发的双向室速之后,才建议对 CPVT 患者进行 ICD 植入。包括多源性房速在内的房性心律失常仍然是 CPVT 患者的另一个未解决的问题,发病率高达 20%。氟卡尼似乎可以降低部分患者房性心律失常的发生率,而消融治疗仍存在争议。

根据基因诊断指南的推荐意见:携带 *RyR2* 基因突变的患者发病较早、预后较差,氟卡尼可有效减少 *RyR2* 基因突变携带者室性心律失常事件发生(Ⅱa,C)。

根据最新专家共识,调查评估应关注先证者年龄,CPVT 多发于年轻人。劳力期间的死亡可能指向 CPVT。非心脏表现可能具有高度相关性,注意力缺陷障碍和智力障碍可能与 CPVT 相关。患者存在发育迟缓或癫痫发作可能与 CPVT 相关。当患者发生 SCD 后,应对死者的血液或组织进行一系列相关的心律失常综合征进行基因检测。如果没有对死者的具体诊断,对一级亲属(父母、兄弟姐妹和子女)的临床调查可以识别出具有相似症状或体征的人,尽管有时症状较轻。

二、遗传性缓慢型心律失常

出现窦房结功能障碍和房室传导阻滞的年轻患者,不能忽略遗传因素,当家庭成员中出现类似病变时,应当尽快实施家庭筛查,对一级亲属成员完成心电图检查。

遗传性缓慢性心律失常是晕厥的常见原因,包括进行性房室传导阻滞(PCCD)和病态窦房结综合征(SSS)。大约 1/4 的 CPVT 患者同时合并窦性心动过缓。然而,劳累或情绪刺激下出现的晕厥通常由室性心动过速所致,与窦性心动过缓无关,需要鉴别。与遗传性心动过缓相关的离子通道基因突变较多。*SCN5A* 基因突变最常与 LQT3 和 BrS 相关,也曾报道与 PCCD 相关,这是同一个基因可引起不同的临床表型。

遗传性 SSS 可由 4 个明确致病基因 *SCN5A*、*HCN4*、*MYH6* 及 *GNB2* 引起,占整个疾病基因突变总数的 85%~90%。其他可能的致病基因包括 *ANK2*、*KCNQ1*、*CACNA1D*、*LMNA*、*CAV-3* 与 *PRKAG2*。指南建议,测序靶基因需要至少包含 *SCN5A*、*HCN4*、*MYH6* 与 *GNB2* 四个明确的致病基因(Ⅰ类推荐,证据水平 C)。如果筛查结果呈阴性,则可扩大筛查范围,进一步包含可能致病基因。

PCCD 发生率为 1/(15 000~20 000),由于母体存在抗体(抗 Ro/SSA 和抗 La/SSB),严重影响妊娠 18~24 周的胎儿传导系统发育。最常见于系统性红斑狼疮或者其他自身免疫性疾病。可通过胎儿心率监测诊断 PCCD 患儿。PCCD 常呈常染色体显性遗传。现已报道 6 个为明确致病基因。*SCN5A* 是第一个致病基因,已发现 30 余个突变位点,其所致的 PCCD 常与 BrS、SSS 等存在临床表型重叠。*LMNA* 基因突变可引起常染色体显性遗传的扩张型心肌病合并 PCCD。*TRPM4* 基因突变可导致孤立性 PCCD,而 *NKX2.5* 基因突变可引起合并先天性心脏病的 PCCD。

钾通道基因突变引起的 PCCD 与 LQTS 存在表型重叠。*PRKAG2* 基因突变患者常合并预激综合征和肥厚型心肌病。此外,Holt-Oram 综合征、扩张型心肌病、DES 相关肌病、肢带型肌营养不良、强直性肌营养不良等单基因遗传病,有时会表现为心脏传导疾病,为 PCCD 的拟表型疾病。指南建议:孤立性 PCCD 检测必须包括 *SCN5A*、*TRPM4*、*SCN1B* 基因,合并有扩张型心肌病的 PCCD 需检测 *LMNA* 基因,合并有先天性心脏病的 PCCD 需检测 *NKX2.5* 基因,合并结蛋白相关肌病的需检测 *DES* 基因(Ⅰ类推荐,C 级证据)。

PCCD 患者应该评估是否存在可逆性因素,包括药物使用情况,以及既往感染史,尤其是心肌炎或者其他毒素影响。建议 PCCD 患者进行 QT 间期风险分层,以评估心动过缓引起 QT 间期延长和 TDP 风险。

(申 阳 刘华龙 卓 雯 徐臻龑 洪 葵)

参考文献

[1] WILDE A A M, AMIN A S, POSTEMA P G. Diagnosis, management and therapeutic strategies for congenital long QT syndrome [J]. Heart, 2021: heartjnl-2020-318259.

[2] GAO Y, LIU W, LI C, et al. Common Genotypes of Long QT Syndrome in China and the Role of ECG Prediction [J]. Cardiology, 2016, 133 (2): 73-78.

[3] RIVAUD M R, JANSEN J A, POSTEMA P G, et al. A common co-morbidity modulates disease expression and treatment efficacy in inherited cardiac sodium channelopathy [J]. Eur Heart J, 2018, 39: 2898-2907.

[4] LAHROUCHI N, TADROS R, CROTTI L, et al. Transethnic genome-wide association study provides insights in the genetic architecture and heritability of long QT syndrome [J]. Circulation, 2020, 142: 324-338.

[5] LEE Y K, SALA L, MURA M, et al. MTMR4 SNVs modulate ion channel degradation and clinical severity in congenital long QT syndrome: insights in the mechanism of action of protective modifier genes [J]. Cardiovasc Res, 2021, 117: 767-779.

[6] 中华医学会心电生理和起搏分会, 中国医师协会心律学专业委员会 . 2020 室性心律失常中国专家共识解读 [J]. 中华心律失常学杂志 , 2020, 24 (4): 348-350.

[7] PRIORI S G, WILDE A A, HORIE M. HRS/EHRA/APHRS expert consensus statement on the diagnosis and management of patients with inherited primary arrhythmia syndromes [J]. Heart Rhythm, 2013, 10: 1932-1963.

[8] BOS J M, ATTIA Z I, ALBERT D E, et al. Use of artificial intelligence and deep neural networks in evaluation

of patients with Electrocardiographically concealed long QT syndrome from the surface 12-lead electrocardiogram [J]. JAMA Cardiol, 2021, 6 (5): 532-538.

［9］ CHOCKALINGAM P, CROTTI L, GIRARDENGO G, et al. Not all beta-blockers are equal in the management of long QT syndrome types 1 and 2: higher recurrence of events under metoprolol [J]. J Am Coll Cardiol, 2012, 60: 2092-2099.

［10］ FRÜH A, SIEM G, HOLMSTRÖM H, et al. The Jervell and Lange-Nielsen syndrome; atrial pacing combined with β-blocker therapy, a favorable approach in young high-risk patients with long QT syndrome？ [J]. Heart Rhythm, 2016, 13: 2186-2192.

［11］ 中华医学会心血管病学分会精准心血管病学学组，中国医疗保健国际交流促进会精准心血管病分会，中华心血管病杂志编辑委员会.单基因遗传性心血管疾病基因诊断指南 [J]. 中华心血管病杂志，2019, 47 (3): 175-196.

［12］ STILES M K, WILDE A A M, ABRAMS D J, et al. 2020 APHRS/HRS expert consensus statement on the investigation of decedents with sudden unexplained death and patients with sudden cardiac arrest, and of their families [J]. Heart Rhythm, 2021, 18 (1): e1-e50.

［13］ COPPOLA G, CORRADO E, CURNIS A, et al. Update on Brugada Syndrome 2019 [J]. Curr Probl Cardiol, 2021. 46 (3): 100454.

［14］ VITALI F, BRIEDA A, BALLA C, et al. Standard ECG in Brugada Syndrome as a Marker of Prognosis: From Risk Stratification to Pathophysiological Insights [J]. J Am Heart Assoc, 2021, 10 (10): e020767.

［15］ LETSAS K P, LIU T, SHAO Q, et al. Meta-analysis on risk stratification of asymptomatic individuals with the brugada phenotype [J]. Am J Cardiol, 2015, 116: 98-103.

［16］ RATTANAWONG P, KEWCHAROEN J, KANITSORAPHAN C, et al. Does the Age of Sudden Cardiac Death in Family Members Matter in Brugada Syndrome？ [J]. J Am Heart Assoc, 2021, 10 (11): e019788.

［17］ CHOKESUWATTANASKUL R, NADEMANEE K. Role of Catheter Ablation for Ventricular Arrhythmias in Brugada Syndrome [J]. Curr Cardiol Rep, 2021, 23 (5): 54.

［18］ NADEMANEE K, HAÏSSAGUERRE M, HOCINI M, et al. Mapping and ablation of ventricular fibrillation associated with early repolarization syndrome [J]. Circulation, 2019, 140 (18): 1477-1490.

［19］ PRIORI S G, BLOMSTROM-LUNDQVIST C, MAZZANTI A, et al. 2015 ESC Guidelines for the management of patients with ventricular arrhythmias and the prevention of sudden cardiac death: The Task Force for the Management of Patients with Ventricular Arrhythmias and the Prevention of Sudden Cardiac Death of the European Society of Cardiology (ESC). Endorsed by: Association for European Paediatric and Congenital Cardiology (AEPC)[J]. Eur Heart J, 2015, 36 (41): 2793-2867.

［20］ MILBERG P, TEGELKAMP R, OSADA N, et al. Reduction of dispersion of repolarization and prolongation of postrepolarization refractoriness explain the antiarrhythmic effects of quinidine in a model of short QT syndrome [J]. J Cardiovasc Electrophysiol, 2007, 18 (6): 658-664.

［21］ HUANG M, LIAO Z, LI X, et al. Effects of Antiarrhythmic Drugs on hERG Gating in Human-Induced Pluripotent Stem Cell-Derived Cardiomyocytes From a Patient With Short QT Syndrome Type 1 [J]. Front Pharmacol, 2021, 12: 675003.

［22］ PFLAUMER A, WILDE A A M, CHARAFEDDINE F, et al. 50 Years of Catecholaminergic Polymorphic Ventricular Tachycardia (CPVT)-Time to Explore the Dark Side of the Moon [J]. Heart Lung Circ, 2020, 29 (4): 520-528.

［23］ BARAJAS-MARTINEZ H, HU D, ONTIVEROS G, et al. Biophysical and molecular characterization of a novel de novo KCNJ2 mutation associated with Andersen-Tawil syndrome and catecholaminergic polymorphic ventricular tachycardia mimicry [J]. Circ Cardiovasc Genet, 2011, 4 (1): 51-57.

［24］ SUMITOMO N, SAKURADA H, TANIGUCHI K, et al. Association of atrial arrhythmia and sinus node dysfunction in patients with catecholaminergic polymorphic ventricular tachycardia [J]. Circ J, 2007, 71: 1606-1609.

［25］ PRIORI S G, WILDE A A, HORIE M, et al. HRS/EHRA/APHRS expert consensus statement on the diagnosis and management of patients with inherited primary arrhythmia syndromes: document endorsed by HRS, EHRA, and APHRS in May 2013 and by ACCF, AHA, PACES, and AEPC in June 2013 [J]. Heart Rhythm J, 2013, 10: 1932-1963.

［26］ ACKERMAN M J, PRIORI S G, DUBIN A M, et al. Beta-blocker therapy for long QT syndrome and cate-cholaminergic polymorphic ventricular tachycardia: Are all beta-blockers equivalent？ [J]. Heart Rhythm J, 2017, 14: e41-e44.

［27］ VAN DER WERF C, LIEVE K V, BOS J M, et al. Implantable cardioverter-defibrillators in previously undiagnosed patients with catecholaminergic polymorphic ventricular tachycardia resuscitated from sudden cardiac arrest [J]. Eur Heart J, 2019, 40 (35): 2953-2961.

［28］ KAWADA S, MORITA H, WATANABE A, et al. Radiofrequency catheter ablation for drug-refractory atrial tachyarrhythmias in a patient with catecholaminergic polymorphic ventricular tachycardia: A case report [J]. J Cardiol Cases, 2019, 19: 36-39.

［29］ BARUTEAU A E, PERRY J C, SANATANI S, et al. Evaluation and management of bradycardia in neonates and children [J]. Eur J Pediatr, 2016, 175 (2): 151-161.

［30］ BORDACHAR P, ZACHARY W, PLOUX S, et al. Pathophysiology, clinical course, and management of congenital complete atrioventricular block [J]. Heart Rhythm, 2013, 10 (5): 760-766.

室性心律失常导管消融新见解

室性心律失常的导管消融治疗是目前心血管领域的重点与难点。与心房颤动相比,我国室性心律失常的导管消融治疗仍处于初级阶段。因前者术式相对固定,疗效较为可靠,目前已基本在全国范围内推广普及。而室性心律失常的导管消融治疗,则需要术者对其心律失常机制有较为深入的理解,针对不同心律失常需采用不同的诊断及治疗策略,尽管多数中心能够独立完成流出道室早等特发性心律失常的治疗,复杂室性心律失常导管消融技术的开展仍不理想。笔者将结合本团队多年来的临床实践经验,借助本文就临床复杂心律失常导管消融治疗的一些见解与困惑进行分享,以期提高我国室性心律失常导管消融治疗的总体水平。

一、右心室调节束起源室性心律失常

无论是在宏观(心脏位置、肌束走行等)还是细微(心肌细胞连接方式)层面,心脏内的解剖结构在一定程度上决定了其相关的电生理特性。调节束是右心室内连接游离壁与间隔面的条索状肌性结构,右束支走行于其中。该结构与室性期前收缩(PVC)、室性心动过速(VT)以及 Mahaim 纤维介导的房室折返性心动过速等多种心律失常关系密切。它跨越心室腔连向游离壁的分支,在间隔侧与隔缘肉柱主体延续,而在游离壁侧插入点附近与前组乳头肌根部相连。作为悬于心室腔内的动态结构,既往单纯应用三维电解剖标测或 X 线的方法无法准确显示,其精确操作需要借助心腔内超声(ICE)。ICE 导管横置于右室流入道偏侧壁,可经调节束长轴扇面显示调节束全长,而将其置于室上嵴水平,则可显示调节束短轴扇面。由于导管在调节束上操作标测时与调节束短轴扇面平行,故通过该扇面可显示导管管身,从而作为调节束标测消融的指导扇面,长轴扇面用于辅助定位。

调节束走行全长跨越右心室腔,与心室壁只有游离壁侧和间隔侧两处连接,从电学上看,调节束起源的电激动也只能通过游离壁侧和间隔侧两个出口激动心室,因此,从理论上讲,无论 PVC/VT 起源于调节束何处,其体表 QRS 波形态只由这两处出口决定。既往美国宾夕法尼亚大学 Fermin Garcia 等曾定性描述了调节束-PVC/VT 体表 QRS 波的如下特点:① QRS 波窄,类本位曲折时间(IDT)短;②额面电轴指向左上方;③胸导联呈左束支阻滞图形,移行晚,故 V_5、V_6 导联 R 波低于窦性心律。

其中②③两条,即肢导联额面电轴和胸导联表现符合调节束游离壁出口表现,但同时调节束也存在间隔侧传导,使得两侧心室激动同步性增加,故调节束起源者 QRS 波和 IDT 明显较游离壁出口室壁起搏窄。

本团队对 11 例调节束起源室早患者进行了 6 个不同部位的起搏标测分析,包括游离壁侧心室壁(FW)、前组乳头肌体部、间隔侧心室壁(Sept),以及调节束上 3 部位(游离壁侧调节束-FW、体部调节束-body、间隔侧调节束-sept,图 1,彩图见二维码 8)。结果发现,调节束上 3 个部位起搏 QRS 波形态几乎相同,这也证实了无论在调节束上何处起搏,其 QRS 波均为两出口产生,起搏标测对于鉴别调节束上 PVC/VT 起源点的意义有限。

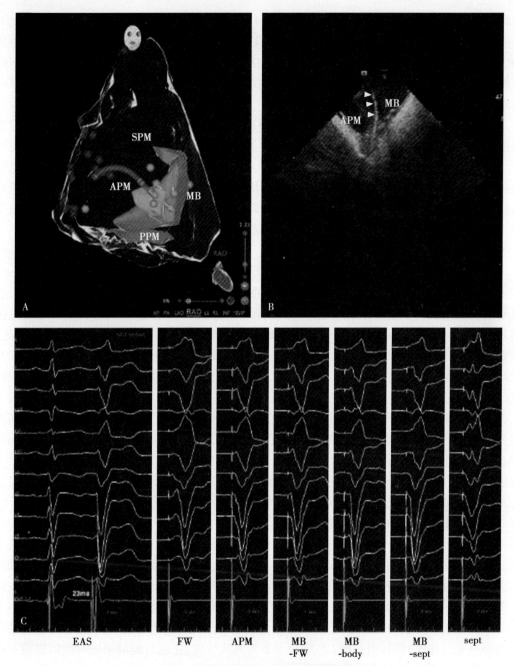

图 1　调节束及其邻近结构的起搏结果

我们还意外地发现，在调节束上起搏时所有 11 例患者的下壁导联降支均可见切迹，使

之呈 qrS 形,而该切迹于前组乳头肌起搏时仅有 7 例可见,而于游离壁侧心室壁起搏时无一可见。值得注意的是,该切迹具有以下特点:①其时相与胸导联 S 波最低点一致,即其距离 QRS 波起点的时间等于 IDT;②自游离壁侧向间隔侧,该切迹逐渐增大,以致间隔侧心室壁起搏时 9 例 Ⅱ 导联变为主波向上的 qRs 形。我们据此推测,这一切迹可能反映了调节束向间隔侧的传导。

调节束肌束插入右心室间隔面与隔缘肉柱主体相连,而隔缘肉柱的另一侧肌束则沿流出道向上支撑肺动脉瓣。同时,心脏肌束或束支分支的前向传导一般好于逆向,对调节束而言,其指向游离壁侧的传导为前向即优势方向,并决定了 QRS 波形态,所以形成了额面电轴指向左上的大体趋势,而指向流出道的间隔侧传导,则表现为下壁降支切迹。该种心电图特异性表现或可作为调节束与右心室游离壁或间隔面等邻近部位起源室性心律失常的鉴别点,对调节束和前组乳头肌的鉴别也具有一定意义。

二、希 - 浦系统相关室速

希 - 浦系统的绝缘传导特性保证了心脏的同步收缩能力,也赋予了相关心律失常折返机制的特征性表现。左后分支室速是常见的希 - 浦系统相关室速类型,尽管该类心动过速的具体折返环路目前仍有争议,但消融策略较为明确,即:①室速发作时最早 P_2 电位处;②室速发作时 P_1 电位处;③窦性心律或室速下的碎裂前传 P 电位;④当室速无法诱发时,针对左后分支近中段进行解剖消融。相关结果表明,上述消融策略均可取得良好的临床疗效,但仍有部分患者出现术后心动过速复发。

我们推测原因如下:①我们在使用心腔内超声重建左室时,发现部分患者的左室间隔面并非光滑平整,在近端往往存在一个“山丘样”的凸起,在经主动脉顺行途径贴靠间隔面时,消融导管末端“悬空”导致放电不充分。此时可使用“倒 U”法绕过凸起进行贴靠,完成消融。②治疗左后分支室速的关键在于破坏心律失常的折返环路,当针对最早 P_2 电位进行充分消融后左后分支逆传径路被彻底破坏,激动无法从左后分支近端入口处前传至 P_1 路径。此时前传 P_1 路径和逆传 P_2 路径传导速度差别过大(即充分消融后),毫无疑问心律失常得以治愈。但理论上来讲,如上述两条径路传导速度差别相近时,心动过速的折返亦无法完成。常见如导管“bump”导致心动过速无法诱发常由此原因所致。这也提示我们当心动过速无法诱发时,对左后分支近中段进行解剖消融需要对左后分支进行彻底干预,此时诱发阴性无法作为一个可靠的消融终点。只有当左后分支传导延缓程度较高,心室优先从右束支末端以及左前分支激动时,体表心电图才会出现左后分支阻滞样改变,这一指标可作为替代的消融终点。与此同时,因左前 / 左后分支多为网状结构,在进行解剖消融时应以远端 P 电位消失作为目标,但应注意区分近场及远场 P 电位。较为合理的做法是,在窦性心律下详细标测出左前 / 左后分支以及近端希浦系统的走行,并在消融后对远端电位进行检验对比。

近端希浦系统参与的室速(或称上位间隔左室特发室速,upper septal ILVT)是一种特殊类型的心律失常,目前其确切机制仍有争议。传统观点认为,该种心律失常由于心室激动与正常窦性心律经分支下传顺序几乎一致,故发作时体表 QRS 形态与窦性心律一致。但事实上,由于右束支为经左侧希浦系统逆行途径激动,心室先行经左前 / 左后分支末端除极,故室速发作形态与窦性心律稍有不同,除 QRS 波宽度外,亦可表现为不完全的右束支阻滞图形以及电轴轻度右偏。在腔内电图中,该类心动过速最为显著的特点为 H-V 间期固定且缩短,这是由于希氏束以及体表 QRS 波为靠近近端希氏束的起源点的双向传导所致,除少数不典型双路径以及左侧不典型旁道外,根据该特点我们对这类心动过速类型进行初步的判断。然而,QRS 波较窄且图形与窦性心律几乎一致并非该类心动过速的唯一特性,我们在临床实践中亦发现近端希浦系统参与的室速还可表现为伴有典型的右束支阻滞图形的宽 QRS 波心动过速。进一步而言,对这类患者在同一心动过速周长下的 P_2 电位进行激动顺序标测,结果提示患者的最早 P_2 电位仍位于近端希氏束处,并且左前 / 左后支(前向)及近端希氏束(双向)的激动顺序保持不变,阻滞部位位于右束支近端,因此造成了典型的 RBBB 类图形。这类患者通常年龄较大,并且可能合并过 1 次以上的既往消融史。多数患者难以发现显著的 P_1 电位,因此,对这类心动过速的消融主要针对最早 P_2 电位,尽管多位于近端希氏束但多数患者均能通过低功率滴定消融获得成功。但消融期间需要格外关注患者的房室传导功能,应严格在窦性心律下进行放电,但如心动过速难以终止,则可在心房快速起搏下完成。但仍有极少数患者经反复放电无法终止心动过速,我们推测这是由于这类患者的近端希氏束在从右房跨越至左室时可能并非通过膜部室间隔,而是经心肌组织进入左室面,故低功率消融可能难以彻底损伤,而过度消融则有房室传导阻滞风险。

另有观点认为,典型左后分支室速消融后复发可出现 upper septal ILVT,是一种继发类型的心动过速,但并非所有复发的窄 QRS 波心动过速均为 upper septal ILVT。分支室速的 QRS 波宽度与其优势突破口相关,或者说与左前 / 左后分支以及右束支除极末端的时间差异相关。左后分支室速因心室主要经左后分支末端除极,因此表现为右束支阻滞图形伴电轴左偏,但当经过既往消融后左后分支的末端(非折返环路部分)的传导明显延缓,使左前 / 左后分支以及右束支出现同步化除极,发作时体表 QRS 波会出现假性正常化现象,易被误认为 upper septal ILVT,而实际上最早 P_2 电位仍位于左后分支的近中段,且 H-V 间期明显短于 upper septal ILVT(图 2)。因此,不可单纯根据体表 QRS 波宽度对室速类型进行诊断。

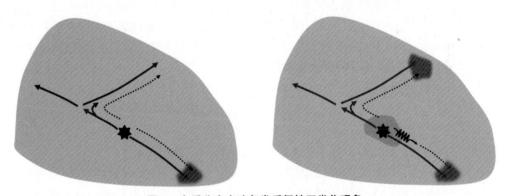

图 2　左后分支室速复发后假性正常化现象

三、左室乳头肌起源室早 / 室速

左心室有两组乳头肌(papillary muscle,PM),即上外侧乳头肌(superior lateral PM)和下内侧乳头肌(inferior medial PM),分别发出腱索牵拉于二尖瓣前叶和后叶的游离壁侧及间隔侧。两组乳头肌走行几乎与左心室长轴平行,呈上下关系而不是前后关系,既往将其命名为前、后乳头肌并不准确。上外侧乳头肌接受前降支和回旋支的双重供血,下内侧乳头肌仅接受右冠状动脉或回旋支的单支供血。左侧希浦氏系统在乳头肌分布密集而丰富。

乳头肌呈条索状,大体可分为三部分:附着于心室壁的根部、发出腱索的腱索端及二者之间的体部。同一个体,上外侧乳头肌根部附着点更靠游离壁侧,下内侧乳头肌靠近室间隔,后者在少数人几乎贴于间隔。无论是上外侧乳头肌还是下内侧乳头肌,通常为两支,有些人两支起源于同一根部,另一些人两支由不同的根部发出。

左室乳头肌起源室性心律失常的心电图有其特殊特点,但因邻近左前/左后分支,其心电图表现有相似之处。其中最为突出的表现为:相比分支室速,乳头肌起源室性心律失常的体表 QRS 波更宽,V_1 导联常为 Rsr' 形态,即特征性的"左兔耳征"表现。而分支室速心电图实质上与差传一致,表现为 rsR 的"右兔耳征"形态。由于乳头肌基底部与心室游离壁连接处靠近心尖,所以 V_6 导联主波总是向下,呈 rS 型。

除此以外,有作者提出左前乳头肌室早/室速存在下壁导联非同向性的特点,即 Ⅱ 导联负向,而 Ⅲ 导联为正向,这是由于左前乳头肌开口位于左室游离壁附近。但该表现特异性很高,敏感性较差(多数左前乳头肌起源室早/室速,下壁导联均以正向为主)。值得注意的是,这些标准多是人为制定的。浦肯野纤维和分支组织的出口可出现于乳头肌,而乳头肌也可起源于间隔面近正常传导系统由分支向浦肯野纤维移行的区域。同时,受到不同体型、年龄以及性别影响,不同患者的心脏朝向、电轴有所不同,故体表心电图表现仍存在较大的个体差异。

左室乳头肌具有特征性的电生理特性:

(1)瓣环侧的绝缘性。其瓣环侧通过腱索与二尖瓣瓣叶相连,后者是纤维结缔组织,不具有传导特性,因此这一侧是绝缘的。

(2)前向激动的传导出口相同。乳头肌内的激动仅通过其基底部附着部前向传导激动心室游离壁,前向传导出口相同。

(3)各支乳头肌之间不存在横向传导。相邻乳头肌之间无横向连接,因此,一侧乳头肌内的激动只能绕过基底部传导至相邻乳头肌。

上述特性对于标测乳头肌心律失常具有重要意义:首先,沿乳头肌起搏时,由于前向出口相似,可产生相同的心电图,但由于距离出口不同,起搏信号至体表 QRS 波起点(S-QRS)时间会有所不同。因此,起搏标测仅适用于初步判断乳头肌起源于哪一支,相反通过激动标测寻找最早靶点很重要。同理,沿乳头肌操作时,可机械刺激出与临床心律失常相似的心电图,此时可被误认为是临床心律失常而进行消融。其次,通过比较乳头肌基底部激动时间可初步锁定心律失常起源的乳头肌。由于乳头肌之间无横向传导,当心律失常起源一支乳头肌时,其基地部要比相邻乳头肌的任何一个部位都要提前,故通过标测各支乳头肌基底部即可初步确定心律失常是起源于哪支乳头肌(图3,彩图见二维码9)。

迄今为止,我们已完成了百余例的乳头肌起源室性心律失常的导管消融治疗,并建立了一套标准化的操作流程与方法。首先,通过前述的心电图标准初步判断心律失常的起源位置,术中使用心腔内超声完整重建左前/左后乳头肌全长以及左室结构,其中注意超声扇面应从左室 summit 区域依次向下扫描。当部分患者的心腔很小时(如儿童、青少年),可能前组及后组乳头肌同时出现,但由于其存在明显的上下和斜型关系,前组乳头肌往往出现的是根部,而后组乳头肌则为腱索侧,应注意因放电的大部分时间为窦性心律,故重建时也应选择同样的心律。完成重建后,后组乳头肌可选择经主动脉逆行途径,前组乳头肌选择穿间隔途径进行标测及消融。同时,因乳头肌起源心律失常的局部 V 波前亦多有高尖"P"电位或乳头肌,应注意区分与分支起源心律失常的鉴别,即将导管偏向间隔侧,如间隔侧激动明显较晚,则可排除分支起源,若标测全长分支,则可见分支呈逆向激动。但若间隔侧激动明显较早,则应按分支起源室早/室速进行处理。在标测消融时,应根据超声扇面确定贴靠部位

（是左室间隔，还是乳头肌），在确定贴靠部位后，精细操作如前送回撤则应以三维标测系统内为准。

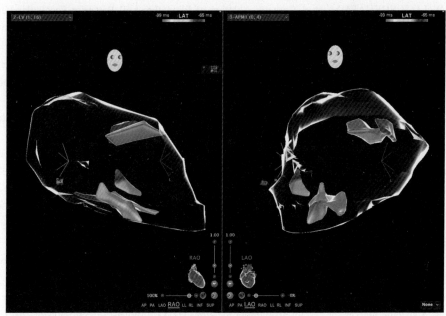

图 3　乳头肌的绝缘传导

　　乳头肌起源室速与室早的消融较为不同，因乳头肌根部为心室最早收缩部位，故以QRS波定点为基准重建后的左室及乳头肌模型与窦性心律区别较大。当消融终止恢复窦性心律后，导管常因乳头肌的舒缩而悬空，难以回到室速真正起源部位进行巩固放电，导致手术失败或消融后复发。因此，可在室速下及窦性心律下分别重建乳头肌走行，在室速下确定起源部位后，根据重建后的模型在窦性心律下继续进行巩固放电，可能有助于提高手术的成功率。

（李梦梦　桑才华　龙德勇）

参考文献

［1］ JIANG C X, LONG D Y, LI M M, et al. Evidence of 2 conduction exits of the moderator band: Findings from activation and pace mapping study [J]. Heart Rhythm, 2020, 17 (11): 1856-1863.

［2］ TALIB A K, NOGAMI A, NISHIUCHI S, et al. Verapamil-Sensitive Upper Septal Idiopathic Left Ventricular Tachycardia: Prevalence, Mechanism, and Electrophysiological Characteristics [J]. JACC Clin Electrophysiol,

2015, 1 (5): 369-380.

［3］ YAMAGUCHI J, NAGATA Y, YAMAUCHI Y, et al. New implications for the recurrence mechanism of an upper septal ventricular tachycardia: a case report [J]. Eur Heart J Case Rep, 2019, 3 (2): ytz079.

［4］ MA W, LU F, SHEHATA M, et al. Catheter Ablation of Idiopathic Left Posterior Fascicular Ventricular Tachycardia: Predicting the Site of Origin via Mapping and Electrocardiography [J]. Circ Arrhythm Electrophysiol, 2017, 10 (11): e005240.

［5］ LONG D Y, DONG J Z, SANG C H, et al. Isolated conduction within the left His-Purkenje system during sinus rhythm and idiopathic left ventricle tachycardia: findings from mapping the whole conduction system [J]. Circ Arrhythm Electrophysiol, 2013, 6 (3): 522-527.

［6］ ZHOU G, LU X, NIE Z, et al. QRS complex axis deviation changing in catheter ablation of left fascicular ventricular tachycardia [J]. Europace, 2020, 22 (11): 1688-1696.

［7］ BRICEÑO D F, SANTANGELI P, FRANKEL D S, et al. QRS morphology in lead V1 for the rapid localization of idiopathic ventricular arrhythmias originating from the left ventricular papillary muscles: A novel electrocardiographic criterion [J]. Heart Rhythm, 2020, 17 (10): 1711-1718.

［8］ AL'AREF S J, IP J E, MARKOWITZ S M, et al. Differentiation of papillary muscle from fascicular and mitral annular ventricular arrhythmias in patients with and without structural heart disease [J]. Circ Arrhythm Electrophysiol, 2015, 8 (3): 616-624.

［9］ LIN A N, SHIRAI Y, LIANG J J, et al. Strategies for Catheter Ablation of Left Ventricular Papillary Muscle Arrhythmias: An Institutional Experience [J]. JACC Clin Electrophysiol, 2020, 6 (11): 1381-1392.

［10］ ENRIQUEZ A, PATHAK R K, SANTANGELI P, et al. Inferior lead discordance in ventricular arrhythmias: A specific marker for certain arrhythmia locations [J]. J Cardiovasc Electrophysiol, 2017, 28 (10): 1179-1186.

心房颤动导管消融 + 左心耳封堵"一站式"治疗展望

一、房颤导管消融 + 左心耳封堵"一站式"介入治疗应用进展

心房颤动(简称房颤)作为一种慢性心血管疾病,其危害主要在于四个方面:卒中、心衰、生活质量下降及死亡率增加。房颤时心脏重构,产生心悸、胸闷等症状,严重时导致心力衰竭;另外,房颤易于形成左心房血栓,导致全身血栓栓塞事件,尤其以脑梗死最为显著,且90%发生在左心耳。因此,从房颤综合治疗的角度看,改善症状和卒中预防是两个并行的治疗策略,两者不可或缺。

根据目前主要的房颤管理指南,对于栓塞风险较高的患者(CHA$_2$DS$_2$-VASc 评分 ≥ 2分),即使通过导管消融成功恢复窦性心律,鉴于其仍会有复发风险,且对于长程持续房颤导管消融治疗后 5 年以上的窦性心律维持率不足 50%,即使房颤不复发,对于 CHA$_2$DS$_2$-VASc 评分高的患者其栓塞风险依然高,故仍建议长期口服抗凝治疗(OAT),何况有很多归入不复发的患者实际上为隐匿性房颤,短程心电监测未能记录。对于部分不适合长期 OAT(如 HAS-BLED 评分 ≥ 3 分),或存在抗凝禁忌(合并消化道出血、脑出血等情况),或依从性较差者,房颤导管消融后的抗凝管理则成为重要的课题。因此,房颤导管消融 + 左心耳封堵联合手术是对房颤本身治疗和卒中预防的联合干预——即"一站式"手术应运而生。

2012 年首次有 Swaans 等提出,在通过导管消融使患者恢复窦性心律并改善患者症状和生活质量的同时,通过左心耳封堵术,代替终身口服抗凝药来预防血栓栓塞事件的发生。关于"一站式"手术的适应证,Swaans 等首次将抗心律失常药物治疗无效且 CHADS$_2$ 评分 >1 分或对维生素 A 拮抗剂(VKA)有禁忌的非瓣膜性房颤患者纳入"一站式"治疗范畴。在此后的大多数研究中,"一站式"治疗的适应证主要包括:①房颤类型属于阵发性、持续性或永久性;② CHADS$_2$ 评分 >1 分或 CHA$_2$DS$_2$-VASc 评分 >2 分;③存在抗凝药物治疗无效和禁忌证,治疗后出血、脑血管意外等。

与此同时,对于以下患者也可倾向于选择"一站式"治疗:①同时有 PCI 史,需要抗凝联合抗血小板;②高龄(>80 岁);③认知能力差,无法规律服药;④经常运动或容易摔倒;⑤合并肿瘤;⑥出血倾向或大出血史;⑦合并中度及以上肾功能不全。

因此,对于特定患者,如果同时具有高危卒中风险又具备消融指征的症状性房颤,那么理论上采用导管消融联合左心耳封堵"一站式"治疗可以比单消融或单封堵获益更多。

近年来,不断有观察性研究证实了导管消融联合左心耳封堵"一站式"手术的可行性与安全性(表1)。最近的一项多中心注册研究报道 EWOLUTION 和 WASP 研究中行"一站式"治疗患者的 2 年随访结果。该研究纳入 11 个中心的 142 例患者,平均 CHA$_2$DS$_2$-VASc 评分为(3.4±1.4)分,平均 HAS-BLED 评分为(1.5±0.9)分。研究显示,"一站式"治疗成功率高达 99.3%,30 天内的围手术期不良事件仅为 2.1%,包括心包积液 2 例和出血事件 4 例,无手术相关的器械栓塞、卒中和死亡事件发生。2 年随访结果显示,有 92% 的患者停用了抗凝药物,卒中 / 短暂性脑缺血发作 / 栓塞复合事件的发生率为 1.09/100 患者年,围手术期外出血事件的发生率为 1.09/100 患者年,较评分估计的预期风险分别下降了 84% 和 70%。

表 1　主要的导管消融联合左心耳封堵"一站式"治疗相关研究

研究	国家	样本数	性别(男/女)/例	年龄/岁	CHA$_2$DS$_2$-VASc 评分	HAS-BLED 评分	消融方式	封堵器	随访时间/月
Swaans (2012)	荷兰	30	21/9	63 ± 9	3(3,5)	2(1,5)	射频	Watchman	12
Alipour (2015)	荷兰	62	40/22	64 ± 8	3(2.75,4)	2(2,3)	射频	Watchman	38(25,45)
Calvo (2015)	西班牙	35	25/10	70 ± 7	3.1 ± 1.1	3.1 ± 1.0	射频	Watchman/ACP	13(3,75)
Fassini (2016)	意大利	35	28/7	74 ± 2	3.0	3.0	冷冻	Watchman/ACP	24 ± 12
Hu (2018)	中国	34	25/9	67 ± 10	4.1 ± 1.3	3.8 ± 1.2	射频	Watchman/ACP	3
Phillips (2018)	澳大利亚	139	76/63	64 ± 7	3.4 ± 1.4	1.5 ± 0.9	射频	Watchman	1
Wintgens (2018)	荷兰	349	202/147	63 ± 8	3.0(2.0,4.0)	3(2,3)	射频	Watchman	35(24,44)
Du (2019)	中国	122	73/49	66 ± 9	4.3 ± 1.4	3.3 ± 1.0	射频	Watchman/ACP	11.5 ± 6.8
Fassini (2019)	意大利	49	32/17	70 ± 8	2.8 ± 1.2	3.0 ± 1.0	冷冻	Watchman	24
Phillips (2020)	澳大利亚	142	77/65	64 ± 7	3.4 ± 1.4	1.5 ± 0.9	射频	Watchman	24 ± 3
Chen (2020)	中国	178	94/84	69 ± 8	3.3 ± 1.5	1.6 ± 1.0	射频	Watchman	12

目前,我国也有多家中心开展了房颤导管消融联合左心耳封堵"一站式"介入治疗。近期,笔者所在心律失常诊治中心在 *Chinese Medical Journal* 上发表了一篇关于"一站式"治疗可行性与安全性的研究。该研究共入组 178 例患者,平均 CHA$_2$DS$_2$-VASc 评分为 (3.3 ± 1.5)分,平均 HAS-BLED 评分为(1.6 ± 1.0)分。研究显示,"一站式"治疗成功率高达 98.9%,围手术期不良事件发生率为 2.8%,包括急性脑卒中 1 例和心包积液 4 例。1 年随访中,72.2% 的患者维持窦性心律,无卒中事件或系统性栓塞事件发生,证实"一站式"治疗在中国人群中安全、有效。

总体而言,对于房颤射频消融和左心耳封堵操作都较为成熟的中心,行"一站式"手术在技术上是可行的,安全性也能得到较好的保证。因此,2019 年欧洲心律学会(EHRA)联合欧洲经皮心血管介入学会(EAPCI)发布的左心耳封堵专家共识将导管消融联合左心耳封堵"一站式"治疗作为一种具有潜在应用价值的特殊亚组。

二、房颤"一站式"介入治疗操作流程

不同临床中心根据实际经验的不同,"一站式"治疗可选择"先消融后封堵"或"先封

堵后消融"两种治疗策略。本节以"先消融后封堵"策略展开介绍。

（一）房颤导管消融术

1. 导管途径　穿刺右侧股静脉,分别经 6F 短鞘放置一根置入冠状窦的导管,以及 8F 长鞘管两根以置入标测电极(如 Lasso、Pentaray 等)和消融导管。

2. 房间隔穿刺　为方便后续行左心耳封堵术,建议根据左心耳的开口、形态、轴向等确定房间隔穿刺点。为了消融和封堵术均方便,一般采用偏向后侧和下侧处进行房间隔穿刺。对于左心耳形态特殊的患者,可根据需要调整穿刺位置,但一般而言,过于靠前穿刺可造成标测、消融导管及封堵器放置入左心耳困难。穿刺后可给予全身肝素(80~100U/kg),以确保消融及左心耳封堵操作期间活化凝血时间(ACT)保持在 250~350 秒(肝素化)。首剂后,每小时可追加约 1 000U 肝素。

3. 导管消融　常规以环肺静脉隔离为基础,根据不同经验与患者情况,予以联合线性消融及碎裂电位消融等。消融终点为双侧肺静脉的电隔离及附加消融环双向阻滞。

（二）左心耳封堵术

本节以 Watchman 封堵器标准化操作为例:

1. 准备三联三通板,连接加压肝素化盐水、血压监测、连接套件、造影剂管以及左心耳封堵相关套件。再次测定 ACT,可给予补充全身肝素以确保左心耳封堵期间 ACT 保持在 250~350 秒。

2. 先经口腔置入食管超声(TEE)探头于能清晰观察左心耳的位置,经验成熟的术者也可通过透视定位左心耳。沿长鞘送入 0.035in 加硬导丝头端送到左上肺静脉,后交换 Watchman 导引系统内的 Schwartz 鞘管(加硬 J 弯),并送入 6F 猪尾导管至左心耳。

3. 左心耳造影　采取肝位(RAO 30°+ CAU 20°),经猪尾导管注入造影剂以测量最大开口直径及深度,观察各心耳叶的位置关系,确定导引鞘的头端位置,测量开口直径(相当于 TEE 120° 开口直径,常见左心耳开口直径在 13~31mm),配合 TEE 多角度测量直径选择型号。

4. 通过导丝送入左心房底部;内鞘送入与外鞘锁定;取出并确认 Watchman 专属推送系统的完整性,于盐水中充分冲洗并排空气泡;封堵器不透射线标记环可指引鞘管到达左心耳合适位置和深度;根据所选封堵器的大小,调整鞘管,让标记环与左心耳开口对齐;撤出猪尾;器械到位后,回撤导引鞘,与输送系统咬合,回撤后使器械退出鞘管外,直至器械完全展开,从而完成释放。

5. PASS 原则评价　Watchman 封堵器 PASS 原则必须同时满足:Position(位置),器械放置于左心耳口部或稍远的位置;Anchor(锚定),固定锚已经嵌入左心耳壁,器械稳定;Size(压缩),器械相对原始尺寸压缩 10%~25%;Seal(封闭),器械封堵良好,残余分流不超过 5mm。

其他主流封堵器的释放标准及评价原则:① ACP 封堵器的 SMART 原则:Stable(稳定性),固定盘需要更多地(超过固定叶的 2/3)远离回旋支,深入心耳内部,同时固定盘的长轴需要垂直于锚定区的轴向,确保连接杆的稳定;Mitral Valve/LSPV(二尖瓣 / 左上肺静脉),TEE 下封堵器外盘各个角度均不得影响到二尖瓣环以及左上肺静脉;Availability(有效性),需在 DSA 及 TEE 下综合评估封堵器残余分流情况;Ratio(压缩比),固定盘需有适当的压缩率,"轮胎状"为合适的压缩状态;Tractive(牵引力),封堵盘需要凹面向左心房,保证来自固定叶的牵引力能给封堵盘更好的封堵力。② LAmbre 封堵器的 COST 原则:Circumflex artery

(回旋支),封堵器固定盘确保在回旋支口部远端打开;Open(展开),固定盘充分展开,使盘脚的末端与连接在密封盘和固定盘之间的显影标志在一条线上;Sealing(封闭),封堵器外盘达到最佳密封效果,残余分流不超过 3mm;Tug test(牵拉试验),在释放前需要牵拉封堵器固定盘,确保封堵器的稳定性。

三、房颤"一站式"介入治疗:前景与抉择

虽然目前"一站式"治疗已在全球诸多中心开展,但仍有一系列问题值得进一步探讨。

(一)哪些患者会从"一站式"治疗中获益?

显然,对于同时符合消融指征和左心耳封堵指征的部分患者,"一站式"治疗是合理的。"一站式"的治疗手段涵盖了房颤综合治疗的两个方面,其意义依旧大于简单的两个技术相叠加,拓宽了具有高危卒中及出血风险的房颤患者导管消融治疗的适应证。我国 2019 年左心耳封堵专家共识就建议:对于具有高危卒中风险(CHA_2DS_2-VASc 评分 ≥ 2 分),不能耐受或不依从长期抗凝治疗的非瓣膜性房颤患者,如果存在症状、同时具备导管消融和左心耳封堵适应证,有条件的中心可以施行"一站式"杂交手术。此外,荟萃分析研究报道"一站式"治疗在成熟的中心成功率可以达到 98%,而相应的手术风险极低。对于那些具有高危卒中风险、拟行房颤消融的患者,本身已接受了导管消融,如果附加封堵的风险小于长期抗凝的风险,那么在消融的同时附加左心耳封堵用以替代长期抗凝似乎也是合理的。Phillips 等的研究结果也初步证实了这一观点,高危卒中风险的房颤患者"一站式"术后 2 年的卒中风险和出血风险都有显著降低。当然,这一适应证的推广仍需更多的证据来支持,尤其是左心耳封堵作为一级预防的证据支持。此外,BELIEF 研究证实,左心耳触发灶在长程持续性房颤中的价值,左心耳电隔离可能会被越来越多地应用到持续性房颤消融中,那么这其中的部分患者,尤其是左心耳功能受损的患者也可能从附加的左心耳封堵中获益。基于此,在 2019 年 EHRA/EAPCI 专家共识声明中,对基于导管消融的左心耳封堵,建议当患者接受左心耳电隔离时,同时行左心耳封堵可能是预防卒中的合理手段。

在经济层面上,"一站式"治疗可减少多次血管及房间隔穿刺损伤,减少住院费用及耗材费用,同时,患者服药监测等时间成本大幅降低。然而也有学者担忧,如不严格对患者进行筛选,有可能造成对医疗资源的过度消耗。因此,在进行"一站式"治疗患者选择时,还需考虑患者的意愿、经济状况、心房纤维化程度、左心耳形态及排空速率等多方面因素进行综合决策。

(二)先做消融还是先做封堵?

"一站式"治疗可选择"先消融后封堵"和"先封堵后消融"两种手术方案,目前尚无研究直接对比两种方案来证实孰优孰劣,但是无论哪一种方案,争论之一就是嵴部的操作。有学者认为,"先消融后封堵"时嵴部水肿可能会影响封堵器大小判断;后期水肿消退有可能导致封堵器松动、产生残余漏;预防性地选择较大尺寸封堵器,也许有助于克服这类问题。近年来,陆续有小规模研究报道了"先消融后封堵"术式下的房颤消融成功率在 49%~70%,这与既往报道的单消融成功率相当。然而,在大部分研究中,无论是阵发性还是非阵发性房颤,均缺乏维持窦性心律的远期成功率,且由于其回顾性观察性质,样本量受限,因此这些研究的效力有限。而关于"先封堵后消融"术式,早前由 Phillips 等报道了植入 Watchman 左心耳封堵器患者进行左房消融的可行性和有效性。研究入选 10 例已植入 Watchman 封堵器的患者,因药物难以控制的房颤或房性心动过速要求进行射频消融治疗。10 例患者均成

功穿刺间隔,并构建左房模型进行 CFAE 或激动标测,消融策略包括肺静脉电隔离,左心房 CFAE 消融及房性心动过速消融,Watchman 封堵器的位置和形状通过放射影像及腔内超声心动图确认。10 例患者均成功完成消融治疗,未发生并发症。Heeger 等曾报道一例既往植入 ACP 封堵器的患者,封堵器的存在并未影响后续射频消融的导管操作。然而,该术式也存在诸多潜在问题,例如消融导致的新发水肿也许会挤压封堵器导致变形;消融能量可能意外损伤封堵器;消融过程中对射线需求度或许更高。此外,如选用该术式,报道和实践多建议选用以 Watchman 为代表的"塞式"封堵器,避免嵴部消融时因"盘式"封堵器(如 ACP、LAmbre 等)的阻碍而难以贴靠,但仍有待各款封堵器之间的头对头研究来进一步佐证。

根据一项前瞻性多中心研究,349 名非瓣膜性房颤患者在 2009—2015 年期间接受了"一站式"联合治疗。结果表明,经食管超声评估的左心耳封堵术成功率为 100%(无残余分流或分流量<5mm)。由此可见,"一站式"术中消融后的封堵成功率非常高,这与 EWOLUTION 研究中报道的单封堵成功率相似。然而,Romanov 在一项小型随机临床试验中显示,45 例接受肺静脉隔离＋左心耳封堵"一站式"治疗的患者中,封堵成功率仅为 87%。在空白期间,"一站式"治疗与较高的房颤负担显著相关。我国最近一项研究表明,消融后封堵的即刻成功率为 100%。更重要的是,对既往 18 项研究的荟萃分析表明,"一站式"治疗中的封堵成功率高达 98%。器械植入成功率的差异可能与术者的经验密切相关。

笔者所在中心从 2017 年至今已成功完成 951 例"一站式"治疗(897 例植入 Watchman 封堵器,54 例植入 LACbes 封堵器),其中 940 例采用了"先消融后封堵"术式。从我们的经验来看,先消融后封堵是安全、可行的。有效性方面,先消融策略也避免了左肺静脉隔离后左心耳起搏验证上肺远场电位的潜在困难。此外,由左心耳触发灶所致持续性房颤近年来不断受到关注,在左心耳作为靶点消融的基础上行左心耳封堵也成为未来实践的方向。

(三) 左心耳封堵与冷冻球囊技术的结合

目前大部分"一站式"治疗相关研究中的导管消融术式均为射频消融,而冷冻球囊消融的实践相对较少。意大利学者 Fassini 等发表的研究共入选 35 例药物难治性、非瓣膜性房颤患者,包括 28 例阵发性(80%)及 7 例短程持续性(<12 个月)房颤患者,平均 CHA_2DS_2-VASc 评分为 3 分,HAS-BLED 评分为 3 分。其中,10 例接受一代冷冻球囊消融,25 例接受二代冷冻球囊消融。当冷冻消融完成后,随即进行左心耳封堵术,其中植入 ACP 封堵器 25 例,另外 10 例使用 Watchman 封堵器。结果显示,共 30 例(86%)患者封堵成功,1 年随访时发现 3 例存在<5mm 的残余分流。经过平均(24±12)个月随访,10 例(29%)患者房颤复发,其中有 5 例接受了二次消融,总消融成功率高达 84%。安全性方面,年卒中和出血事件发生率分别为 1% 和 2%,与根据 CHA_2DS_2-VASc 及 HAS-BLED 风险模型所预测的事件发生率相比,分别降低了 71% 和 60%。

我国李晓枫等的一项单中心回顾性研究也证实,对于具有高危卒中和出血风险的非瓣膜性房颤患者,第二代冷冻球囊消融联合左心耳封堵是安全、有效的。该研究入选了 28 例具有高危卒中和出血风险的非瓣膜性房颤患者,所有患者均在第二代冷冻球囊消融后完全达到肺静脉隔离,围手术期并发症发生率为 10.7%。术后平均随访 10(4.25,12.75)个月,窦性心律维持率 85.7%,左心耳完全封堵率 57.1%。随访过程中无血栓栓塞、脑卒中、出血和死亡事件的发生。

上述国内外小规模单中心研究证实,冷冻球囊消融联合不同装置行左心耳封堵,对于卒中高危或存在抗凝禁忌的非瓣膜性房颤患者是安全、有效的。然而,目前冷冻球囊消融仍存在适应证偏窄的问题,难以像常规射频消融导管一样完成逐点成线的线性消融和碎裂电位消融,所以不适宜行心房基质改良,对持续性房颤及部分阵发性房颤患者,单独使用冷冻球囊消融的疗效仍有限,其与左心耳封堵联合的安全性与有效性仍有待更多大型研究的支持和器械的改进。

(四)术后的抗栓治疗策略

"一站式"术后的抗栓治疗策略也是值得商榷的问题。房颤导管消融术后,常规需要抗凝 2~3 个月,其后根据 CHA_2DS_2-VASc 评分来决定是否继续抗凝;而左心耳封堵术后的主流则是在 45 天 OAT 后改为双联抗血小板治疗(DAPT)3~6 个月,其后过渡至单抗血小板,而封堵器表面会在日后逐渐内皮化。

然而,对于"一站式"杂交手术则尚缺乏统一的术后抗栓治疗标准。多数研究中采用的方案为术后 2 个月 OAT,此时若器械封堵情况满意,则改用 DAPT 至术后 6 个月,此后长期服用阿司匹林;另有研究制定了术后 2 个月 OAT＋阿司匹林联合方案。此外,除了原本射频消融术后相关的血栓风险以外,封堵器相关的血栓事件风险是否会因消融而提高同样值得关注。Carlson 等报道了 1 例"一站式"治疗患者,在术后停用抗凝药物 45 天后发生了器械栓塞与卒中事件。Fauchier 等通过回顾性分析 5 年内接受封堵治疗的患者,发现左心耳封堵术后的器械相关性血栓事件的年发生率高达 7.2%。这值得我们关注,其原因可能与术后抗栓治疗不够充分有关。不同封堵器发生率差别也很大。此外,患者的个体化情况包括出血风险的不同、因肝或肾功能不全对口服抗凝药物的耐受性差异、伴随疾病及治疗情况的差异,这在一定程度上影响了"一站式"术后的抗栓方案和持续时间。因此,目前的指南或共识中,包括 2019 年更新的 2014 年 AHA/ACC/HRS 房颤患者管理指南,2019 年 HRS/EHRA/ECAS 专家共识声明和 2019 年中国心脏病学会(CSC)专家共识声明都探讨了关于左心耳封堵或"一站式"术后抗栓策略的建议,但均未对术后抗栓治疗方案及时间给出统一推荐。在临床实践中,"一站式"术后的个体化抗栓治疗也是必要的。因此,我们对于"一站式"术后的抗栓治疗仍需审慎。是否需要适当延长抗凝治疗时长,制定更完善的抗栓治疗强度与时程,仍待进一步探讨。

由我中心牵头的一项前瞻性、多中心、大型随机对照研究,以观察房颤患者左心耳封堵术后 6 个月时停用阿司匹林的安全性,目前正在入组阶段(注册号:NCT03821883),相信届时该研究结果将进一步推动左心耳封堵及"一站式"术后的抗栓策略指南更新。

(五)消融与封堵的长期相互影响

左心耳封堵封闭左心耳后,是否会影响导管消融的远期成功率?此外,"一站式"术后房颤复发的患者如再次行消融手术,从目前有限的研究结果来看,是安全、可行的,那么导管消融是否会影响左心耳封堵的结局呢?依照 Phillips 等的注册研究与同期 EWOLUTION 和 WASP 研究的数据对比来看,并无明显差异。笔者所在中心为此进行了一项病例对照研究,比较了"一站式"治疗与单消融及单封堵治疗在安全性与疗效上的差异。结果显示,"一站式"组与单消融组的 2 年房颤复发率以及"一站式"组与单封堵组术后 45 天时的左心耳完全封堵率之间均无显著差异。在安全性上,"一站式"治疗较单消融或单封堵而言,均未额外增加围手术期并发症的风险,且术后 2 年内的缺血性卒中及出血事件发生率低,与单消融或单封堵相当。我们的研究结果进一步佐证了"一站式"治疗的安全性及有效性。

在左心房重构方面,研究表明,左心房容积在成功完成导管消融后显著减小,阐明了消融后的节律控制对左心房结构逆重构的积极作用；另外，左心耳封堵后左心房容积显著增大，术后左心房顺应性的减退可能是导致左心房扩大的潜在原因。两者出现截然不同的结果，那么施行"一站式"治疗对左心房结构的叠加效应又会如何？笔者所在中心的研究结果显示，"一站式"术后左心房容积减小仅发生在窦性心律维持组，而在房颤复发组并无显著变化，"一站式"术后维持窦性心律的患者，其左心房可发生结构逆重构。由此可以看出，节律控制在改善左心房结构上具有尤为突出的地位，减少了封堵左心耳加剧左心房重构所带来的负面效应。同样，我们需高质量的与单消融和单封堵的对照研究来进一步佐证。

（六）"一站式"治疗的其他潜在获益

房颤通常会产生一系列症状、药物治疗的不良反应以及房颤相关并发症导致的残疾，这与患者的生活质量密切相关。一些研究导管消融对房颤患者影响的早期试验发现，在改善生活质量方面，消融比药物治疗更有效。CABANA 试验也表明，消融治疗后 12 个月时，患者的生活质量得到显著改善，尽管它没有降低死亡、致残性卒中、严重出血或心搏骤停的主要复合终点。房颤消融＋左心耳封堵"一站式"联合治疗增加了消融后恢复窦性心律对患者的有利影响，理论上，由于消融后症状缓解、药物不良反应减少，接受"一站式"治疗的患者的生活质量应该比单消融更高。然而到目前为止，还没有相关的研究比较"一站式"联合治疗和单消融对患者生活质量改善差异。

此外，"一站式"治疗还可能产生其他潜在获益，如一次房间隔穿刺和股静脉穿刺、缩短住院时间、缩短抗凝时间等，不仅可以节省手术耗材和成本，还能减少手术或治疗相关并发症的发生。2021 年，Kawakami 等首次报道了"一站式"治疗与房颤消融联合口服抗凝治疗在症状性房颤患者中的成本效益研究。在 10 000 例患者 10 年随访的基本队列中，左心耳封堵和口服抗凝治疗的总成本分别为 29 027 美元和 27 896 美元。与口服抗凝治疗相比，左心耳封堵在每 10 000 例患者中可减少 122 例致残性卒中和 203 例颅内出血。虽然"一站式"治疗的围手术期总成本更高，但在术后 7 年时，其成本效益已低于 50 000 美元 / 质量调整生命年的支付意愿阈值，并在术后 12 年时占主导地位。该分析表明，对于具有高危卒中及出血风险的症状性房颤患者，"一站式"联合治疗可能是兼顾长期卒中预防及成本效益的优选。

四、小结

本章从房颤导管消融联合左心耳封堵"一站式"治疗的诞生与发展、研究进展、手术流程及存在的问题进行了介绍及讨论。对于"一站式"杂交手术，目前虽有较多研究证实了其安全性与有效性，但其长期安全性与有效性仍需更多的多中心随机对照研究来进一步证实。对于这一新的联合治疗方式，术前合理选择最佳适应房颤人群，使患者最大获益是根本出发点。在开展"一站式"治疗前，足够丰富的房颤消融和左心耳封堵经验是前提，恰当的消融方式与封堵器选择、新型介入技术的合理运用（如心腔内超声、无线精准 EP 从消融到封堵的推广）、合理的操作顺序及优化的手术流程，以最大限度地减少可能的并发症风险。术后应严密长期随访，器械相关血栓与栓塞事件、房颤节律控制与负荷变化、左心房与左心耳重构、内分泌功能改变等问题值得更多关注。

（龚畅祺　李毅刚）

参考文献

［1］ KIRCHHOF P, BENUSSI S, KOTECHA D, et al. 2016 ESC Guidelines for the management of atrial fibrillation developed in collaboration with EACTS [J]. Eur Heart J, 2016, 37 (38): 2893-2962.

［2］ SWAANS M J, POST M C, RENSING B J, et al. Ablation for atrial fibrillation in combination with left atrial appendage closure: first results of a feasibility study [J]. J Am Heart Assoc, 2012, 1 (5): e002212.

［3］ ALIPOUR A, SWAANS M J, VAN DIJK V F, et al. Ablation for Atrial Fibrillation Combined With Left Atrial Appendage Closure [J]. JACC Clin Electrophysiol, 2015, 1 (6): 486-495.

［4］ CALVO N, SALTERAIN N, ARGUEDAS H, et al. Combined catheter ablation and left atrial appendage closure as a hybrid procedure for the treatment of atrial fibrillation [J]. Europace, 2015, 17 (10): 1533-1540.

［5］ FASSINI G, CONTI S, MOLTRASIO M, et al. Concomitant cryoballoon ablation and percutaneous closure of left atrial appendage in patients with atrial fibrillation [J]. Europace, 2016, 18 (11): 1705-1710.

［6］ HU H, CUI K, JIANG J, et al. Safety and efficacy analysis of one-stop intervention for treating nonvalvular atrial fibrillation [J]. Pacing Clin Electrophysiol, 2018, 41 (1): 28-34.

［7］ PHILLIPS K P, POKUSHALOV E, ROMANOV A, et al. Combining Watchman left atrial appendage closure and catheter ablation for atrial fibrillation: multicentre registry results of feasibility and safety during implant and 30 days follow-up [J]. Europace, 2018, 20 (6): 949-955.

［8］ WINTGENS L, ROMANOV A, PHILLIPS K, et al. Combined atrial fibrillation ablation and left atrial appendage closure: long-term follow-up from a large multicentre registry [J]. Europace, 2018, 20 (11): 1783-1789.

［9］ DU X, CHU H, YE P, et al. Combination of left atrial appendage closure and catheter ablation in a single procedure for patients with atrial fibrillation: Multicenter experience [J]. J Formos Med Assoc, 2019, 118 (5): 891-897.

［10］ FASSINI G, GASPERETTI A, ITALIANO G, et al. Cryoballoon pulmonary vein ablation and left atrial appendage closure combined procedure: A long-term follow-up analysis [J]. Heart Rhythm, 2019, 16 (9): 1320-1326.

［11］ PHILLIPS K P, ROMANOV A, ARTEMENKO S, et al. Combining left atrial appendage closure and catheter ablation for atrial fibrillation: 2-year outcomes from a multinational registry [J]. Europace, 2020, 22 (2): 225-231.

［12］ CHEN M, WANG Z Q, SUN J, et al. One-stop strategy for treatment of atrial fibrillation: feasibility and safety of combining catheter ablation and left atrial appendage closure in a single procedure [J]. Chin Med J (Engl), 2020, 133 (12): 1422-1428.

［13］ GLIKSON M, WOLFF R, HINDRICKS G, et al. EHRA/EAPCI expert consensus statement on catheter-based left atrial appendage occlusion-an update [J]. Europace, 2019: euz258.

［14］ 中华医学会心血管病学分会, 中华心血管病杂志编辑委员会. 中国左心耳封堵预防心房颤动卒中专家共识(2019)[J]. 中华心血管病杂志, 2019, 47 (12): 937-955.

［15］ JIANG Y, LI F, LI D, et al. Efficacy and safety of catheter ablation combined with left atrial appendage occlusion for nonvalvular atrial fibrillation: A systematic review and meta-analysis [J]. Pacing Clin Electrophysiol, 2020, 43 (1): 123-132.

［16］ DI BIASE L, BURKHARDT J D, MOHANTY P, et al. Left Atrial Appendage Isolation in Patients With Longstanding Persistent AF Undergoing Catheter Ablation: BELIEF Trial [J]. J Am Coll Cardiol, 2016, 68 (18): 1929-1940.

［17］ PHILLIPS K P, WALKER D T, HUMPHRIES J A. Combined catheter ablation for atrial fibrillation and Watchman left atrial appendage occlusion procedures: Five-year experience [J]. J Arrhythm, 2016, 32 (2):

119-126.

［18］ KUCK K H, BRUGADA J, FURNKRANZ A, et al. Cryoballoon or Radiofrequency Ablation for Paroxysmal Atrial Fibrillation [J]. N Engl J Med, 2016, 374: 2235-2245.

［19］ ANDRADE J G, CHAMPAGNE J, DUBUC M, et al. Cryoballoon or Radiofrequency Ablation for Atrial Fibrillation Assessed by Continuous Monitoring: A Randomized Clinical Trial [J]. Circulation, 2019, 140: 1779-1788.

［20］ HEEGER C H, RILLIG A, LIN T, et al. Feasibility and clinical efficacy of left atrial ablation for the treatment of atrial tachyarrhythmias in patients with left atrial appendage closure devices [J]. Heart Rhythm, 2015, 12 (7): 1524-1531.

［21］ ROMANOV A, POKUSHALOV E, ARTEMENKO S, et al. Does left atrial appendage closure improve the success of pulmonary vein isolation？Results of a randomized clinical trial [J]. J Interv Card Electrophysiol, 2015, 44: 9-16.

［22］ FENG X F, ZHANG P P, SUN J, et al. Feasibility and Safety of Left Atrial Appendage Closure Using the LAmbre Device in Patients with Nonvalvular Atrial Fibrillation With or Without Prior Catheter Ablation [J]. Int Heart J, 2019, 60 (1): 63-70.

［23］ 李晓枫, 夏雨, 刘俊, 等. 冷冻球囊消融联合左心耳封堵术治疗心房颤动的临床研究 [J]. 中华心律失常学杂志, 2019, 23 (3): 221-225.

［24］ REDDY V Y, SIEVERT H, HALPERIN J, et al. Percutaneous left atrial appendage closure vs warfarin for atrial fibrillation: a randomized clinical trial [J]. JAMA, 2014, 312 (19): 1988-1998.

［25］ CARLSON S K, DOSHI R N. Termination of anticoagulation therapy at 45 days after concomitant atrial fibrillation catheter ablation and left atrial appendage occlusion resulting in device-related thrombosis and stroke [J]. Heart Rhythm Case Rep, 2017, 3 (1): 18-21.

［26］ FAUCHIER L, CINAUD A, BRIGADEAU F, et al. Device-Related Thrombosis After Percutaneous Left Atrial Appendage Occlusion for Atrial Fibrillation [J]. J Am Coll Cardiol, 2018, 71 (14): 1528-1536.

［27］ CHEN M, WNAG Q, SUN J, et al. Double-blind, placebo-controlled randomised clinical trial to evaluate the effect of ASPIRIN discontinuation after left atrial appendage occlusion in atrial fibrillation: protocol of the ASPIRIN LAAO trial [J]. BMJ Open, 2021, 11: e044695.

［28］ WINTGENS L I S, KLAVER M N, SWAANS M J, et al. Left atrial catheter ablation in patients with previously implanted left atrial appendage closure devices [J]. Europace, 2019, 21 (3): 428-433.

［29］ MO B F, SUN J, ZHANG P P, et al. Combined therapy of catheter ablation and left atrial appendage closure for patients with atrial fibrillation: a case-control study [J]. J Interv Cardiol, 2020: 8615410.

［30］ JEEVANANTHAM V, NTIM W, NAVANEETHAN S D, et al. Meta-analysis of the effect of radiofrequency catheter ablation on left atrial size, volumes and function in patients with atrial fibrillation [J]. Am J Cardiol, 2010, 105 (9): 1317-1326.

［31］ LUANI B, GROSCHECK T, GENZ C, et al. Left atrial enlargement and clinical considerations in patients with or without a residual interatrial shunt after closure of the left atrial appendage with the WATCHMAN™-device [J]. BMC Cardiovasc Disord, 2017, 17 (1): 294.

［32］ LI Y G, GONG C Q, ZHAO M Z, et al. Determinants of postoperative left atrial structural reverse remodeling in patients undergoing combined catheter ablation of atrial fibrillation and left atrial appendage closure procedure [J]. J Cardiovasc Electrophysiol, 2019, 30 (10): 1868-1876.

［33］ KAWAKAMI H, NOLAN M T, PHILLIPS K, et al. Cost-effectiveness of combined catheter ablation and left atrial appendage closure for symptomatic atrial fibrillation in patients with high stroke and bleeding risk [J]. Am Heart J, 2021, 231: 110-120.

［34］ VELAGAPUDI P, TURAGAM M K, KOLTE D, et al. Intracardiac vs transesophageal echocardiography for percutaneous left atrial appendage occlusion: A meta-analysis [J]. J Cardiovasc Electrophysiol, 2019, 30 (4): 461-467.

COVID-19 与心律失常

【摘要】心律失常是新型冠状病毒肺炎（COVID-19）患者常见并发症之一，多见于重症病例，可导致不良预后。COVID-19 患者可合并多种心律失常，如窦性心动过速、心房颤动、房室阻滞甚至致命性室性心律失常。对于 COVID-19 患者，多种因素可能诱发心律失常。COVID-19 病程中心肌离子通道可能受到不利影响，导致心脏传导和复极异常。氯喹、羟氯喹和阿奇霉素可能诱发 QTc 间期延长，具有潜在促心律失常作用。因此，连续心电图监测，准确及时识别心律失常并给予恰当的治疗措施十分重要。

【关键词】新型冠状病毒肺炎；心律失常；心血管疾病；心脏损伤

新型冠状病毒肺炎（corona virus disease-19，COVID-19）是由一种新型 β 冠状病毒感染而导致的急性呼吸道传染病。虽然 COVID-19 主要表现为呼吸系统症状，但其心血管并发症在最早的 COVID-19 病例中已有报道。COVID-19 可导致心脏损伤，并与疾病严重程度及预后有关。COVID-19 相关心脏损伤可表现为包括心律失常在内的多种并发症。据统计，约 10.3%COVID-19 患者合并心律失常，其中包括致命性室性心律失常（ventricular arrhythmias，VAs）。入住重症监护室（intensive care unit，ICU）的 COVID-19 患者心律失常发生率更高，约 44%。此外，纳入 23 项研究共 4 631 例 COVID-19 患者的荟萃分析发现，COVID-19 合并新发心律失常患者病情较重或收治 ICU 的风险更高（RR=13.09，95% CI 7.00~24.47，P<0.001）。心律失常可能是新型冠状病毒感染的直接后果，也可能继发于全身合并疾病和药物不良反应。因此，全面了解 COVID-19 合并心律失常对于改善临床预后至关重要，本文旨在对 COVID-19 合并心律失常的机制及治疗策略进行汇总，以期对 COVID-19 患者进行全面评估，有助于改善临床预后。

一、快速型心律失常

据统计，COVID-19 患者最常见的心律失常是室上性心律失常（6.2%），其次是室性心律失常（2.5%）。窦性心动过速在 COVID-19 患者中很常见，且心率与体温上升不成比例。重症监护室接受治疗的 COVID-19 患者的心率比普通病房患者更快，死亡患者入院心率比存活患者更快。

COVID-19 合并快速型房性心律失常发生率约 7%，常见于危重型患者，通常伴有血流动力学不稳定。另一项美国心律学会（HRS）发起的在线调查表明，心房颤动（atrial fibrillation，AF）是 COVID-19 患者最常见的快速型心律失常（21%）。COVID-19 住院患者中约 13% 发作 AF/ 心房扑动（atrial flutter，AFL），其中 4% 为新发，其发病率与普通流感患者相似，新发 AF/AFL 患者炎症因子水平更高（IL-6：93pg/ml $vs.$ 68pg/ml，P<0.01）。由此可见，房性心律失常并不是 COVID-19 的特异性表现，更可能继发于严重病毒感染后的全身炎症反应。Spinoni 等的研究发现，与既往 AF 病史患者相比，新发 AF 患者住院死亡率（49.1% $vs.$ 36.7%）、心源性死亡率（14.6% $vs.$ 5.1%）和严重急性呼吸窘迫综合征发生率（49.1% $vs.$ 29.7%）均有所增加，AF 是全因死亡（OR=2.44，95% CI 1.18~5.07，P=0.016）和心源性死亡（OR=3.2，95% CI 1.2~9.5，P=0.03）的独立预测因子，随后的两项研究也得出相似结论。

COVID-19 还可能增加室性快速型心律失常发生风险。据报道,COVID-19 患者在院期间室性心动过速(ventricular tachycardia,VT)或心室颤动(ventricular fibrillation,VF)发生率为 5.9%。与存活出院患者比较,死亡患者 VT/VF 发生率明显更高(11% *vs.* 1%)。非持续性室性心动过速(nonsustained ventricular tachycardia,NSVT)是入住 ICU 的独立危险因素。此外,COVID-19 患者 QTc 间期延长是一个临床上值得关注的问题,这很大程度上与患者使用导致复极延迟的药物有关。最新数据表明,30% 接受羟氯喹(hydroxychloroquine,HCQ)联合阿奇霉素(azithromycin,AZ)治疗的 COVID-19 患者的 QTc 间期延长 40 毫秒,11%~12.3% 的患者 QTc > 500 毫秒,这可能增加致命性尖端扭转型室性心动过速(torsade de pointes,TdP)风险,但目前尚无 HCQ/AZ 直接导致 TdP 的报道。

二、缓慢型心律失常

22.6% 的 COVID-19 患者病程中可能出现缓慢性心律失常,其中房室阻滞发生率约 11.8%,可能发生完全性房室阻滞,甚至心搏骤停(5.7%)。心搏骤停与住院期间死亡风险增加有关(OR=20.47,95% CI 5.19~80.69)。重症患者的缓慢型心律失常发生率显著高于轻症患者(33.3% *vs.* 12.2%,P=0.006)。与其他地区相比,亚洲患者快速型心律失常发生率较低,而缓慢型心律失常负担更重(亚洲 43.2%,欧洲 18.8%,北美洲 20.6%,南美洲 22%),但导致这种区域差异的原因尚不明确。一项来自意大利的研究报道,自 COVID-19 暴发以来,相比于 2019 年,伦巴第地区院外心搏骤停例数比 2019 年增加 133 例(共计 362 例),且与 COVID-19 累积发病率密切相关,其中 103 例疑似或确诊为 COVID-19,占 2020 全年院外心搏骤停增加病例的 77.4%。此外,McCullough 等发现,右束支阻滞或室内阻滞也增加 COVID-19 患者的死亡风险(OR=2.61,95% CI 1.32~5.18,P=0.002)。

Hu 等发现,大约 1/3 的重症 COVID-19 患者出现窦性心动过缓,这些患者并没有表现出暴发性心肌炎和急性心肌梗死的临床特征,病毒对窦房结及传导系统的抑制作用可能是缓慢型心律失常的主要原因。COVID-19 患者的相对心动过缓(relative bradycardia,RB)鲜有报道,RB 是指与体温升高不相称的慢心率,41.6% 的 COVID-19 患者存在 RB,但其并不影响疾病严重程度及临床结局。相反,RB 患者出现重症病程及使用托珠单抗或 HCQ 的比例较低,因此,RB 与临床预后的关系目前尚不清楚,值得进一步研究。

目前,COVID-19 合并心律失常的研究数据相对有限,不同研究之间各种心律失常报告率存在差异。这可能与不同研究入选病例的特征、地域和样本量差异有关,另外缺乏连续心电图监测也影响心律失常报告率。显然,单次心电图评估是不全面的,需要动态心电图监测来识别心律失常类型。现有数据表明,COVID-19 临床病程发展迅速,住院期间检测到心律失常可作为疾病严重程度的预测指标。出现严重心律失常,如传导阻滞、QTc 延长和室性心律失常,可能预示预后不良。因此,建议临床医生结合心脏损伤标志物、心电图动态演变和心脏影像学全面评估,并警惕致命的电风暴。

三、机制

对于 COVID-19 患者而言,多种机制可能诱发心律失常。首先,新型冠状病毒(novel severe acute respiratory syndrome coronavirus 2,SARS-CoV-2)可能直接导致心肌细胞损伤,据统计,19.7%~27.8% 的 COVID-19 患者存在心脏损伤。一旦发生心脏损伤,心律失常的发生率可能显著增加。此外,SARS-COV-2 通过结合细胞膜上 ACE2 受体后进入宿主细胞,这一过程是通过跨膜丝氨酸蛋白酶2(TMPRSS2)的膜结合蛋白酶活化病毒S蛋白介导。一旦进入宿主细胞,病毒使用诸多宿主分子机制复制,例如 NF-κB 途径。活化 NF-κB 可以影响快速瞬时外向钾电流(Ito,f)的成孔亚单位 mRNA 表达,通过影响动作电位来诱发心律失常。此外,也不应忽视病毒通过 ACE2 对包括窦房结在内的心脏神经传导系统活性可能存在抑制作用。其次,SARS-COV-2 可能诱发细胞死亡。最近研究表明,人胆管上皮细胞感染 SARS-COV-2 后,与细胞死亡正向调节相关的基因如 CD40、CARD8 和 STK4 的表达显著上调,从而诱导细胞死亡。故可推测,类似机制可能在心肌细胞中起作用,心肌损伤可能表现为心肌炎,并可能通过诱发电生理异常而诱发心律失常。

COVID-19 患者可能存在凝血和纤溶异常,多表现为高凝状态,可能出现血栓栓塞并发症,如动静脉血栓形成,甚至弥散性血管内凝血。高凝状态对心脏的影响如急性冠脉综合征,可导致心肌缺血、缺氧,进而出现心脏电生理异常。已有报道 COVID-19 合并心肌梗死后的恶性心律失常。此外,也有病例报道肺栓塞导致血流动力学不稳定进而迅速进展为心搏骤停。

氯喹(chloroquine,CQ)和 HCQ 作为抗疟药,都在溶酶体中积累,直接抑制磷脂酶活性,诱导胞质包涵体形成,增加溶酶体的酸碱度,从而导致蛋白质失活。由于以上特性,CQ 和 HCQ 与药物诱导房性与室性心律失常有关,甚至可导致 TdP 和以心源性猝死为表现的多形性室速。此外,炎症状态、低氧、电解质异常、久坐和压力都可能增加心律失常负担。

四、预防、诊断与治疗

COVID-19 合并心律失常的预防与治疗应首先优化支持治疗,包括卧床休息、维持水和电解质平衡、退烧药物治疗或物理降温、吸氧及必要时无创或有创呼吸机支持。考虑到 QTc 延长增加 TdP 风险可能威胁生命,应停止不必要的药物治疗,如 HCQ/CQ 联合阿奇霉素,即使是在危重症患者中使用 HCQ/CQ 与阿奇霉素的联合疗法也必须权衡风险。若这种联合用药是必要的,则应严密监测 QTc 间期,若 QTc 间期延长,则建议使用钠通道阻滞剂,如美西律。全程监测电解质、心率和 QTc 间期,可保驾这些药物的使用。

对于窦性心动过速患者,地尔硫䓬或伊伐布雷定可用于心率控制。对于患有房性早搏或无器质性心脏疾病的心动过速患者,应首先考虑使用地尔硫䓬、普罗帕酮或维拉帕米。β 受体阻滞剂可导致支气管平滑肌痉挛,并诱发哮喘等不良反应,应慎用于 COVID-19 合并窦性或房性心动过速者。兰地洛尔作为高选择性 β_1 受体阻滞剂,用于心功能正常合并 AF 的 COVID-19 患者心率控制是安全的。如果患者出现持续性 VT,可静脉应用胺碘酮和其他抗心律失常药物,必要时电除颤。如果发生 VF,应立即进行心肺复苏和除颤。如果患者出现严重的心动过缓导致头晕、黑矇、晕厥等症状,可给予阿托品、异丙肾上腺素等药物增加心率或植入临时起搏器。在继续提供紧急心脏干预措施的同时,合理使用个人防护装备十分必要,充分的防护是 COVID-19 诊疗的基石。

五、结论

COVID-19 对全球数百万人的生活产生深远影响。心律失常是住院 COVID-19 患者常见并发症之一,是预后不良的重要标志,电生理医生应参与 COVID-19 患者,特别是重症患者的管理和决策。建议临床医生将监测心律作为 COVID-19 患者常规管理的一部分,并及时给予恰当的治疗措施,早期诊断和及时治疗对降低患者死亡率至关重要。

(王玥莹 鲁志兵 刘 彤)

参考文献

［1］ WANG D, HU B, HU C, et al. Clinical Characteristics of 138 Hospitalized Patients With 2019 Novel Coronavirus-Infected Pneumonia in Wuhan, China [J]. JAMA, 2020, 323 (11): 1061-1069.

［2］ HUANG C, WANG Y, LI X, et al. Clinical features of patients infected with 2019 novel coronavirus in Wuhan, China [J]. Lancet, 2020, 395 (10223): 497-506.

［3］ 陈晨, 陈琛, 严江涛, 等. 新型冠状病毒肺炎危重症患者心肌损伤及患有心血管基础疾病的情况分析 [J]. 中华心血管病杂志, 2020 (00): E8.

［4］ 王朗, 何文博, 余小梅, 等. 心肌损伤对新型冠状病毒肺炎患者临床预后的影响 [J]. 中华心血管病杂志, 2020 (00): E15.

［5］ GUO T, FAN Y, CHEN M, et al. Cardiovascular Implications of Fatal Outcomes of Patients With Coronavirus Disease 2019 (COVID-19)[J]. JAMA Cardiol, 2020, 5 (7): 811-818.

［6］ SHI S, QIN M, SHEN B, et al. Association of Cardiac Injury With Mortality in Hospitalized Patients With COVID-19 in Wuhan, China [J]. JAMA Cardiol, 2020, 5 (7): 802-810.

［7］ GARCIA-ZAMORA S, LEE S, HASEEB S, et al. Arrhythmias and Electrocardiographic findings in Coronavirus disease 2019: a systematic review and meta-analysis [J]. Pacing Clin Electrophysiol, 2021.

［8］ BHATLA A, MAYER M M, ADUSUMALLI S, et al. COVID-19 and cardiac arrhythmias [J]. Heart Rhythm, 2020, 17 (9): 1439-1444.

［9］ LI X, PAN X, LI Y, et al. Cardiac injury associated with severe disease or ICU admission and death in hospitalized patients with COVID-19: a meta-analysis and systematic review [J]. Crit Care, 2020, 24 (1): 468.

［10］ CHEN Q, XU L, DAI Y, et al. Cardiovascular manifestations in severe and critical patients with COVID-19 [J]. Clin Cardiol, 2020, 43 (7): 796-802.

［11］ GOPINATHANNAIR R, MERCHANT F M, LAKKIREDDY D R, et al. COVID-19 and cardiac arrhythmias: a global perspective on arrhythmia characteristics and management strategies [J]. J Interv Card Electrophysiol, 2020, 59 (2): 329-336.

［12］ SPINONI E G, MENNUNI M, ROGNONI A, et al. Contribution of Atrial Fibrillation to In-Hospital Mortality in Patients With COVID-19 [J]. Circ Arrhythm Electrophysiol, 2021, 14 (2): e9375.

［13］ ANTWI-AMOABENG D, BEUTLER B D, SINGH S, et al. Association between electrocardiographic features and mortality in COVID-19 patients [J]. Ann Noninvasive Electrocardiol, 2021: e12833.

［14］ ÖZDEMIR O H, ÖZLEK B, ÇETIN N. Permanent atrial fibrillation portends poor outcomes in hospitalized patients with COVID-19: A retrospective observational study [J]. J Electrocardiol, 2021, 65: 113-120.

［15］ TURAGAM M K, MUSIKANTOW D, GOLDMAN M E, et al. Malignant Arrhythmias in Patients With COVID-19: Incidence, Mechanisms, and Outcomes [J]. Circ Arrhythm Electrophysiol, 2020, 13 (11): e8920.

［16］ CHORIN E, WADHWANI L, MAGNANI S, et al. QT interval prolongation and torsade de pointes in patients with COVID-19 treated with hydroxychloroquine/azithromycin [J]. Heart Rhythm, 2020, 17 (9): 1425-1433.

［17］ COROMILAS E J, KOCHAV S, GOLDENTHAL I, et al. Worldwide Survey of COVID-19-Associated Arrhythmias [J]. Circ Arrhythm Electrophysiol, 2021, 14 (3): e9458.

［18］ AZARKISH M, LALEH F V, ESLAMI M, et al. Transient complete heart block in a patient with critical COVID-19 [J]. Eur Heart J, 2020, 41 (22): 2131.

［19］ EL-ASSAAD I, HOOD-PISHCHANY M I, KHEIR J, et al. Complete Heart Block, Severe Ventricular Dysfunction, and Myocardial Inflammation in a Child With COVID-19 Infection [J]. JACC Case Rep, 2020, 2 (9): 1351-1355.

［20］ KIM I C, KIM J Y, KIM H A, et al. COVID-19-related myocarditis in a 21-year-old female patient [J]. Eur Heart J, 2020, 41 (19): 1859.

［21］ KUNUTSOR S K, LAUKKANEN J A. Cardiovascular complications in COVID-19: A systematic review and meta-analysis [J]. J Infect, 2020, 81 (2): e139-e141.

［22］ 万菁菁, 何勃, 尹岚, 等. 新型冠状病毒肺炎住院患者心电图表现分析 [J]. 中华心律失常学杂志, 2020 (6): 576-580.

［23］ BALDI E, SECHI G M, MARE C, et al. Out-of-Hospital Cardiac Arrest during the Covid-19 Outbreak in Italy [J]. N Engl J Med, 2020, 383 (5): 496-498.

［24］ MCCULLOUGH S A, GOYAL P, KRISHNAN U, et al. Electrocardiographic Findings in Coronavirus Disease-19: Insights on Mortality and Underlying Myocardial Processes [J]. J Card Fail, 2020, 26 (7): 626-632.

［25］ HU L, GONG L, JIANG Z, et al. Clinical analysis of sinus bradycardia in patients with severe COVID-19 pneumonia [J]. Crit Care, 2020, 24 (1): 257.

［26］ CAPOFERRI G, OSTHOFF M, EGLI A, et al. Relative bradycardia in patients with COVID-19 [J]. Clin Microbiol Infect, 2021, 27 (2): 295-296.

［27］ OLIVA A, FRANCHI C, GATTO M C, et al. Prevalence and clinical significance of relative bradycardia at hospital admission in patients with coronavirus disease 2019 (COVID-19)[J]. Clin Microbiol Infect, 2021.

［28］ BANGALORE S, SHARMA A, SLOTWINER A, et al. ST-Segment Elevation in Patients with Covid-19-A Case Series [J]. N Engl J Med, 2020.

［29］ ÖZDEMIR O H, ÖZLEK B, ÖZEN M B, et al. Hydroxychloroquine/azithromycin treatment, QT interval and ventricular arrhythmias in hospitalised patients with COVID-19 [J]. Int J Clin Pract, 2021, 75 (2): e13896.

［30］ CREEL-BULOS C, HOCKSTEIN M, AMIN N, et al. Acute Cor Pulmonale in Critically Ill Patients with Covid-19 [J]. N Engl J Med, 2020, 382 (21): e70.

［31］ HARIRI G, URBINA T, MAZERAND S, et al. Rate control in atrial fibrillation using Landiolol is safe in critically ill Covid-19 patients [J]. Crit Care, 2021, 25 (1): 33.

［32］ WANG Y, WANG Z, TSE G, et al. Cardiac arrhythmias in patients with COVID-19 [J]. J Arrhythm, 2020, 36 (5): 827-836.

房颤射频消融术后窦房结动脉损伤 1 例

一、病史摘要

患者男性,49 岁,以"发现房颤 8 年,房颤射频消融术后 3 年,发作性心悸 3 年"为主诉入院。患者 8 年前体检发现房颤,3 年前于我院行持续性心房颤动射频消融术,术后恢复窦性心律。出院后反复发作心悸,心电图示阵发房颤、房速。先后规律使用普罗帕酮、倍他乐克,症状无缓解。2021 年 3 月 18 日为行房颤二次射频消融术收入我院。

既往高脂血症病史 3 年。

二、体格检查

体温 36.4℃,脉搏 80 次 /min,呼吸 15 次 /min,血压 114/77mmHg。无异常体征。

三、辅助检查

1. 超声心动图　左房扩大。
2. 心电图　窦性心律,心率 83 次 /min(图 1)。
3. 动态心电图(2020 年 12 月外院)　阵发房颤、房速。窦性心律下最慢心率 42 次 /min,最快心率 88 次 /min,平均心率 58 次 /min。

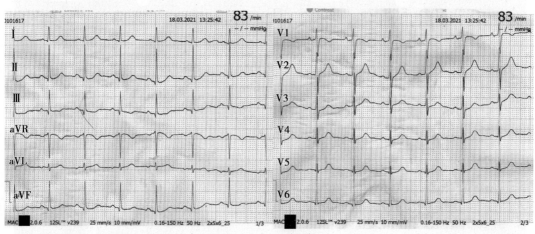

图 1　患者入院心电图

四、入院诊断

阵发性心房颤动(CHA_2DS_2-VASc=0 分,HASBLED=0 分);房性心动过速;房颤射频消融术后;高脂血症。

五、消融经过

(一)第一次消融(2018 年)

行 2C3L 房颤消融术式。各消融线验证阻滞。

(二)本次消融

标测提示左肺静脉传导未恢复、右肺静脉电传导恢复且激动较快,行右肺静脉前庭消融并于 RSPV 前上补点房颤终止且右肺静脉隔离,但仍有频发房早,行激动标测示左房底部邻近卵圆窝处最早,该处放电房早消失。

验证 MAI、CTI、顶部线传导均未恢复。标测膈神经中自发房颤,见 SVC 内激动早且快速,隔离 SVC,房颤仍未终止但 CS 电位规则程度较前增加,消融右侧间隔对应房间沟处房颤终止,变为稳定窦律,心率约 70 次 /min(图 2,彩图见二维码 10),于终止房颤部位附近巩固消融时变为交界心律(图 3,彩图见二维码 11)。静点异丙肾上腺素并 CS9-0 burst 刺激诱发不持续房颤,持续约 10 秒自行终止,变为窦性心律,心率 50~60 次 /min(图 4,彩图见二维码 12),于左房对应右房间隔先前消融终止处巩固消融时再次变为交界心律,心率 50~60 次 /min(图 5,彩图见二维码 13)。

六、诊疗思路

(一)病例特点

患者中年男性,房颤射频消融术中急性窦房结功能障碍。既往患者窦房结功能正常,入院心电图提示窦性心律。术后患者心电图提示交界性心律(图 6)。

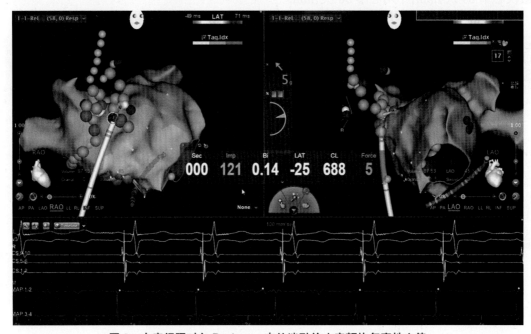

图 2　右房间隔对向 Bachman 束处消融终止房颤恢复窦性心律

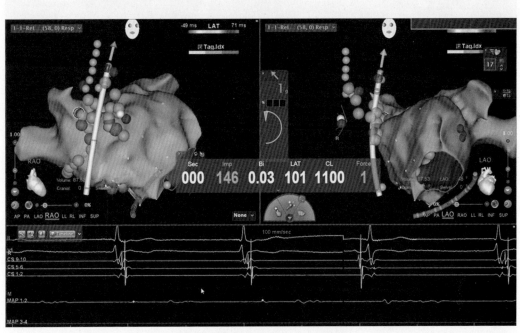

图 3　窦性心律变慢并变为交界律

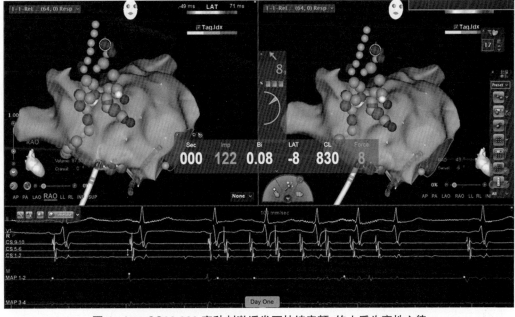

图 4　Iso+CS90 200 毫秒刺激诱发不持续房颤,终止后为窦性心律

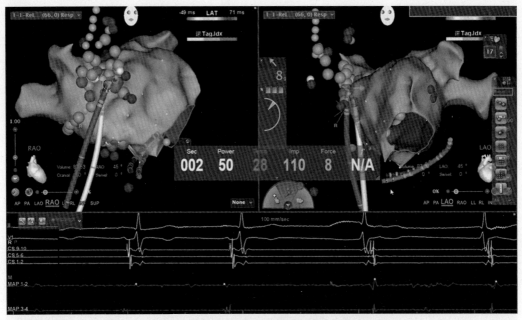

图 5　左房对应 Bachman 束处消融中由窦性心律变为交界律

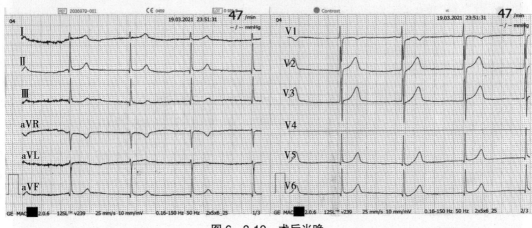

图 6　3-19　术后当晚

　　进一步完善冠状动脉 CTA 检查：患者存在由左回旋支发出的走行于左房前壁的窦房结动脉（图 7~图 9）。

　　（二）诊断与鉴别诊断

　　1. 诊断　房颤射频消融术中窦房结动脉损伤（图 10）。

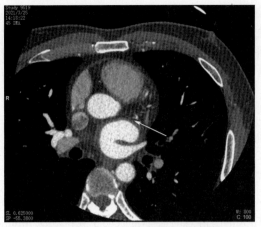
图 7　橙色箭头所标识为窦房结动脉

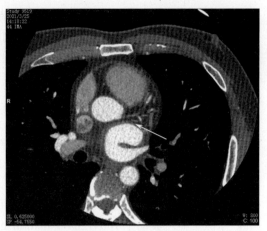
图 8　橙色箭头所标识为窦房结动脉

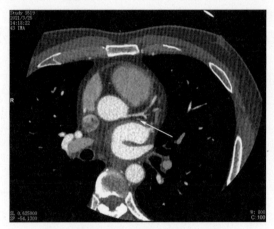
图 9　橙色箭头所标识为窦房结动脉

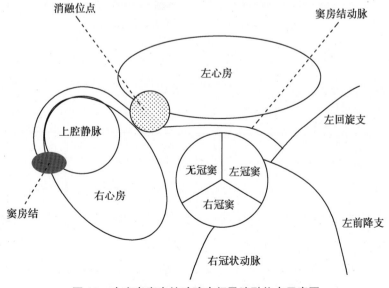
图 10　本患者窦房结动脉走行及消融位点示意图

2. 鉴别诊断　房颤射频消融术中窦房结直接消融损伤：本患者术中行上腔静脉隔离，存在窦房结直接消融损伤可能。依据我科消融规范及术中所见，上腔静脉游离壁侧消融靶点为上腔静脉深处，远离窦房结解剖位置。此外，术中上腔静脉隔离完成后继续消融右房间隔，后房颤律转变为窦性心律，与窦房结直接损伤的即刻反应不符。因此，排除窦房结直接消融损伤可能。

（三）治疗方案

术后给予患者心电监护、抗凝、PPI、降脂药物治疗，未给予特殊治疗。

七、患者转归

1. 术后 1~10 天，患者自觉心搏加重，间断心悸，多发生于夜间，数分钟可自行缓解。无黑矇、晕厥。血压波动于 100~120/60~80mmHg，白天清醒静息时心率常波动于 45~55 次 /min。多次心电图均示交界性心律，无窦性心律（图 11，图 12）。

2. 术后 11~15 天，心电图示窦性心律、交界性心律交替出现。心悸较前缓解（图 13）。

3. 术后 16 天，心电图示稳定窦性心律。无不适症状（图 14）。

4. 出院后给予患者抗凝、PPI、降脂药物治疗。建议每月复查 24 小时动态心电图。

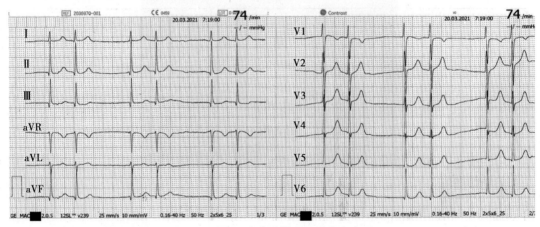

图 11　3 月 20 日术后第 1 天患者心电图

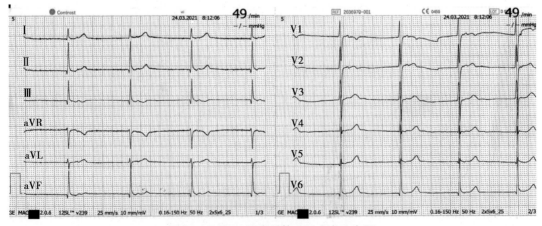

图 12　3 月 24 日术后第 5 天患者心电图

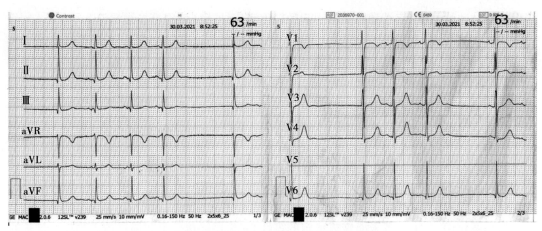

图 13　3 月 30 日术后第 11 天患者心电图

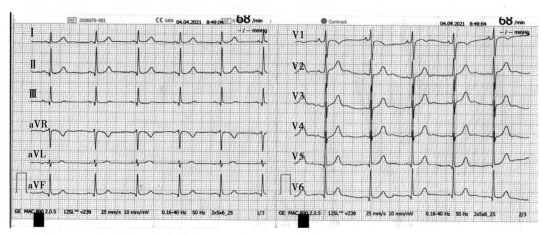

图 14　4 月 4 日术后第 16 天患者心电图

八、讨论

该患者术前窦房结功能正常,在房颤射频消融术中,消融左侧房间隔对应 Bachman 束处时出现急性窦房结功能障碍,术后冠脉 CTA 提示患者窦房结动脉起源于左回旋支,走行于左房前壁,与术中消融靶点相符,因此,此患者房颤射频消融术中窦房结动脉损伤可能性大,术后 11 天恢复窦性心律。

窦房结动脉起源不定。Cezlan 等通过对 400 名患者行冠脉 CTA 发现,4.2% 患者存在 2 支窦房结动脉。其余 95.8% 的患者仅存在 1 支窦房结动脉。其中 58.2% 患者窦房结动脉起源于右冠状动脉,37.2% 患者起源于左回旋支,另有 1 例患者起源于主动脉。当窦房结动脉起源于左回旋支时,窦房结动脉通常是左房前动脉的分支,起源于左回旋支近端,从左心耳右侧通过,走行于左心房前壁,直达右心房,终止于窦房结区域。这一起源及走行位置为射频消融中窦房结动脉损伤的解剖基础。

既往研究提示,超过 30% 患者的窦房结动脉起源于回旋支,且走行与房颤环肺静脉消融路径存在交叉可能,但既往相关报道及病例极少,可能原因如下:①经过环肺静脉消融区域的窦房结动脉比例不高;②动脉血流的对流散热效应减轻了血管损伤;③部分患者存在多支窦房结动脉；④窦房结动脉损伤引起的轻度窦房结功能障碍可能被漏诊。

既往研究发现，房颤射频消融术中窦房结动脉损伤致窦房结急性功能障碍的概率为0.07%。Hai 等报道了一例房颤射频消融相关窦房结功能障碍，经消融前后冠脉 CTA 证实为窦房结动脉损伤。此后 Kitamura 等报道了经消融前后冠脉造影证实的窦房结动脉损伤，进一步明确了这种可能。Sohns 等报道 1 例患者在仅进行了环肺静脉消融后便出现急性窦房结功能障碍，术后心脏磁共振提示窦房结区域存在水肿，这种对窦房结的间接消融损伤也提示了窦房结动脉损伤的可能。国外已先后报道 10 余例确诊或可疑射频消融术中窦房结动脉损伤致窦房结功能障碍病例，在进行了冠脉影像学检查的患者中，10 例病例中 8 例病例的窦房结动脉起源于左回旋支，且相对应的术中损伤相关消融靶点位于右上肺静脉外侧的左房前上部或上腔静脉与右房间隔侧交界处。

既往案例中，不少患者未能恢复稳定的窦性心律，最终接受了起搏器植入治疗。最长的恢复时间为 13 天。本例患者于术后第 11 天恢复窦性心律，术后第 16 天恢复为稳定的窦性心律。部分患者窦房结动脉损伤引起的窦房结功能障碍可逆，可能原因如下：①双侧冠脉均存在潜在窦房结供血能力，在窦房结动脉受损后存在形成侧枝循环的可能；②与心肌细胞相比，窦房结细胞更耐受缺血，可能窦房结可直接依赖右心房腔内血液工作；③部分窦房结动脉存在与对侧冠脉或心房深部动脉间的细小交通支。鉴于窦房结功能存在恢复可能，应避免过早给予起搏器植入治疗。

九、病例总结

窦房结动脉损伤为房颤射频消融术少见并发症，常见于特定的消融靶点与窦房结动脉解剖走向。电生理术者应对这一并发症有所了解。面对射频消融术中或术后的窦房结功能障碍，应考虑到窦房结动脉损伤的可能。对于窦房结动脉损伤引起的窦房结功能障碍，最佳的起搏器植入时机尚无定论，应适当延长观察时长，避免不必要的起搏器植入。

（崔亦锴　蒋晨曦　贾长琪）

参考文献

［1］CEZLAN T, SENTURK S, KARCAALTıNCABA M, et al. Multidetector ct imaging of arterial supply to sinuatrial and atrioventricular nodes [J]. Surg Radiol Anat, 2012, 34 (4): 357-365.

［2］CHUGH A, MAKKAR A, YEN HO S, et al. Manifestations of coronary arterial injury during catheter ablation of atrial fibrillation and related arrhythmias [J]. Heart Rhythm, 2013, 10 (11): 1638-1645.

［3］苏越，孙劲禹，张常莹，等. 心房颤动环肺静脉电隔离与窦房结动脉损伤的研究进展 [J]. 中华心血管病杂志，2021, 49 (3): 298-302.

［4］HAI J J, MULPURU S K, WILLIAMSON E E, et al. Sinus nodal dysfunction after left atrial flutter ablation: A preventable complication [J]. Circ Arrhythm Electrophysiol, 2014, 7 (2): 360-361.

［5］KITAMURA T, FUKAMIZU S, ARAI K, et al. Transient sinus node dysfunction following sinus node artery occlusion due to radiofrequency catheter ablation of the septal superior vena cava-right atrium junction [J]. J Electrocardiol, 2016, 49 (1): 18-22.

［6］SOHNS C, STAAB W, O'NEILL M, et al. Reversible sinus node injury during circumferential pulmonary vein ablation [J]. Clin Res Cardiol, 2016, 105 (11): 968-970.

［7］ BARRA S, GOPALAN D, BARAN J, et al. Acute and sub-acute sinus node dysfunction following pulmonary vein isolation: A case series [J]. Eur Heart J Case Rep, 2018, 2 (1): ytx020.

［8］ MCALPINE W A. Heart and coronary arteries [M]. Berlin Heidelberg New York: Springer-Verlag, 1975.

［9］ KAWASHIMA T, SASAKI H. The morphological significance of the human sinuatrial nodal branch (artery) [J]. Heart Vessels, 2003, 18 (4): 213-219.

无导线心脏起搏器介绍及患者选择

缓慢性心律失常非常常见,特别是在中老年患者及合并器质性心脏病的患者中。严重缓慢性心律失常主要包括病态窦房结综合征及房室传导阻滞,可以导致患者出现头昏、乏力、心悸、气促、黑矇、晕厥等症状,甚至危及患者的生命。临床上伴有症状或者有危险的缓慢性心律失常,在排除急性可逆因素以后,一般常规建议永久心脏起搏器植入。1958 年首例人体永久心脏起搏器植入以来,起搏各项技术及器械均得到了长足进步,起搏器可以提供非常接近正常频率、激动顺序、正常变化规律的起搏治疗。起搏功能稳定可靠,起搏器平均寿命超过 10 年,还具有心律、心功能、起搏器工作状态监测及记录的功能。永久心脏起搏器已经成为治疗慢性缓慢性心律失常的唯一可靠的方法,可以起到改善症状、提高生活质量和延长寿命的作用。1971 年中国首例永久心脏起搏器植入,目前全国每年植入起搏器接近 100 000 台,植入中心超过 1 500 家。

传统起搏器主要由起搏器(又称脉冲发生器)及电极导线两部分组成。起搏器一般植入到胸前皮下,经静脉将导线送至心脏,直接固定在心房或心室肌上面。永久心脏起搏器手术安全,严重并发症较少,但是部分患者可能发生导线及囊袋相关的并发症。最严重的并发症之一是起搏器囊袋溃破伴感染,如果不完整移除植入系统,一般会迁延不愈,且容易转变为感染性心内膜炎。囊袋溃破感染及感染性心内膜炎可以发生在起搏器植入术后任何时间。发生率高达 1%~4%。一旦发生起搏器囊袋溃破感染和 / 或感染性心内膜炎,往往必须拔除起搏器及电极导线。而拔除电极导线拔除技术要求高、费用昂贵、严重并发症风险较高,甚至有多个报道成功电极导线拔除后期死亡率也远远超过对照组。对于起搏器植入患者,多种因素都会增加起搏系统感染的风险,例如二次更换、糖尿病、肾功能不全等等,这类患者在选择起搏器时,都必须考虑植入后感染的可能性。除了感染以外,还有其他导线相关的并发症,比如电极脱位、穿孔、心包填塞、气胸、三尖瓣反流、血栓形成、血管闭塞、导线磨损甚至断裂等,处理起来都比较困难,风险较高。

囊袋及导线相关并发症成了传统起搏器植入的致命弱点,医生可以尽量减少但不可能完全避免其发生。无导线起搏器可以经股静脉直接植入右心室,无需囊袋,无电极导线,彻底避免了囊袋及导线相关的并发症。40 年前就已经有微型无导线起搏器相关报道,但随着整个工业技术的进步,特别是芯片微小化和电池化学结构的发展,在进入 21 世纪以后才逐渐变为现实。多个起搏器公司均在研发微型无导线心脏起搏器,相对最成熟并已经在全球上市的 Micra 无导线起搏器,又称经导管心脏起搏系统(Micra Transcatheter Pacing System)。2013 年 12 月,Micra 上市前临床正式开始,第一台 Micra 无导线起搏器在奥地利植入,并迅速在全球进行研究及临床应用。2015 年和 2016 年,Micra 分别获得了欧盟以及美国的上市许可。2019 年底在中国正式上市,迄今 300 余家医院共植入了约 2 000 例,我们医院已经成功植入 100 余例,年龄最小为 14 岁,最大为 99 岁,多数合并多种合并症或全身衰竭,无严重并发症发生。

一、无导线起搏器简介

Micra 无导线起搏器是一个类似"胶囊"的装置,重 2g,长度 25.9mm,直径 21Fr,体积约为 1cm³。Micra 具有独特的固定机制,靠 4 个镍钛诺记忆金属小爪将装置固定到室壁心肌上。每个固定翼可提供 8 倍导致其脱落的力量,在实际植入中,要求至少 2 个固定翼固定到心肌上。此外,Micra 尾端还有一个可供取出的回收部件,在植入释放后,还可以通过圈套器将去取出。Micra 的植入流程和普通起搏器完全不同,其大致的植入流程包含以下几步:①静脉通路的建立:股静脉穿刺及超硬导丝的导入;② Micra 传送鞘管的导入至心房中部,Micra 传送鞘管外径为 27Fr,需逐步扩张后,沿超硬导丝导入;③ Micra 递送系统经传送鞘管到达心房后,跨过三尖瓣并定位于心室间隔部位;④ LAO 和 RAO 造影确认在右心室间隔部位;⑤ Micra 无导线起搏器的释放;⑥牵拉试验:牵拉尾端拴绳,影像学要求至少 2 个勾齿发生形变;⑦电学参数的测试;⑧剪断并移除拴绳;⑨移除递送系统和传送鞘管。如果电学参数位置不好或者仅有 0~1 个勾齿勾住心肌,则需要回收后再次定位释放(图 1)。

Nanostim(现已该名为 Aveir)起搏器长 42mm,最大直径为 5.99mm。其远端具备不可伸缩的单圈(旋入式)螺旋,将 Nanostim 固定到心内膜上,类似于传统主动固定电极的固定方式,其固定装置在组织中的最大穿透深度为 1.3mm。Nanostim 的植入方式为:①在股静脉(最常见的是右侧股静脉)中置入 30cm 的 18Fr 鞘管;②将可调弯递送导管送到右心室(RV)心尖不;③将装置定位后,回撤套管,将 NanoStim 植入心内膜(旋转固定螺旋);④体外通过程控仪测试电学参数;⑤若电学参数理想,撤除递送系统;⑥如果位置不理想,则可以重新接合、松开螺丝和重新定位 Nanostim。该系统还包括单环或三环圈套器回收导管,如果需要取出 Nanostim,这个导管将其回收(图 2)。

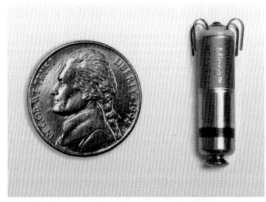

图 1 Micra VR 无导线起搏器

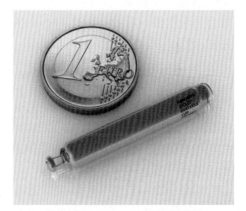

图 2 NanoStim 无导线起搏器

Micra VR 无导线起搏器和 Nanostim 无导线起搏器在多个方面有所不同。

1. Micra VR 无导线起搏器直径更粗,但是长度更短。

2. Micra VR 固定方式主要采用记忆金属的勾齿;Nanostim 的固定方式更像传统的主动固定螺旋电极;后续研发的无导线起搏器 Empower 也采用了类似勾齿的设计。

3. Micra VR 无导线起搏器采用三轴加速度传感器来实现频率适应,而 Nanostim 则采用温度传感器实现频率试验。

目前 Micra 无导线起搏器已经在全球累积植入超过 100 000 台;Nanostim 由于电池及

回收部件,在电池和电极体重新设计后(变短,但是变粗),已经在加拿大、美国、英国等多个中心开展上市前临床试验的评估(图3)。

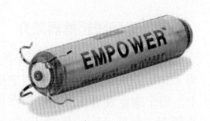

图 3　Empower 无导线起搏器

二、无导线起搏器临床证据

Nanostim 和 Micra 无导线起搏器上市前的全球多中心研究相继在新英格兰医学杂志发表,证明了无导线起搏器可以起搏功能稳定、可靠,且安全性显著好于传统起搏器。Micra IDE 临床试验(Micra 上市前临床试验) 累计入组 726 名起搏适应证患者,手术的成功率超过了 99%,其并发症的发生率比传统起搏器的历史对照降低 48%。多个国际注册研究进一步证明了 Micra 无导线起搏器的有效性和安全性。特别是在 Micra PAS 临床试验(Micra 注册后观察研究)中,由于改进了植入方法和流程,将无导线起搏器植入在心室间隔部,无导线起搏器在急性期内并发症发生率大大降低。2018 年在中国也进行了上市前的非常严格的多中心前瞻性研究,植入成功率和并发症发生率结果与国外研究非常相似。Micra 无导线起搏器中国上市前临床试验在国内 7 家中心进行,总计入组 82 名中国患者。虽然中国患者普遍 BMI 显著低于西方人群,但是手术成功率依然达到了 98.3%,并发症的发生率也比 Micra IDE 试验低。目前国内正式获得中国市场监督管理总局批准的无导线起搏器只有心室单腔频率应答式的 Micra VR。不久的将来,具备心房机械感知功能的 Micra AV 也将正式获批。Micra AV 无导线起搏器已经在博鳌乐城国际医疗旅游先行区植入多例,多名具备房室传导阻滞的患者因此而获益。Micra AV 与 Micra VR 的外观及植入方法完全一样,靠四个镍钛诺记忆金属小爪固定在右心室,预计寿命为 13~15 年。主要的差别在于,Micra AV 可以通过芯片内的三轴加速度传感器感知心房收缩,从而可以感知心房以后,从而进行心室跟踪起搏,特别适合窦性心律正常合并房室传导阻滞的患者。Micra AV 上市以后,将有更多的患者,特别是房室传导阻滞的患者,因无导线心脏起搏器而获益。

三、无导线起搏器患者选择

无导线心脏起搏器除了彻底避免囊袋及导线相关并发症,中长期安全性显著好于传统起搏器以外,还具有手术时间短、创伤小、恢复快、完全不影响肢体活动、不影响美观等优点。当然与传统起搏器相比,也存在一些缺点,比如价格较昂贵、不能进行心房起搏、不能进行希浦系统起搏等。

针对每一个拟行永久心脏起搏器植入的患者,我们都应该在确定永久起搏指征的基础上认真、全面地评估,仔细权衡传统起搏器和无导线起搏对具体患者的优缺点及可能的风险。应该根据患者心律失常特征、心脏基础疾病及心功能状况、血管径路情况、心身健康状况、是否合并囊袋感染高危因素等综合判断。下面就以下几种情况如何选择起搏方式进行讨论:

1. 静脉入路异常的患者　一般来说,锁骨下静脉、腋静脉、无名静脉、上腔静脉等传统起搏径路闭塞、严重狭窄、畸形等导致常规径路植入传统起搏器不可能或难度显著增加的患者,应积极选择无导线心脏起搏器,单纯永存左上腔静脉的患者也可以优选无导线起搏器,因为从左上腔这种非常规途径植入心房心室起搏电极以后电极脱位、穿孔、阈值升高等并发症风险显著高于平均水平。2016 年 *Revista Española de Cardiología* 报道了一例 77 岁老年女性,1980 年因为病态窦房结综合征植入 AAI 起搏器;2009 年转变为永久性房颤伴慢心室率,由于右侧锁骨下静脉闭塞,从左侧进入心室电极并植入脉冲发生器。2015 年再次住院后发现心室电极故障且 CT 提示无症状的上腔静脉闭塞,无法通过传统路径植入经静脉起搏器。最终患者经右侧股静脉植入 Micra 无导线起搏器。

2. 终末期肾病患者　对于终末期肾病需要维持血液透析的患者,也感染风险增加及血管径路风险高,也建议积极考虑无导线起搏器。几乎 80% 因肾功能衰竭而需透析的患者都要通过大直径的中心静脉导管进行透析,慢性血液透析患者依赖于功能性动静脉通路。一旦发生中心静脉阻塞在内的血管通路失败,其风险可能是毁灭性的。但是恰恰起搏器就是通过锁骨下静脉经上腔静脉植入的,如果电极植入后导致中心静脉闭塞,这类血透的患者将很难再次接受血液透析治疗,因此保留中心静脉通路至关重要。2015 年 *Hemodialysis International* 报道一名 81 岁老年女性因快慢综合征需要植入起搏器治疗,但是该患者同样患有肾功能衰竭需要上肢的中心静脉进行血液透析。在此种情况下,植入医师为患者放置了 Micra 无导线起搏器,既让患者的心律恢复正常,也保留了中心静脉通路。

3. 起搏器囊袋感染风险高的患者　起搏器囊袋感染风险高的患者,应该优先考虑无导线心脏起搏器。起搏器植入术后,发生电极 / 囊袋 / 起搏器感染是常见并发症。国外文献报道,36 个月内起搏器植入患者发生感染(包括电极 / 囊袋 / 起搏器)的概率为 2.42%。根据 AHA/HRS/ACC,起搏器感染后移除电极为Ⅰ类适应证,一旦发生感染,是必须要完全移除所有植入系统的。由于患者心动过缓的症状依然存在,在电极拔除后还需要新植入新的脉冲发生器和电极,二次植入起搏器和电极后,患者依然存在二次感染的风险。起搏器的感染不但会增加医疗相关的费用及患者的经济负担,也和患者的死亡率密切相关。囊袋感染风险增加的危险因素包括但不限于:曾经发生过囊袋感染或溃破、起搏器及电极拔除术后、特别消瘦、糖尿病、慢性肾功能不全、长期使用糖皮质激素或免疫抑制剂、合并慢性皮肤疾病、认知功能下降、囊袋血肿风险很高。Micra 无导线起搏器植入后发生系统性感染的概率极低,主要原因有以下几点:① Micra 的表面积约为 $616mm^2$,相对于传统起搏电极的表面积 3 500mm^2 小得多,细菌不容易聚集;② Micra 位于右心室内,右心室内的湍流相对于上腔静脉、心房、锁骨下静脉更强,细菌也不容易附着在 Micra 上;③ Micra 在植入后,可能很快被纤维组织包裹,细菌也不易附着;④ Micra 表面有对二甲苯涂层,也在另一个方面降低了细菌附着的概率。

4. 导线相关并发症高的患者　导线相关并发症高的患者应该优选无导线起搏器,比如肩关节活动很多、胸廓畸形、三尖瓣中重度反流、血管及心腔内已有多根导线等。肥胖组织疏松传统起搏器术后容易出现起搏器及导线移位的也应该优先推荐无导线起搏器。

5. 窦性心律患者　窦性心律合并房室传导阻滞是否可以选择 Micra VR 心室单腔无导线起搏器存在一定争议。但国际多中心观察研究发现,窦性心律患者植入无导线起搏器以后,其安全性、有效性与持续性 / 永久性房颤患者无差别。另外,UKPACE 随机对照研究发现,对中老年房室传导阻滞患者,心室单腔起搏与双腔起搏治疗,全因死亡、心血管原因死亡、心衰住院、新发房颤、卒中风险等硬终点指标均无显著差别。上述提示,不应将非房颤患者排除在外,应根据血管情况、囊袋感染风险、患者意愿等综合判断。

6. 高龄患者及年轻患者　无导线起搏器平均寿命达 10 年以上,电池即将耗竭时可以重新植入新的无导线起搏器(即将电池耗竭的原起搏器保留在心室内,程控关闭即可),最多可以植入 3~5 个,而且也可以根据病情变化及患者意愿转为传统起搏器植入或升级为 CRT/

ICD/CRTD。所以,患者年龄及预计寿命不必成为主要考虑因素。但在真实临床实践中发现,高龄患者因为合并多种合并症传统起搏器风险显著增高等因素,应该积极推荐无导线起搏器的比例明显高于中年患者。而年轻患者因为对美观及肢体活动的要求高,或者对看不出有心脏疾病的心理需求比较高,需要优先考虑无导线起搏器的比例也比较高。

7. 心室起搏比例与无导线起搏　普遍认为预计心室起搏比例高的患者不应该优选无导线起搏器,但在国际多中心注册研究里面,严重窦性心动过缓或二度/三度房室传导阻滞,因各种其他因素选择了无导线起搏器的比例较高。根据 2018 年 HRS/ACC/AHA 指南,对于症状性的窦性心动过缓其预计起搏比例不高时,单心室起搏为 Ⅰ 类推荐;对于房室传导阻滞其预计起搏比例不高时,单心室起搏为 Ⅱa 类推荐;对于这两类患者,无导线起搏器无疑是优先选择。但是心室起搏比例也比较难以准确预测,随病情变化、起搏方式、起搏参数设置而不同。例如间歇性三度房室传导阻滞心室起搏比例低,转变为持续性三度房室传导阻滞时起搏比例非常高。再如,持续性三度房室传导阻滞,逸搏心率为 50~60 次/min,如果选择双腔起搏器,心室起搏比例为 100%,如果选择心室单腔起搏,起搏低限设为 40 次/min,起搏比例可以非常低。所以,心室起搏比例不应该成为选择起搏方式的主要决定因素。

8. 不应该优先选择无导线起搏器的常见临床情况　无导线心室起搏也存在一些绝对或相对禁忌证,如三尖瓣金属瓣置换术后、永久下腔静脉滤器术后等。经三尖瓣植入传统心室起搏电极和植入无导线起搏器均为禁忌。如果需要心室起搏,可以选择植入冠状静脉分支或心室心外膜。窦房结变时功能不全(运动后心律不能正常增加)伴症状的患者可以考虑永久心脏起搏来增加心率及提高运动耐量,但预计心室单腔起搏并不能显著提高心输出量,不太能显著改善患者的运动耐量,所以不应推荐无导线起搏器,除非今后有真正的双腔(DDDR)无导线起搏器。与此相似的,血管迷走性晕厥少部分患者可能需要永久心脏起搏器来预防/减轻/减少晕厥发作,预计心室单腔起搏也不能达到目的,而应该选择带频率骤降反应功能的双腔起搏器。心室单腔起搏术后少部分患者可能发生起搏器综合征,术前需要仔细评估预测。如果临时起搏时发现心室起搏时出现室房逆传伴有心悸、头昏症状,或室性早搏时伴室房逆传合并症状,均应尽量不选择无导线心室起搏。猝死风险高、有 ICD 指征的患者,优选具有起搏功能的 TV-ICD。但是无导线起搏术后,术后如果病情变化,比如发生室速、室颤而需要 ICD 预防猝死时,也可以选择植入全皮下植入的 S-ICD。无导线起搏器与 S-ICD 可以兼容及配合工作,以治疗心动过缓及预防猝死。

四、总结

无导线心脏起搏器是心脏起搏领域革命性进步,完全避免了囊袋及导线相关并发症,中长期安全性显著优于传统起搏器,目前已经成为传统起搏器的重要补充。选择无导线起搏器,需要全面评估患者情况,并与患者和家属充分沟通,个体化地比较传统起搏器与无导线起搏器的优缺点,一些患者应该优选传统起搏器,部分患者应该优选甚至只能选无导线起搏器,还有部分患者两种起搏方式均可。一般来说,以下情况在有很确切的起搏指征的前提下,应该积极考虑无导线起搏器:传统起搏器植入血管径路异常、囊袋感染风险高、传统起搏器发生了严重并发症、其他因素预计传统起搏器囊袋及导线并发症风险高,以及患者对美观及肢体活动要求高等。

(刘兴斌)

参考文献

［1］ BRADSHAW P J, STOBIE P, KNUIMAN M W, et al. Trends in the incidence and prevalence of cardiac pacemaker insertions in an ageing population [J]. Open Heart, 2014, 1 (1): e000177.

［2］ GREENSPON A J, PATEL J D, LAU E, et al. 16-year trends in the infection burden for pacemakers and implantable cardioverter-defibrillators in the United States 1993 to 2008 [J]. J Am Coll Cardiol, 2011, 58 (10): 1001-1006.

［3］ KUSUMOTO F M, SCHOENFELD M H, WILKOFF B L, et al. 2017 HRS expert consensus statement on cardiovascular implantable electronic device lead management and extraction [J]. Heart Rhythm, 2017, 14 (12): e503-e551.

［4］ SPICKLER J W, RASOR N S, KEZDI P, et al. Totally self-contained intracardiac pacemaker [J]. J Electrocardiol, 1970, 3 (3-4): 325-331.

［5］ REDDY V Y, EXNER D V, CANTILLON D J, et al. Percutaneous Implantation of an Entirely Intracardiac Leadless Pacemaker [J]. N Engl J Med, 2015, 373 (12): 1125-1135.

［6］ REYNOLDS D, DURAY G Z, I OMAR R, et al. A Leadless Intracardiac Transcatheter Pacing System [J]. N Engl J Med, 2016, 374 (6): 533-541.

［7］ DURAY G Z, RITTER P, EL-CHAMI M, et al. Long-term performance of a transcatheter pacing system: 12-Month results from the Micra Transcatheter Pacing Study [J]. Heart Rhythm, 2017, 14 (5): 702-709.

［8］ EL-CHAMI M F, AL-SAMADI F, CLEMENTY N, et al. Updated Performance of the Micra Transcatheter Pacemaker in the Real-World Setting: A Comparison to the Investigational Study and a Transvenous Historical Control [J]. Heart Rhythm, 2018, 15 (12): 1800-1807.

［9］ STEINWENDER C, KHELAE S K, GARWEG C, et al. Atrioventricular synchronous pacing using a leadless ventricular pacemaker: Results from the MARVEL 2 Study [J]. JACC Clin Electrophysiol, 2020, 6 (1): 94-106.

［10］ GARWEG C, ECTOR J, WILLEMS R. Leadless cardiac pacemaker as alternative in case of congenital vascular abnormality and pocket infection [J]. Europace, 2016, 18 (10): 1564.

［11］ GARWEG C, ECTOR J, VOROS G, et al. Monocentric experience of leadless pacing with focus on challenging cases for conventional pacemaker [J]. Acta Cardiol, 2018, 73 (5): 459-468.

［12］ CALVAGNA G M, PATANÈ S, ROMEO P. Transcatheter pacing system and leadless defibrillator: A solution in a complex case. A case report of a patient with previous device-related infection and persistent left-sided superior vena cava [J]. Heart Rhythm Case Rep, 2020, 7 (1): 12-15.

［13］ SOLÍS L D, TOQUERO J, CASTRO V. Leadless Pacemaker Due to Bilateral Subclavian Stenosis [J]. Rev Esp Cardiol (Engl Ed), 2017, 70 (4): 294.

［14］ EL-CHAMI M F, CLEMENTY N, GARWEG C, et al. Leadless Pacemaker Implantation in Hemodialysis Patients: Experience with the Micra Transcatheter Pacemaker [J]. JACC Clin Electrophysiol, 2019, 5 (2): 162-170.

［15］ KRISHNA V N, EASON J B, ALLON M. Central venous occlusion in the hemodialysis patient [J]. Am J Kidney Dis, 2016, 68: 803-807.

［16］ MARADEY J A, JAO G T, VACHHARAJANI T J. Leadless pacemaker placement in a patient with chronic kidney disease: A strategy to preserve central veins [J]. Hemodial Int, 2018, 22 (4): E57-E59.

［17］ NERY P B, FERNANDES R, NAIR G M, et al. Device-related infection among patients with pacemakers and implantable defibrillators: incidence, risk factors, and consequences [J]. J Cardiovasc Electrophysiol,

2010, 21 (7): 786-790.

[18] PALMISANO P, ACCOGLI M, ZACCARIA M, et al. Rate, causes, and impact on patient outcome of implantable device complications requiring surgical revision: large population survey from two centres in Italy [J]. Europace, 2013, 15 (4): 531-540.

[19] EL-CHAMI M F, BONNER M, HOLBROOK R, et al. Leadless pacemakers reduce risk of device-related infection: Review of the potential mechanisms [J]. Heart Rhythm, 2020, 17 (8): 1393-1397.

[20] TOFF W D, SKEHAN J D, DE BONO D P, et al. The United Kingdom pacing and cardiovascular events (UKPACE) trial. United Kingdom Pacing and Cardiovascular Events [J]. Heart, 1997, 78 (3): 221-223.

[21] OMDAHL P, EGGEN M D, BONNER M D, et al. Right Ventricular Anatomy Can Accommodate Multiple Micra Transcatheter Pacemakers [J]. Pacing Clin Electrophysiol, 2016, 39 (4): 393-397.

[22] KUSUMOTO F M, SCHOENFELD M H, BARRETT C, et al. 2018 ACC/AHA/HRS Guideline on the Evaluation and Management of Patients With Bradycardia and Cardiac Conduction Delay: Executive Summary: A Report of the American College of Cardiology/American Heart Association Task Force on Clinical Practice Guidelines, and the Heart Rhythm Society [J]. J Am Coll Cardiol, 2019, 74 (7): 932-987.

[23] NG J B, CHUA K, TEO W S. Simultaneous leadless pacemaker and subcutaneous implantable cardio-verter-defibrillator implantation-When vascular options have run out [J]. J Arrhythm, 2018, 35 (1): 136-138.

《希氏 - 浦肯野系统起搏中国专家共识》解读

一、《希氏 - 浦肯野系统起搏中国专家共识》撰写背景

(一) 希浦系统起搏发展历程

1. 生理性起搏自从永久起搏器诞生以来就是该领域的追求目标,早期生理性起搏包括双腔房室顺序性起搏、自动变时性功能;心室起搏部位调整从右室间隔部到双室起搏包括左室外膜和内膜起搏,多位点起搏等;器械改进以尽量减少心室起搏比例,单左室起搏的 Adaptiv-CRT 和 Sync AV 等融合技术。

2. 希氏 - 浦肯野系统起搏(希浦系统起搏,His-Purkinje system pacing)是目前公认最生理的起搏方式,2017 年随着中国在国际首次左束支起搏的报道进入了高速发展阶段,起搏位点精确到希氏束和左束支近端,利用自身希浦系统的高速传导网络来实现心室电同步化,具备了右室和双室起搏无可比拟的先天优势,形成了包括希氏束起搏和左束支起搏的完整体系,也是最具发展前景的生理性起搏方式。永久希氏束起搏的临床运用自 2000 年 Deshmukh 等首次发表开始,因为植入工具限制了临床运用,实心主动电极配合专用的递送系统(Select Secure)在近十年的临床运用将 HBP 的成功率由 54.6% 提高到了 92.1%,也同时推进了临床研究的开展,各中心发表了大量安全性、可行性、同步性以及适应证的研究,主要研究以及高引文章见图 1。

3. 左束支起搏是中国原创技术,2017 年黄伟剑首次提出了经静脉穿间隔夺获左束支的传导束起搏(LBBP)技术,发表了国际首例病案报道。左束支起搏弥补了希氏束起搏技术缺陷,在维持和恢复左室同步性上表现与希氏束起搏相似,并因为容易操作、参数良好、适应证更广泛,立即成为生理性起搏的热点。2018 年 4 月在温州召开的第二届国际生理性起搏论坛中,黄伟剑团队以专题讲座和手术演示的方式详细介绍了该技术的操作细节和初步临床研究结果。此后 3 年中,左束支起搏的临床研究在国内外迅速发展,以左束支起搏为主的临床运用在国内推广迅速,2020 年国内 500 家中心完成超过 1 万例的希浦系起搏,约 93% 的术式都是左束支起搏,广泛影响了起搏植入医师的治疗策略,左束支起搏主要相关研究和高引文章见图 2。

(二) 中国医生在希浦系统起搏中的贡献与中国专家共识必要性

希浦系统起搏作为学术热点,2016—2020 年发表了 300 多篇相关内容的文章。中国医生在其中有重要贡献,在希浦系统起搏文章引用量前 10 的文章中,有 3 篇来自中国学者的文章。中国学者发表的高引用率的文章,其内容几乎全是与左束支起搏相关(表 1)。在这样的背景下,为了明确概念、规范操作技术、指导适应证选择、减少并发症,也为了保证正在或即将进行的临床研究同质性和高质量,《希氏 - 浦肯野系统起搏中国专家共识》(以下简称共识)的撰写成为必然。共识中左束支起搏部分基于中国原创,参考并采纳了大量中国医生的研究和经验,是全球第一部希浦系统起搏的专家共识。

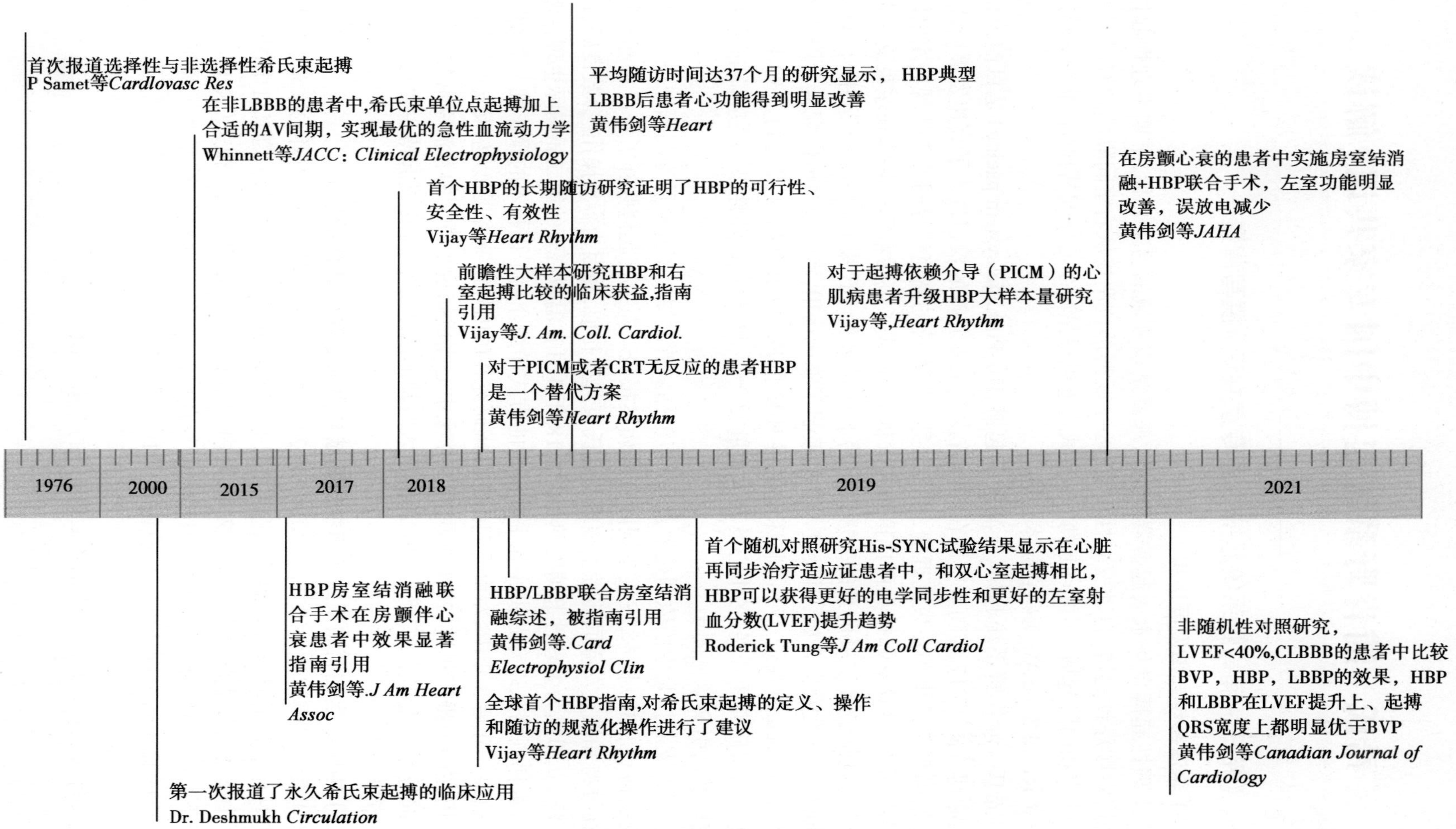

首次报道选择性与非选择性希氏束起搏 P Samet等Cardiovasc Res

在非LBBB的患者中,希氏束单位点起搏加上合适的AV间期,实现最优的急性血流动力学 Whinnett等JACC: Clinical Electrophysiology

平均随访时间达37个月的研究显示,HBP典型LBBB后患者心功能得到明显改善 黄伟剑等Heart

首个HBP的长期随访研究证明了HBP的可行性、安全性、有效性 Vijay等Heart Rhythm

前瞻性大样本研究HBP和右室起搏比较的临床获益.指南引用 Vijay等J. Am. Coll. Cardiol.

对于PICM或者CRT无反应的患者HBP是一个替代方案 黄伟剑等Heart Rhythm

对于起搏依赖介导(PICM)的心肌病患者升级HBP大样本研究 Vijay等,Heart Rhythm

在房颤心衰的患者中实施房室结消融+HBP联合手术,左室功能改善、误放电减少 黄伟剑等JAHA

非随机性对照研究,LVEF<40%,CLBBB的患者中比较BVP、HBP、LBBP的效果,HBP和LBBP在LVEF提升上、起搏QRS宽度上都明显优于BVP 黄伟剑等Canadian Journal of Cardiology

首个随机对照研究His-SYNC试验结果显示在心脏再同步治疗适应证患者中,和双心室起搏相比,HBP可以获得更好的电学同步性和更好的左室射血分数(LVEF)提升趋势 Roderick Tung等J Am Coll Cardiol

HBP/LBBP联合房室结消融综述,被指南引用 黄伟剑等Card Electrophysiol Clin

全球首个HBP指南,对希氏束起搏的定义、和随访的规范化操作进行了建议 Vijay等Heart Rhythm

HBP房室结消融联合手术在房颤伴心衰患者中效果显著 指南引用 黄伟剑等J Am Heart Assoc

第一次报道了永久希氏束起搏的临床应用 Dr. Deshmukh Circulation

1976　2000　2015　2017　2018　2019　2021

图 1　HBP 主要研究及发表的文章

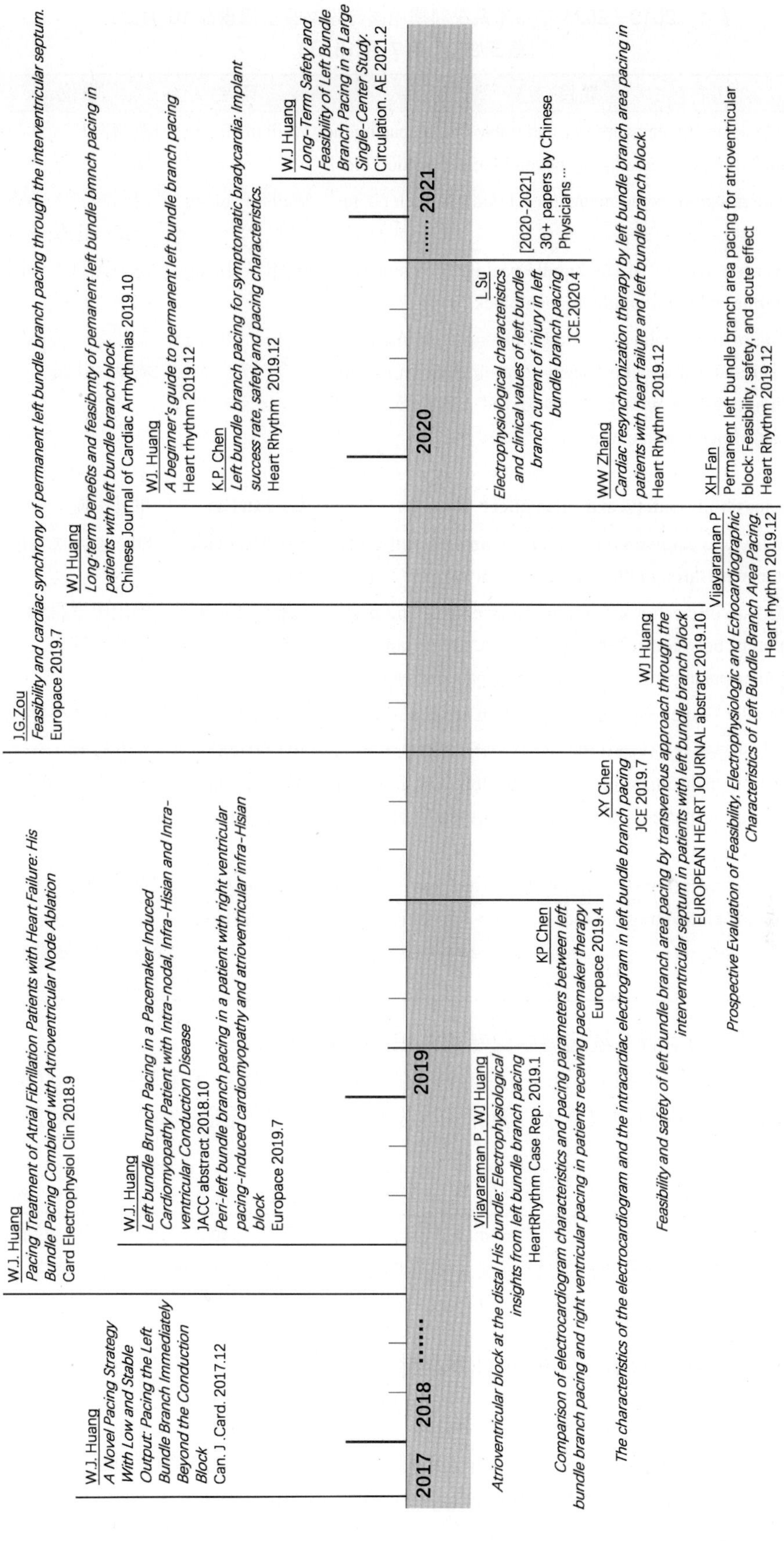

W.J. Huang
A Novel Pacing Strategy With Low and Stable Output: Pacing the Left Bundle Branch Immediately Beyond the Conduction Block
Can. J. Card. 2017.12

W.J. Huang
Pacing Treatment of Atrial Fibrillation Patients with Heart Failure: His Bundle Pacing Combined with Atrioventricular Node Ablation
Card Electrophysiol Clin 2018.9

W.J. Huang
Left bundle Brunch Pacing in a Pacemaker Induced Cardiomyopathy Patient with Intra-nodal, Infra-Hisian and Intra-ventricular Conduction Disease
JACC abstract 2018.10

Peri-left bundle branch pacing in a patient with right ventricular pacing-induced cardiomyopathy and atrioventricular infra-Hisian block
Europace 2019.7

J.G.Zou
Feasibility and cardiac synchrony of permanent left bundle branch pacing through the interventricular septum.
Europace 2019.7

W.J Huang
Long-term bene6ts and feasibmty of permanent left bundle bmnch pacing in patients with left bundle branch block
Chinese Journal of Cardiac Arrhythmias 2019.10

W.J. Huang
A beginner's guide to permanent left bundle branch pacing
Heart rhythm 2019.12

K.P. Chen
Left bundle branch pacing for symptomatic bradycardia: Implant success rate, safety and pacing characteristics.
Heart Rhythm 2019.12

W.J Huang
Long-Term Safety and Feasibility of Left Bundle Branch Pacing in a Large Single-Center Study.
Circulation. AE 2021.2

Vijayaraman P, W.J Huang
Atrioventricular block at the distal His bundle: Electrophysiological insights from left bundle branch pacing
HeartRhythm Case Rep. 2019.1

KP Chen
Comparison of electrocardiogram characteristics and pacing parameters between left bundle branch pacing and right ventricular pacing in patients receiving pacemaker therapy
Europace 2019.4

XY Chen
The characteristics of the electrocardiogram and the intracardiac electrogram in left bundle branch pacing
JCE 2019.7

W.J Huang
Feasibility and safety of left bundle branch area pacing by transvenous approach through the interventricular septum in patients with left bundle branch block
EUROPEAN HEART JOURNAL abstract 2019.10

Vijayaraman P
Prospective Evaluation of Feasibility, Electrophysiologic and Echocardiographic Characteristics of Left Bundle Branch Area Pacing.
Heart rhythm 2019.12

L.Su
Electrophysiological characteristics and clinical values of left bundle branch current of injury in left bundle branch pacing
JCE 2020.4

WW Zhang
Cardiac resynchronization therapy by left bundle branch area pacing in patients with heart failure and left bundle branch block.
Heart Rhythm 2019.12

XH Fan
Permanent left bundle branch area pacing for atrioventricular block: Feasibility, safety, and acute effect
Heart Rhythm 2019.12

[2020-2021]
30+ papers by Chinese Physicians ···

2017 2018 ······ 2019 2020 ······ 2021

图 2 LBBP 主要研究及发表的文章

143

表1　2019—2021 年希浦系统起搏中国专家文章引用量前 10 的文章
（截至 2021 年 7 月 18 日）

编号	题目	作者	单位	引用
1	A novel pacing strategy with low and stable output：pacing the left bundle branch immediately beyond the conduction block	Weijian Huang	温州医科大学附属第一医院	214
2	A beginner's guide to permanent left bundle branch pacing	Weijian Huang	温州医科大学附属第一医院	145
3	Long-term outcomes of His bundle pacing in patients with heart failure with left bundle branch block	Weijian Huang	温州医科大学附属第一医院	119
4	Benefits of permanent His bundle pacing combined with atrioventricular node ablation in atrial fibrillation patients with heart failure with both preserved and reduced left ventricular ejection fraction	Weijian Huang	温州医科大学附属第一医院	101
5	Permanent left bundle branch area pacing for atrioventricular block：feasibility, safety, and acute effect	Xiaofei Li, Xiaohan Fan	中国医学科学院阜外医院	87
6	Feasibility and cardiac synchrony of permanent left bundle branch pacing through the interventricular septum	Xiaofeng Hou, Jiangang Zou	江苏省人民医院	81
7	Comparison of electrocardiogram characteristics and pacing parameters between left bundle branch pacing and right ventricular pacing in patients receiving pacemaker therapy	Keping Chen, Shu Zhang	中国医学科学院阜外医院	80
8	Left bundle branch pacing for symptomatic bradycardia：Implant success rate, safety and pacing characteristics.	Keping Chen, Shu Zhang	中国医学科学院阜外医院	70
9	Cardiac resynchronization therapy by left bundle branch area pacing in patients with heart failure and left bundle branch block	Weiwei Zhang, Ruogu Li	上海市胸科医院	64
10	The characteristics of the electrocardiogram and the intracardiac electrogram in left bundle branch pacing	Xueying Chen, Weijian Huang	温州医科大学附属第一医院 复旦大学附属中山医院	53

（三）《希氏 - 浦肯野系统起搏中国专家共识》重要内容

共识的主要内容包括以下几部分：希浦系统的发展历程；希氏束起搏和左束支起搏分别描述定义、植入流程和参数要求以及相关并发症；起搏的适应证；术中导线插接与参数设置；随访和程控。

该共识全面评估希浦系统起搏的临床证据，首次以专家建议形式规范 LBBP 的定义和技术标准，首次以专家建议形式提出希浦起搏的适应证，翔实的植入、电极插接、术后随访等技术细节对临床实践有重要的指导意义。特别是左束支起搏的标准操作流程和方法，都是取自中国专家的经验。

二、希浦系统起搏定义、植入技术和参数要求

（一）希氏束起搏与左束支起搏的定义

1. 希氏束起搏（HBP）的定义　国际相对公认的命名和定义分为选择性（selective-HBP，S-HBP）和非选择性希氏束起搏（nonselective-HBP，NS-HBP）。

S-HBP 与 NS-HBP 对心室同步性没有明显差别；S-HBP 多见于房侧实现，而 NS-HBP 感知更好，心室夺获阈值更低可以作为自身起搏备份，无需增加心室电极，若输出电压无法夺获希氏束时仍能够夺获心肌，保证了起搏安全。

HBP 时会出现几种阈值：希氏束夺获阈值、阻滞部位纠正阈值、内膜阈值以及相关心电图表现，其特点如表 2。

表 2　希氏束起搏的分类及标准

分型	正常 QRS 波	宽 QRS 波（束支传导阻滞）	
		夺获希氏束未纠正束支阻滞	纠正束支阻滞
选择性希氏束起搏（未夺获局部心肌）	$S\text{-}QRS_{onset} = H\text{-}QRS_{onset}$，存在等电位线	$S\text{-}QRS_{onset} \leq H\text{-}QRS_{onset}$，存在等电位线	$S\text{-}QRS_{onset} \leq H\text{-}QRS_{onset}$，存在等电位线
	QRS 波前无 Δ 波	QRS 波前无 Δ 波	QRS 波前无 Δ 波
	起搏 QRSd = 自身 QRSd	起搏 QRSd = 自身 QRSd	起搏 QRSd < 自身 QRSd
	单一阈值：希氏束夺获阈值	单一阈值：希氏束夺获阈值	2 个阈值：夺获阈值及纠正阈值
非选择性希氏束起搏（同时夺获局部心肌）	$S\text{-}QRS_{onset} < H\text{-}QRS_{onset}$，腔内有或无等电位线（通常无等电位线，但 $S\text{-}QRS_{end} = H\text{-}QRS_{end}$）	$S\text{-}QRS_{onset} < H\text{-}QRS_{onset}$，有或无等电位线（通常无等电位线）	$S\text{-}QRS_{onset} < H\text{-}QRS_{onset}$，有或无等电位线（通常无等电位线，$S\text{-}QRS_{end} < H\text{-}QRS_{end}$）
	QRS 波前可见 Δ 波	QRS 波前可见 Δ 波	QRS 波前可见 Δ 波
	起搏 QRSd > 自身 QRSd	起搏 QRSd > 自身 QRSd	起搏 QRSd ≤ 自身 QRSd
	2 个阈值：希氏束夺获阈值、局部心肌阈值	2 个阈值：希氏束夺获阈值、局部心肌阈值	3 个阈值：希氏束夺获阈值、束支传导阻滞纠正阈值及局部心肌夺获阈值

注：S，起搏信号；H，希氏束；Δ 波，预激波；QRSd，QRS 时限；QRSonset，QRS 波起始；QRSend，QRS 波终末。

2. 左束支起搏（LBBP）的定义　LBBP 根据"A beginner's guide to permanent left bundle branch pacing"，定义为经静脉穿室间隔起搏夺获左侧传导系统，包括左束支主干或其近端分支，分为选择（S-LBBP）和非选择性左束支起搏（NS-LBBP）。S-LBBP 是指起搏仅夺获左束支；NS-LBBP 是指起搏同时夺获左束支和其周边的间隔内膜心肌。

起搏心电图 RBBB 图形被融合后没有 S-LBBP 的典型并伴随 QRS 宽度相对更窄。虽然 S-LBBP 和 NS-LBBP 体表和腔内电图存在差异，但是其起搏信号至左室达峰时间（Sti-LVAT）是相同的，在不同输出时保持最短和恒定（表 3）。

表 3　选择性左束支起搏与非选择性左束支起搏的电学特征

特征	S-LBBP	NS-LBBP
起搏夺获组织	近端左侧传导系统	近端左侧传导系统及局部心肌
起搏 QRS 形态	RBBB	RBBB
V_1 导联	M 型或 rsR'，R' 宽且有明显切迹	QR，R 相对窄小
I，V_5，V_6 导联	S 波深宽且有明显切迹	S 波相对窄小
起搏脉冲与 V 波之间存在分离	有	无
脉冲 - 左心室达峰时间	最短和恒定	最短和恒定

注：S-LBBP，选择性左束支起搏；NS-LBBP，非选择性左束支起搏；RBBB，右束支传导。

3. 左束支夺获的判断标准　临床中 LBBP 与左室间隔部起搏(LVSP)的起搏形态很容易混淆,在早期发表的研究中缺乏认可的统一标准。近期左束支夺获的判断标准和与 LVSP 的鉴别一文发表在 *JACC* 子刊。如下:

(1)LBB 电位可以帮助我们判断电极头端是否靠近左束支,但不是直接的证据。

(2)左束支夺获时通常能起搏出 RBBB 图形,但凡有 RBBB 的图形,并不能说明一定夺获了左束支。

(3)起搏的 QRS 宽度对判断是否夺获左束支价值不高,通常 S-LBBP 图形宽于 NS-LBBP,因为夺获电极周围心肌的,融合了完全性 RBBB,缩短了 QRS 时限。

(4)Stim-LVAT 是最有价值的判断标准之一,随着电压的升高或电极头端在深拧接近左束支的过程中,一旦夺获左束支,即可出现 Stim-LVAT 突然缩短,且缩短幅度大于 10 毫秒是判断夺获左束支中有 100% 的特异性,通常伴随 QRS 形态的突然变化。

(5) 如果出现 S-LBBP 形态的 QRS 在判断是否夺获左束支中也有 100% 的特异性,S-LBBP 表现为起搏时腔内图中出现起搏钉与 V 波的分离现象伴等电位线。临床中 S-LBBP 多数情况下,仅一过性出现后表现为 NS-LBBP(图 3)。

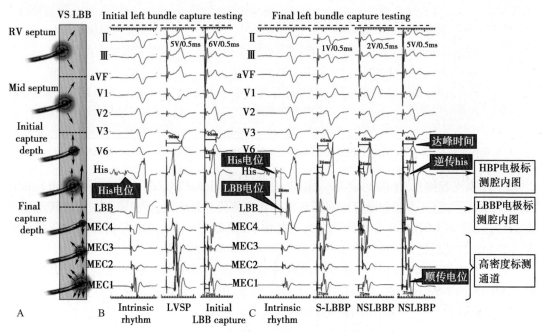

图 3　左束支电极植入过程中电学参数的变化
A. 不同电极深度和起搏电压示意图;B. 首次夺获 LBB 时(初始位置),在不同输出
电压下的电生理特征;C. 最终位置起搏时不同输出电压下的电生理特征。

夺获左束支时发生的 QRS 突然变化现象包括:Stim-LVAT 突然缩短伴随 QRS 形态的相应改变,可能出现 S-LBBP 形态是我们判断 LBBP 的主要标准。因此,不需要记录左束支电位也可以明确夺获传导束,掌握判断标准并及时捕捉到突然的细微变化即可,这为无多导电生理仪下的高质量左束支起搏提供了依据,仅凭借普通心电监护即可准确判断。左束支电位的价值在于,如有大电位伴损伤,提示可以低阈值夺获传导束。表 4 比较了 LBBP 与 LVSP 的起搏特征。

表4　左束支起搏(LBBP)与左心室间隔部起搏(LVSP)的特征比较

特征	LBBP	LVSP
直接夺获的组织	左束支及分支近端,可伴心室肌夺获	左心室间隔心肌
RBBB 的起搏形态	总是	有时
导线位置	近端左束支区域	左心室间隔
深度	左心室间隔心内膜下	深度不确定
左束支电位	通常有	通常无
脉冲 - 左心室达峰时间	短而恒定	长且多变
高低输出脉冲 - 左心室达峰时间骤变	有	无
选择性传导束夺获	常有	无
左束支直接夺获证据	有	无

注:LBBP,左束支起搏;LVSP,左心室间隔部起搏;RBBB,右束支传导阻滞。

(二) 希浦系统起搏操作流程(图 4,图 5)

1. 希氏束的定位方法

(1)解剖定位法:希氏束于房侧室侧均有分布,可通过影像学直接定位到三尖瓣,通过希氏束与三尖瓣的相对位置关系定位希氏束。

(2)电位标测法和起搏标测法:两种标测方法相结合,起搏标测法比电位标测法更敏感,连续起搏可以帮助快速缩小定位范围,对于低位逸搏节律的房室传导阻滞患者起搏标测更适合。

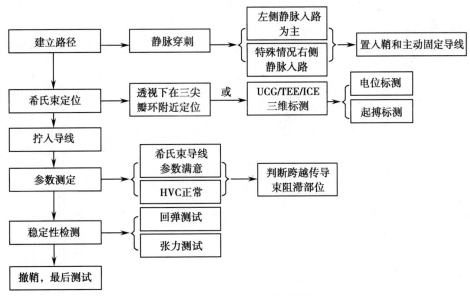

图 4　希氏束起搏操作流程图

UCG,超声心动图;TEE,经食管超声心动图;ICE,心腔内超声心动图;HVC,希氏束至心室传导。

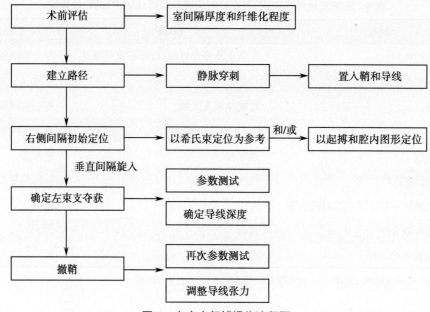

图 5　左束支起搏操作流程图

（3）希氏束起搏植入中"双电极"法是提高成功率的重要方法，其他方法包括采用三尖瓣环下造影定位、心腔内超声指导定位等方法也可以帮助提高成功率。此外，电极稳定固定是远期阈值的重要保障，在共识中推荐了验证电极固定的判断方法，采用"回弹测试"和"张力测试"应作为 HBP 的常规检测。

2. 参数测试和要求　HBP 的非起搏依赖患者根据共识建议希氏束夺获阈值应该在 2.0V/0.5ms 以下，这比以往的国际专家建议要求高，起搏依赖的患者则建议应有较低的心室肌夺获阈值。左束支起搏参数与常规心室间隔部起搏类似，但同样需要在测试中明确 LBBP 的夺获阈值。

本共识中对起搏点是否跨越阻滞部位的判断进行了重点描述，要求术中必须验证跨越阻滞位点，方法如下：

（1）在 AVB 中，腔内电图在 V 波前记录到传导束电位，与 V 波之间有正常间期并可 1∶1 传导心室。

（2）以输出高于传导束阈值 0.3~0.5V/0.5ms，起搏频率达到 130 次 /min，仍保持传导束夺获并 1∶1 下传至心室。

（3）LBBB 行 HBP 时，最低输出夺获传导束即可完全纠正 LBBB。

3. LBBP 植入需注意的特殊问题

（1）尽量固定于近端主干部位的 LBBP：越接近希氏束主干，左室的同步性越接近正常，Sti-LVAT 稍微长于远端 LBBP。

（2）植入过程中在电极未接近左束支部位时难以记录到电位，判断夺获依据起搏检测为主。

（3）张力检测和回弹测试电极固定不适用于左束支起搏，容易造成微脱位或穿孔。

（4）起搏的 QRS 形态决定因素包括：自身 QRS，是否有远端室内阻滞，起搏位点、传导束和心肌阈值、输出电压和起搏极性等因素；不能以单纯 QRS 宽度或越短的 Sti-LVAT 时程作为单一的夺获判断标准。

(5)LBBP 时如何实现消除右束支传导延迟,机制包括:调整 AV 间期的融合技术,逆传夺获近端 His 再下传至右室,高输出阳极起搏夺获右室间隔面,以及可能在近端左、右束支间存在解剖关联相互沟通(图 6)。消除右束支延迟是否明显影响同步性带来心功能的改善,将来还需要更深入的研究证实。

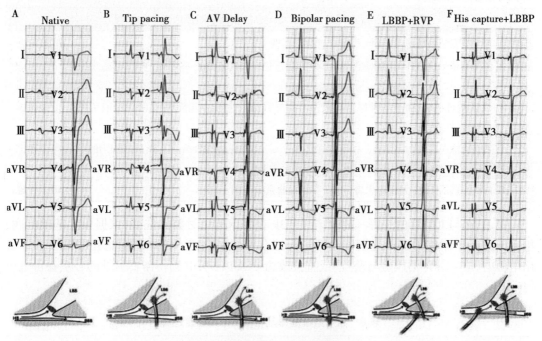

图 6　LBBP 消除右束支阻滞机制

A. 自身 QRS 波形;B. 电极头端单极起搏左束支;C. 调整 AV 间期使得左束支单极起搏与自身右束支传导融合;D. 双极起搏时阳极环夺获右室心肌使得右室间隔提前激动抵消右室传导延迟,达到消除 R' 波的效果;E. 同时起搏右室间隔部和左束支(单极);F. 单极 LBBP 联合 HBP,融合 HIS-LBBP 起搏间期。

三、希浦系统起搏的适应证

1. 共识将希浦系统起搏的适应证按心动过缓患者与慢性心力衰竭伴心脏收缩不同步患者分类(表 5)。鉴于临床研究证据还不够充分,采用“应该考虑”“可以考虑”和“不推荐考虑”三个级别推荐。最显著的更新是对于在心衰患者中应用希浦系统起搏时,左室射血分数(LVEF)不是主要考虑因素。

表 5　希浦系统起搏适应证

推荐等级	
应该考虑	获益≫风险
可以考虑	获益≥风险
不推荐考虑	获益＜风险

续表

希浦系统起搏在心动过缓患者中的推荐	
对有心动过缓起搏适应证的患者(包括房颤患者),预计心室起搏比例≥40%,LVEF<50%,应该考虑希浦系统起搏	应该考虑
对有心动过缓起搏适应证的患者(包括房颤患者),预计心室起搏比例≥40%,LVEF≥50%,可以考虑希浦系统起搏	可以考虑
希浦系统起搏在慢性心力衰竭伴心脏收缩不同步患者中的推荐	
慢性房颤行房室结消融患者,应该考虑希浦系统起搏	应该考虑
已植入起搏器或ICD的低射血分数患者,心功能恶化伴高比例右心室起搏,可以考虑改为希浦系统起搏	可以考虑
符合CRT适应证患者,由于各种原因导致左心室导线植入失败的患者,应该考虑希浦系统起搏	应该考虑
窦性心律或房颤患者,经标准抗心衰药物优化治疗后,仍然心功能分级≥Ⅱ级,合并LBBB,QRS时限≥130ms,LVEF≤35%,可以考虑希浦系统起搏	可以考虑
常规双心室起搏后CRT无反应患者,可以考虑希浦系统起搏	可以考虑

2. HBP与LBBP的选择　　HBP与LBBP在临床运用时如何选择,依据患者基础疾病、植入医生的手术能力以及远期安全性进行综合评估来决定。HBP时考虑是否需要心室备用电极时,应充分评估风险与获益,或直接改为LBBP,LBBP则不需要另外的心室备份电极(表6)。

表6　希浦系统起搏是否需要备用心室起搏

希浦系统起搏是否需要备用心室起搏	
心室起搏依赖患者行希氏束起搏,拟植入心室备用起搏导线时,推荐评估风险/获益比	可以考虑
心室起搏依赖患者行希氏束起搏,可以考虑非选择性希氏束起搏,局部心肌夺获作为备用起搏	可以考虑
心室起搏依赖患者行希氏束起搏,若不能实现非选择性希氏束起搏或起搏阈值高,可以考虑改为左束支起搏	可以考虑
左束支起搏,不推荐植入心室备用起搏导线	不推荐考虑

四、希浦系统起搏术中导线插接与参数设置建议

1. 希浦系统起搏手术策略及装置选择应该结合患者的基础疾病、心功能状况、自身PR间期、QRS时限与形态,术中能实现的起搏参数以及起搏后的QRS形态与时限,是否有ICD适应证等给予推荐并适时调整,个体化选择最优方案。具体装置选择和导线连接建议可参考共识,以下细节问题需要谨慎考虑:

(1)是否植入心房电极:对于有房颤病史的患者评估转窦性心律的概率和心功能获益后尽量推荐植入心房电极,即使长期房颤的患者在心功能好转后心脏发生逆重构仍有概率恢复窦性心律,而ICD装置电复律后也有概率维持窦性节律。

(2)谨慎采用LBBP电极替代ICD电极的起搏感知功能:对于需要ICD的患者左束支

电极替代作为除颤感知的右室起搏感知电极时,必须仔细考量该电极是否满足 ICD 的感知要求和长期稳定性。通常 HBP 电极感知较低,不建议替代右室起搏感知电极。

(3) 选择 CRT 的装置,将 HBP 和 LBBP 电极连接左室 / 右室插孔,可以不改变房室顺序起搏的逻辑关系,保证感知安全。

2. 特殊功能的考虑

(1) 对房颤行房室结消融的患者低限频率设置:术后近期一般设置为 70~90 次 /min,后期依据心功能情况逐渐降低。

(2) AV 间期设置:设置 AV 间期要考虑到脉冲到 QRS 波时间(HBP 30~50ms,LBBP 20~30ms)LBBP 需要和自身右束支下传融合时,根据心电图优化 AV 间期。

(3) 通常情况希浦系统起搏优先,如需融合起搏,VV 间期可根据优化(QRS 宽度、超声)设置。

五、希浦系统起搏的随访和程控

(一)程控随访的内容

1. 阈值、感知、阻抗测试与常规随访要求相同。

2. 传导束起搏测试参数 需要依据体表心电图和程控分析仪鉴别传导束和内膜夺获阈值。

3. 强调不同起搏极性阻抗检测,对于判断有无室间隔穿孔或脱位,导线完整性均有重要价值。

4. 希浦系统起搏未来的随访模式也可以通过远程随访和人工智能(AI)技术大幅度减少随访工作量。

(二)术后并发症

左束支起搏的并发症发生率接近常规右室起搏,常见并发症包括导线脱位、室间隔穿孔、传导束损伤以及间隔血肿等,远期并发症因时间关系尚缺乏数据,需要关注的问题包括间隔电极长期抗疲劳情况以及将来电极拔除等方面。

六、总结和未来展望

近 10 年传导束起搏成为生理性起搏领域的重要部分,作为更生理的起搏方式正在影响和改变未来的治疗方向,目前大量临床研究已证明了安全性和可行性,在部分患者窄 QRS 患者和典型完全性左束支传导阻滞患者的同步化治疗效果明显优于传统双室起搏。临床中一部分具有起搏适应证的患者在选择心室起搏方式上,虽然目前共识未做倾向性推荐,但应该考虑优选希浦系起搏,如:病窦综合征伴左束支阻滞(暂无心功能不全);病窦伴房颤尤其已经出现舒张功能不全的患者;需要心室高比例起搏如合并肾功能不全等合并症等患者。这部分患者未来有可能发生心力衰竭高风险人群,也是潜在希浦系起搏可以获益的人群,期待相关临床研究进一步证实。

目前起搏装置和植入工具的改进远滞后于技术发展的进度,急需更实用的工具满足临床需求。随着国际前瞻性多中心临床研究相继在国内外进行,相关生理性起搏国际指南也即将面世,传导束起搏的未来正朝着更有序、规范方向顺势前行。

(苏 蓝 黄伟剑)

参考文献

［1］中华医学会心电生理和起搏分会, 中国医师协会心律学专业委员会. 希氏 - 浦肯野系统起搏中国专家共识 [J]. 中华心律失常学杂志, 2021, 25 (1): 10-36.

［2］HUANG W, SU L, WU S, et al. A novel pacing strategy with low and stable output: pacing the left bundle branch immediately beyond the conduction bBlock [J]. Can J Cardiol, 2017, 33 (12): 1736. e1-1736. e3.

［3］DESHMUKH P, CASAVANT D A, ROMANYSHYN M, et al. Permanent, direct His-bundle pacing: a novel approach to cardiac pacing in patients with normal His-Purkinje activation [J]. Circulation, 2000, 101 (8): 869-877.

［4］ZANON F, ELLENBOGEN K A, DANDAMUDI G, et al. Permanent His-bundle pacing: a systematic literature review and meta-analysis [J]. Europace, 2018, 20 (11): 1819-1826.

［5］VIJAYARAMAN P, DANDAMUDI G, ZANON F, et al. Permanent His Bundle Pacing: Recommendations from a Multicenter His Bundle Pacing Collaborative Working Group for Standardization of Definitions, Implant Measurements, and Follow-Up [J]. Heart Rhythm, 2018, 15 (3): 460-468.

［6］HUANG W, CHEN X, SU L, et al. A beginner's guide to permanent left bundle branch pacing [J]. Heart Rhythm, 2019, 16 (12): 1791-1796.

［7］SU L, XU T, CAI M, et al. Electrophysiological characteristics and clinical values of left bundle branch current of injury in left bundle branch pacing [J]. J Cardiovasc Electrophysiol, 2020, 31 (4): 834-842.

［8］WU S, CHEN X, WANG S, et al. Evaluation of the Criteria to Distinguish Left Bundle Branch Pacing From Left Ventricular Septal Pacing [J]. JACC Clin Electrophysiol, 2021, 7 (9): 1166-1177.

［9］HOU X F, QIAN Z Y, ZOU J G, et al. Feasibility and cardiac synchrony of permanent left bundle branch pacing through the interventricular septum [J]. Europace, 2019, 21 (11): 1694-1702.

［10］SHARMA P S, HUANG H D, TROHMAN R G, et al. Low Fluoroscopy Permanent His Bundle Pacing Using Electroanatomic Mapping: A Feasibility Study [J]. Circ Arrhythm Electrophysiol, 2019, 12 (2): e006967.

［11］HUANG W, WU S, VIJAYARAMAN P, et al. Cardiac Resynchronization Therapy in Patients With Nonischemic Cardiomyopathy Using Left Bundle Branch Pacing [J]. JACC Clin Electrophysiol, 2020, 6 (7): 849-858.

希浦系统起搏能替代双室起搏治疗宽 QRS 心力衰竭吗?

一、简述

近年来,心血管领域的诸多疾病,如冠状动脉粥样硬化性心脏病、心律失常、瓣膜性心脏病都有了切实有效的治疗策略,随之慢性心力衰竭(心衰)的患病率、发病率和死亡率逐渐升高。临床实践中,对于宽 QRS 波、左电机械收缩不同步的心衰患者,通过双室起搏(BiVP)实现左室及左右心室电机械同步化的心脏再同步治疗(CRT)目前已被多个国际心衰和起搏指南推荐。双室起搏心脏再同步治疗(BiVP-CRT)经多个临床研究证实,可有效改善心衰患者的心功能、减少心衰再住院、逆转左室重构、降低死亡。然而,受限于冠状静脉复杂多变的解剖结构,BiVP-CRT 手术仍面临着冠状窦插管失败、无理想靶静脉、膈神经刺激、左室电极起搏阈值高、电极脱位等技术难点。另外,多年来研究发现 30%~40% 患者 BiVP-CRT 术后心功能无显著改善,即 CRT 无反应。希氏束起搏(HBP)是目前最为生理的起搏技术,由于希氏束解剖位置的特点以及起搏电极和工具的限制,HBP 的临床应用很难普及。左束支区域起搏(LBBAP)是源于国内原创的近年来发展迅猛的生理性起搏新术式,能够克服 HBP 的临床应用限制,获得 HBP 相似的生理性起搏效果。HBP 和 LBBAP 统称为希浦系起搏(HPCSP),即通过将起搏电极分别放至希氏束和左束支区域,直接夺获自身的传导束,使电激动沿自身传导系统下传夺获心肌。宽 QRS 波心衰患者常存在束支传导阻滞(LBBB)或室内阻滞,若阻滞位点位于传导系统近端,理论上可通过 HPCSP 跨越阻滞位点起搏纠正自身的传导阻滞,从而改善或恢复双室电机械同步性,改善心功能。目前已有多个小样本观察性研究发现,HPCSP 可显著改善宽 QRS 波心衰患者的心功能。因此,本文拟结合循证医学证据,深入对比探讨 BiVP 和 HPCSP 带来的心脏再同步治疗(CRT)在宽 QRS 波心衰人群中应用疗效,以期更好的帮助临床医师为此类心衰患者选择最佳治疗策略。

二、双室起搏的临床应用现状

心脏再同步化治疗(BiVP-CRT)通过维持心室同步收缩,改善 LVEF,促进心室逆重构。既往多项 RCT 研究均表明,无论是对缺血性还是非缺血性心衰患者而言,CRT 的生理性起搏疗效均可转化为长期临床效益,具体表现为改善生活质量、减少心衰住院和总死亡率。尽管如此,仍然有相当比例(~30%)的患者接受 CRT 后疗效不佳或无反应,因此如何预测患者 CRT 疗效就具有十分重要的临床意义。有几个决定性因素可以预测 CRT 反应率,这其中以 QRS 波时限和 QRS 波形态最为重要。

COMPANION 研究纳入了 1 520 名 QRS 波时限 ≥120ms、LVEF ≤35%、NYHA Ⅲ~Ⅳ 级的心衰患者,随机分为接受 CRT-D、CRT-P、接受最佳心衰药物治疗三组,研究主要终点为全因死亡或全因住院。研究发现,CRT-D 疗效显著优于药物治疗,且随着 QRS 波时限的上升而不断上升;而 CRT-P 的疗效在 QRS 时限 ≥150ms 患者中更为显著。CARE-HF 研究纳入 813 例 QRS 时限 ≥120ms、LVEF ≤35%、NYHA Ⅲ~Ⅳ 级心衰患者,随机接受 CRT-P 或最佳心衰药物治疗,研究终点为全因死亡和计划外心血管住院,该研究并未纳入 CRT-D 人群。研究发现,CRT-P 疗效优于药物治疗,其中 QRS 波时限 ≥ 160ms 人群 CRT-P 获益更大。RAFT 研究则纳入 1 798 例 NYHA Ⅱ～Ⅲ级、EF ≤ 30%、QRS 时限 ≥ 120ms 的患者,随机接受 CRT-D 治疗或仅接受 ICD 治疗,主要终点为全因死亡或因心衰住院。研究者发现,CRT 疗效和 QRS 时限之间存在显著交互作用:仅 QRS 时限 ≥ 150ms 才有明显 CRT 获益。由此可以发现,QRS 波的时限是预测 BiVP-CRT 是否获益的主要因素,QRS 时限 ≥ 150ms 的患者是 BiVP-CRT 能够获益的主要人群。

需要注意的是,上述 RCT 研究的入排标准仅对 QRS 波时限 ≥ 120ms 做出了具体要求,QRS 波形态并没有进行分类和要求。有部分研究事后分析发现,LBBB 患者对 BiVP-CRT 的反应最好,而非 LBBB 形态的患者通常反应不佳。在 COMPANION 研究中,随机接受 CRT(CRT-D 或 CRT-P)的患者与仅接受最佳药物治疗的患者相比,无论 QRS 形态如何,其预后都有所改善。然而,非 LBBB 患者获益程度似乎较轻。REVERSE 研究报道,CRT 显著改善 LBBB 患者临床结局,而非 LBBB 患者(仅占比 39%)并未显著改善结局。RAFT 研究也有类似发现,LBBB 患者接受 CRT 治疗获益更多。一项荟萃分析同时纳入 COMPANION、CARE-HF、RAFT 和 MADIT-CRT 研究人群,分析结果发现 RBBB 或 IVCD 患者并没有从 CRT 获益(HR=0.97,95% CI 0.82~1.15)。由此发现,QRS 波的形态也是预测 BiVP-CRT 是否有效的主要因素。

基于以上研究结果,QRS 波时限和形态是预测 CRT 疗效的重要电学指标。2013 年 ESC 心脏起搏和心脏再同步治疗指南和 2016 年 ESC 心衰指南均对 BiVP-CRT 治疗做出了明确的推荐:①窦性心律,LVEF ≤ 35%,QRS ≥ 150ms,LBBB、预期寿命>1 年,优化药物治疗 3 个月仍有心衰症状(Ⅰ类推荐,A 级证据);②窦性心律,LVEF ≤ 35%,QRS 130~149ms,LBBB 图形,预期寿命>1 年,优化药物治疗 3 个月仍有心衰症状(Ⅰ类推荐,B 级证据);③对于 LVEF 降低患者,无论 NYHA 分级,如存在心室起搏适应证和高度 AVB,建议 CRT 而非右室起搏,包括房颤患者(Ⅰ类推荐,A 级证据);④窦性心律,LVEF ≤ 35%,QRS ≥ 150ms,非 LBBB、预期寿命>1 年,优化药物治疗 3 个月仍有心衰症状(Ⅱa 类推荐,B 级证据);⑤窦性心律,LVEF ≤ 35%,QRS 130~149ms,非 LBBB、预期寿命>1 年,优化药物治疗 3 个月仍有心衰症状(Ⅱb 类推荐,B 级证据)。

然而其他诸多因素均可对 BiVP-CRT 疗效产生影响,如左室电极放置位置、右室电极放置位置、左室电极起搏向量、多点起搏、起搏比例、AV 间期及 VV 间期个体化等。这些因素在临床实践中很难克服。

首先,左室电极植入部位既是决定 BiVP-CRT 疗效的重要因素,也是导致 BiVP-CRT 失败和疗效不佳的重要因素。已有研究发现,左室侧壁或后侧壁是大多数患者左室激动最为延迟的部位,侧静脉或侧后静脉往往是左室电极植入的最优靶静脉。但是受到冠状静脉窦和分支静脉血管解剖的限制,左室电极可能由于冠状静脉窦插管的失败而无法植入,也可能因为侧静脉或后静脉血管迂曲、狭窄、开口角度过大等导致左室电极植入失败,或者只能植入到前侧静脉或者后静脉侧支中。MADIT-CRT 的子研究发现,左室电极位于侧静脉或侧后静脉的 BiVP-CRT 疗效明显优于其他静脉。该研究纳入 799 例患者,平均随访(29 ± 11)个月后发现,左室电极植入心尖患者的全因死亡和心衰住院风险显著高于左室电极植入侧静脉或侧后静脉患者(HR=1.72,95% CI 1.09~2.71,P=0.019),因此 CRT 术中要尽可能避免心尖起搏。

其次,双室起搏比例是 BiVP-CRT 疗效的重要因素。曾有研究将 1 812 例植入 CRT 的患者根据双室起搏比例分组后发现,双室起搏比例在 93%~100% 患者的全因死亡和心衰住院风险显著低于起搏比例在 0~92% 的患者($HR=0.56$,$P<0.00001$),而既往有房性心律失常病史的 CRT 患者起搏比例更可能 ≤ 92%。房颤患者如果药物控制心室率不佳,可考虑 BiVP-CRT 联合房室结消融治疗。APAF 研究纳入 186 例心室率控制不佳的永久性房颤患者随机分至 BiVP 组和右室起搏组,两组患者均行房室结消融。中位随访为 18 个月,BiVP 组心衰死亡、心衰住院、心衰恶化的风险显著低于右室起搏组(11% $vs.$ 26%,$HR=0.37$,95% CI 0.18~0.73,$P=0.005$)。

最后,左室的瘢痕负荷及左室电极植入位置是否有瘢痕,也是影响 BiVP-CRT 疗效的重要因素。研究发现,左室瘢痕负荷越重,BiVP-CRT 疗效越差,这也是缺血性心肌病疗效不如非缺血性心肌病的原因之一。如果左室电极起搏位置正好在左室瘢痕区域,则可能导致左室起搏阈值升高,BiVP-CRT 疗效不佳。而 BiVP-CRT 受到左室电极植入静脉选择的影响,很难有更多左室起搏部位可供术者选择。只有少数患者在 SPECT 核素心肌显像指导下避开瘢痕区域,BiVP-CRT 疗效可能优于无 SPECT 指导的患者。邹建刚教授牵头、国内 19 家医院参与的多中心研究共纳入 194 例 LVEF ≤ 35%、QRS>120ms、NYHA Ⅱ~Ⅳ级患者,随机分为 SPECT 指导选择靶静脉组和无指导组,最终共 177 例患者成功完成 CRT 植入,其中指导组 87 例,无指导组 90 例。研究发现,SPECT 指导组患者的左室收缩末容积(LVESV)改善显著优于无指导组[(48.2±61.6)ml $vs.$ (28.9±54.6)ml,$P=0.030$];此外,SPECT 指导组中左室电极植入靶区域的患者心功能改善、心室逆重构均显著优于植入非靶区域。因此,SPECT 核素心肌显像可用于评估左室激动延迟部位,以指导术中左室电极植入靶静脉的选择,以进一步提高 CRT 疗效。

当然,左室四极电极的出现有助于克服上述问题来提高 BiVP-CRT 疗效。四极电极对比传统双极电极有多个起搏向量选择、能克服起搏阈值高和膈神经刺激等局限性、可以植入血管远端选择起搏近心底的起搏点,达到植入心尖、起搏心底的效果,从而避免双极左室电极植入较深则起搏心尖导致 CRT 疗效不佳,植入较浅则容易出现电极脱位的缺点,还可以通过左室多位点起搏(MPP)进一步提高 BiVP-CRT 疗效。研究发现,MPP 起搏的 CRT 反应率(Δ LVESV ≥ 15%)与传统双室起搏没有显著差异,但 MPP 起搏组的 ESV 和 EF 的改善显著优于传统双室起搏组[ESV: 中位 –25%(IQR–39%~–20%) $vs.$ –18%(IQR–25%~–2%),$P=0.03$;EF: 中位 +15%(IQR 8%~20%) $vs.$ +5%(IQR–1%~8%),$P<0.001$]。但也不是所有的冠状静脉侧支都适合植入四极电极。四极电极要求植入的血管分支长度合适,不能过于迂曲,太细太短则不适合植入四极电极。此外,各个起搏器厂家推出的各种优化 AV 间期和 VV 间期的算法,如 Sync AV、Smart Delay、Adaptive CRT 等可以通过进一步优化起搏参数改善 CRT 疗效。

总之,BiVP-CRT 治疗宽 QRS 心衰有大量临床试验证据,证实能够改善心功能、降低心衰再住院率和死亡率,有多个国际指南推荐应用于宽 QRS 波心衰患者。但是目前临床实践中 BiVP-CRT 的植入仍然面临各种困难和挑战,导致部分宽 QRS 波心衰患者植入 BiVP-CRT 失败或植入后 CRT 无反应。

三、希浦系统起搏的临床应用现状

HPCSP 近年来发展迅猛,是心血管器械植入领域的热点话题。HBP 直接起搏希氏束,激动沿自身传导系统下传,起搏的 QRS 波形与自身波形一致,可维持心室收缩同步性,是目前最生理性的起搏方式。HBP 的临床应用由来已久。Narula 等早在 1977 年在 *Circulation* 发表病例系列,发现 HBP 可完全纠正 22 例左束支传导阻滞(LBBB)。Deshmukh 等于 2000 年首先将 HBP 应用于 18 例持续房颤、窄 QRS 波的扩张型心肌病患者,随访结果显示 14 例成功行 HBP 患者的左室射血分数(LVEF)从(20 ± 9)% 提高至(31 ± 11)%,左室舒张末径(LVEDD)从(51 ± 10)mm 缩小至(43 ± 8)mm。此后,陆续有小样本、单中心研究探讨 HBP 应用于宽 QRS 波心衰人群的可行性和有效性,但均为短中期随访结果,缺乏长期随访结果研究,更缺乏 HBP 和 BiVP-CRT 头对头疗效对比的临床研究。His-SYNC 研究是全球第一个多中心、前瞻性、头对头比较 HBP-CRT 和 BiVP-CRT 疗效的随机对照研究(RCT)。该研究从美国 7 个医学中心纳入 41 例 LVEF $\leq$ 35%、宽 QRS 波(>120ms,35 例 LBBB,2 例 RBBB,3 例起搏心律)、CRT 植入 I 和 IIa 类推荐的心衰患者,1:1 随机分至 HBP-CRT 组(21 例)和 BiVP-CRT 组(20 例),主要研究终点为术后 6 个月心电图和心脏超声参数的差异,次要终点为全因死亡和心血管住院。意向性(ITT)分析显示两种术式在术后 LVEF 改善方面无显著差异(BiVP-CRT +5.2% *vs.* HBP-CRT +9.1%,*P*=0.33),但 HBP-CRT 组相比于 BiVP-CRT 组更为显著缩短 QRS 波宽度(172ms → 144ms)。符合研究方案(PP)分析结果显示,两组患者术后 6 个月 LVEF 改善仍无显著差异,HBP-CRT 组超声反应率高于 BiVP-CRT 组,但未达到统计学显著性差异(80% *vs.* 57%,*P*=0.14)。需注意的是,His-CRT 组中约 50% 患者因为 HBP 不成功或效果欠佳交叉至 BiVP-CRT 组,且相比于 BiVP-CRT,HBP 术后即刻和 6 个月的起搏阈值更高(2.75V *vs.* 0.85V)、输出脉宽更长(1.0ms *vs.* 0.5ms)、起搏阻抗更低(433Ω *vs.* 540Ω),因此目前还缺乏 HBP-CRT 治疗宽 QRS 心衰优于 BiVP-CRT 的临床证据。

对于右束支阻滞(RBBB)和室内阻滞的心衰患者,BiVP-CRT 疗效不佳。因此目前指南对此类人群接受 CRT 治疗的推荐等级相对较低(QRS 波 $\geq$ 150ms、非 LBBB 的宽 QRS 波人群:IIa;QRS 130~150ms、非 LBBB 的宽 QRS 波人群:IIb)。而 HBP 是否能改善此类"非典型"CRT 适应证人群的心功能尚不明确。一项多中心、前瞻性、观察性研究纳入 39 例 RBBB、QRS 波 $\geq$ 120ms、NYHA II~IV 级的慢性心衰患者行 HBP,其中 37 例患者成功行 HBP(95%),78% 患者可成功纠正 RBBB。平均随访(15 ± 23)个月,结果显示,QRS 波显著缩窄,左室内和左右室同步性显著改善,LVEF 值显著提高;随访期间希氏束夺获阈值稳定,其中 3 例患者出现高起搏阈值。该研究为 HBP-CRT 治疗非 LBBB 心衰患者提供了希望,但该研究样本量较小且目前几乎很少类似研究结果报道,因此 HBP 在 RBBB 心衰患者中的治疗效果尚有待进一步确定。另有研究发现,单纯 HBP 不能完全缩窄 QRS 并纠正心室收缩不同步的患者,结合 BiVP 顺序起搏可以组成 HOT-CRT,短期随访同样可以有效改善心脏功能。但是 HOT-CRT 需要植入四根电极,相关并发症以及长期疗效不确定,临床应用适合少部分 BiVP-CRT 疗效不佳的患者。另外,对于右室起搏(RVP)升级和 CRT 无反应者,可考虑升级至 HBP 进一步改善患者心功能。Huang 等纳入 18 例起搏诱导心肌病和 CRT 无反应者,其中 16 例患者(11 例 RVP 升级,5 例 CRT 无反应)成功行 HBP。2 年随访结果显示,无论 RVP 升级还是 CRT 无反应患者,接受 HBP 后 LVEF 均有不同程度回升,甚至恢复正常;5 例 CRT 无反应者的 LVEF 从(34.6 ± 5.7)% 升至(55.1 ± 13.6)%,LVEDD 从(65.8 ± 5)mm 缩小至(56.6 ± 6.4)mm。但既往研究也发现,HBP 的起搏阈值过高、感知较低,长期随访中有阈值显著升高乃至失夺获的情况发生;且部分患者无法成功夺获希氏束或纠正束支阻滞的阈值过高,手术成功率相对较低。另外,目前 HBP 治疗宽 QRS 心衰的临床研究的样本量相对较小,HBP 操作技术难度大和不理想的起搏参数等局限性,都是导致

HBP-CRT 未能作为宽 QRS 心衰患者再同步治疗一线选择的主要原因。

左束支起搏(LBBP)或左束支区域起搏(LBBAP)是源于国内可与 HBP 媲美的生理性起搏技术。国内黄伟剑教授在为一例心衰合并 LBBB 的女性患者行 HBP 时发现,10V 也无法成功纠正 LBBB,因此创造性地将起搏电极沿心尖方向移动 1.5cm,深拧入间隔到达左束支区域,0.5V/0.5ms 即可夺获左束支,纠正 LBBB,起搏图形呈 RBBB 形态。随访 1 年,患者 LVEF 从基线的 32% 改善至 62%,未发生心衰住院事件,生活质量显著改善。相较于 HBP,LBBAP 的起搏区域面积更大,手术时间和辐射时间显著降低,手术成功率更高,起搏参数更好且稳定,因此 LBBAP 迅速应用于临床实践,相关临床研究不断涌现。早期有小样本研究发现 LBBAP 应用于房室传导阻滞患者具有较好的可行性和安全性,同时利用二维应力超声影像测量左心室的机械同步性(PSD)发现 LBBAP 可较好维持窄 QRS 波患者的 PSD,显著改善 LBBB 患者的 PSD 和心功能。当利用 SPECT 核素心肌灌注显像比较多个不同起搏术式(HBP *vs.* LBBAP *vs.* RVP)对左心室收缩同步性的影响时发现,LBBP 的机械同步性与 HBP 类似,都显著优于 RVP。基于此,众多学者纷纷开展了 LBBAP 应用于具备 CRT 指征的慢性心衰患者的一系列研究。

李若谷教授团队率先于 2019 年发表 LBBAP 应用于心衰患者可行性和有效性的单中心、前瞻性研究。该研究纳入 11 例心衰合并 LBBB、有 CRT 适应证的患者行 LBBAP,平均随访 6.7 个月,LVEF 从基线 32% 升至 >40%,所有患者 LVEF 升高均 >5%,其中 7 例患者 LVEF 改善量 >20%,9 例患者 NYHA 分级由 Ⅲ 级改善至 Ⅰ 级,BNP、二尖瓣反流程度均有显著改善。此后,樊晓寒教授牵头开展的多中心、前瞻性研究也显示,相比于 BiVP,LBBAP 电极植入辐射时间更短,起搏阈值更低,起搏的 QRSd 更窄(124.5ms *vs.* 158.7ms),6 个月随访结果提示,LBBAP 组患者超声反应率、超反应率(44.4% *vs.* 16.7%)以及临床反应率(96.3% *vs.* 75.9%)均明显优于 BVP。多因素回归分析显示,LBBAP 是心衰患者器械治疗后超反应、临床反应的独立预测因素。黄伟健教授团队也开展了单中心、前瞻性研究比较 HBP、LBBAP、BiVP 在 LVEF ≤ 40% 合并 LBBB 的心衰人群的应用疗效。相较于 LBBAP 和 BiVP,HBP 的阈值无论在术中还是术后 1 年随访均显著较高;QRS 波缩窄方面,HBP 和 LBBAP 无显著差异,均显著优于 BiVP;LVEF 改善方面,LBBAP 与 HBP 无明显差异(24.0% *vs.* 23.9%),但均明显优于 BVP(15.7%)。另一项来自国际 LBBAP 协作小组的多中心、前瞻性研究共纳入 325 例 EF ≤ 50%、存在 CRT 或起搏适应证的患者行 LBBAP(成功率为 85%),6 个月随访显示,在 LBBB 和非 LBBB 患者中,LBBAP 均可显著提高 LVEF,NYHA 分级,QRS 时限、LVEDD 也均有显著改善。

由此可见,LBBAP 从应用于缓慢性心律失常到慢性心衰,其适应证人群在不断扩大。但同时也需注意上述研究多为小样本、单中心研究,随访时间偏短;纳入人群多为典型的 CRT 适应证人群,即 EF ≤ 35%、合并 LBBB 的心衰人群,其他具有不同器械治疗指征的慢性心衰人群是否能从 LBBAP 中获益仍需更多研究明确。此外,需要高质量、多中心的 RCT 研究,来进一步证实 LBBAP 是否优于 BiVP 应用于宽 QRS 波心衰人群。

四、双室起搏和希浦系统起搏的优劣对比

心室失同步是心衰发生和进展的重要影响因素,而无论是传统的 BiVP(狭义的 CRT),还是更加生理的 HPCSP,其本质都是通过维持或恢复双室电机械同步性来改善心功能,促使心脏逆重构,降低患者发生不良临床结局的风险,因此都属于广义范畴的 CRT。临床实践

中,临床医师需要结合患者的具体病情、手术中的具体情况、两种起搏术式各自的优劣点,选择预期可使患者临床获益最大化的治疗策略。

BiVP 循证医学证据充分,多项大规模、多中心、里程碑式的 RCT 研究已证实其临床疗效,多项心衰或起搏指南均已推荐 BiVP 用于具备 CRT 植入指征的心衰患者。然而,BiVP 也受制于多种因素,常常无法发挥预期疗效:①冠状窦插管困难:心衰患者心脏显著重构,导致冠状窦解剖位置和角度变化较大,显著增加冠状窦插管难度。②靶静脉各异:不同患者冠状静脉解剖变异较大,部分患者靶静脉主干粗大,但无可用分支供左室电极植入;或有分支,但位置不够理想,多位于左室后壁或左室前壁,侧静脉细小或缺如。③患者心肌严重纤维化,左室心肌瘢痕负荷重,即使电极植入理想分支,术后疗效却差强人意,甚至无反应。④左室电极远期阈值升高或脱位:左室电极依靠前端翼齿或生理弯曲度(S 形或螺旋形)固定于静脉分支,术后远期有脱位、阈值升高乃至失夺获风险。⑤价格昂贵,部分适应证患者无法承担。

HPCSP 是近年来迅速发展、前景璀璨的生理性起搏新术式,全球 HPCSP 的手术量快速增长,其应用于心衰患者的可行性和有效性已得到诸多研究证实。然而,HPCSP 也有其自身局限性:① HBP:学习曲线长,手术成功率相对较低,部分患者难以夺获希氏束或夺获阈值过高;阈值高,感知低,远期阈值升高乃至失夺获,可能需右室备用起搏。② LBBAP:电极需深拧入室间隔,可能出现室间隔血管损伤和室间隔穿孔;LBBAP 无法纠正希浦系统近端传导正常患者的 LBBB;室间隔局部纤维化可能导致 LBBAP 失败;起搏电极远期可能出现穿孔或脱位情况。

BiVP 和 HPCSP 各有优劣势,两种术式可互为补充。HOT-CRT 研究报道,对于 HBP 纠正束支阻滞欠佳的心衰患者,可以考虑植入左室电极进一步缩短起搏 QRS 波。该研究纳入 27 例患者(LBBB 17 例,IVCD 5 例,RBBB 5 例),基线 QRS 波为 (183 ± 27) ms,BiVP 模式下缩窄至 (162 ± 17) ms,HBP 部分缩窄至 (151 ± 24) ms,HOT-CRT 可进一步缩窄至 (120 ± 16) ms,CRT 反应率为 92%,EF 值从 $(24 \pm 7)\%$ 提高至 $(38 \pm 10)\%$。同样,对于初始尝试 LBBAP 的患者,如 LBBAP 不成功或部分纠正,也可考虑进一步植入左室电极行 LOT-CRT 以期进一步缩窄 QRS 波,改善临床预后,但目前相关循证医学证据缺乏,仅为部分病例报道。临床实践中,对于具备典型 CRT 植入适应证、心肌瘢痕负荷低、靶静脉良好、预期疗效好的患者,可考虑首选传统 BiVP;对于预期疗效不佳或 BiVP 起搏失败的患者,可考虑初始或拯救行 HPCSP 或进一步联合左室起搏行 HOT/LOT-CRT。

五、总结

传统双室起搏是目前 CRT 治疗的主要术式,多项大规模临床研究已证实其在宽 QRS 波心衰人群中的疗效和远期临床获益。但受限于冠状静脉解剖、心肌纤维化等诸多因素,双室起搏也面临诸多技术难点,有待进一步攻克。希浦系统起搏因其生理性而迅猛发展,相关临床研究呈井喷之势,其中又以左束支区域起搏最为热点。多项小规模研究已证实左束支区域起搏应用于宽 QRS 波心衰人群的可行性和有效性,但长期有效性和安全性仍有待进一步观察评估。两种起搏术式各有优劣,互为补充,临床实践中,可根据患者病情、手术中具体情况选择合适的起搏策略,以期提高宽 QRS 波心衰患者接受 CRT 治疗的反应率和临床预后。

(朱浩杰　樊晓寒)

参考文献

［1］ ABRAHAM W T, FISHER W G, SMITH A L, et al. Cardiac resynchronization in chronic heart failure [J]. N Engl J Med, 2002, 346: 1845-1853.

［2］ AURICCHIO A, STELLBRINK C, SACK S, et al. Long-term clinical effect of hemodynamically optimized cardiac resynchronization therapy in patients with heart failure and ventricular conduction delay [J]. J Am Coll Cardiol, 2002, 39: 2026-2033.

［3］ BRISTOW M R, SAXON L A, BOEHMER J, et al. Cardiac-resynchronization therapy with or without an implantable defibrillator in advanced chronic heart failure [J]. N Engl J Med, 2004, 350: 2140-2150.

［4］ CLELAND J G, DAUBERT J C, ERDMANN E, et al. The effect of cardiac resynchronization on morbidity and mortality in heart failure [J]. N Engl J Med, 2005, 352: 1539-1549.

［5］ AURICCHIO A, PRINZEN F W. Non-responders to cardiac resynchronization therapy: the magnitude of the problem and the issues [J]. Circ J, 2011, 75: 521-527.

［6］ DAUBERT J C, SAXON L, ADAMSON P B, et al. 2012 EHRA/HRS expert consensus statement on cardiac resynchronization therapy in heart failure: implant and follow-up recommendations and management [J]. Europace, 2012, 14: 1236-1286.

［7］ PRINZEN F W, VERNOOY K, AURICCHIO A. Cardiac resynchronization therapy: state-of-the-art of current applications, guidelines, ongoing trials, and areas of controversy [J]. Circulation, 2013, 128: 2407-2418.

［8］ TANG A S, WELLS G A, TALAJIC M, et al. Cardiac-resynchronization therapy for mild-to-moderate heart failure [J]. N Engl J Med, 2010, 363: 2385-2395.

［9］ LINDE C, ABRAHAM W T, GOLD M R, et al. Randomized trial of cardiac resynchronization in mildly symptomatic heart failure patients and in asymptomatic patients with left ventricular dysfunction and previous heart failure symptoms [J]. J Am Coll Cardiol, 2008, 52: 1834-1843.

［10］ SIPAHI I, CHOU J C, HYDEN M, et al. Effect of QRS morphology on clinical event reduction with cardiac resynchronization therapy: meta-analysis of randomized controlled trials [J]. Am Heart J, 2012, 163: 260-267.

［11］ BRIGNOLE M, AURICCHIO A, BARON-ESQUIVIAS G, et al. 2013 ESC Guidelines on cardiac pacing and cardiac resynchronization therapy: the Task Force on cardiac pacing and resynchronization therapy of the European Society of Cardiology (ESC). Developed in collaboration with the European Heart Rhythm Association (EHRA)[J]. Eur Heart J, 2013, 34: 2281-2329.

［12］ PONIKOWSKI P, VOORS A A, ANKER S D, et al. 2016 ESC Guidelines for the diagnosis and treatment of acute and chronic heart failure: The Task Force for the diagnosis and treatment of acute and chronic heart failure of the European Society of Cardiology (ESC). Developed with the special contribution of the Heart Failure Association (HFA) of the ESC [J]. Eur J Heart Fail, 2016, 18: 891-975.

［13］ AURICCHIO A, KLEIN H, TOCKMAN B, et al. Transvenous biventricular pacing for heart failure: can the obstacles be overcome？ [J]. Am J Cardiol, 1999, 83: 136d-142d.

［14］ SINGH J P, KLEIN H U, HUANG D T, et al. Left ventricular lead position and clinical outcome in the multicenter automatic defibrillator implantation trial-cardiac resynchronization therapy (MADIT-CRT) trial [J]. Circulation, 2011, 123: 1159-1166.

［15］ KOPLAN B A, KAPLAN A J, WEINER S, et al. Heart failure decompensation and all-cause mortality in relation to percent biventricular pacing in patients with heart failure: is a goal of 100% biventricular pacing necessary？ [J]. J Am Coll Cardiol, 2009, 53: 355-360.

［16］ BRIGNOLE M, BOTTO G, MONT L, et al. Cardiac resynchronization therapy in patients undergoing atrioventricular junction ablation for permanent atrial fibrillation: a randomized trial [J]. Eur Heart J,

2011, 32: 2420-2429.

［17］ ADELSTEIN E C, TANAKA H, SOMAN P, et al. Impact of scar burden by single-photon emission computed tomography myocardial perfusion imaging on patient outcomes following cardiac resynchronization therapy [J]. Eur Heart J, 2011, 32: 93-103.

［18］ ZOU J, HUA W, SU Y, et al. SPECT-Guided LV Lead Placement for Incremental CRT Efficacy: Validated by a Prospective, Randomized, Controlled Study [J]. JACC Cardiovasc Imaging, 2019, 12: 2580-2583.

［19］ PAPPONE C, ĆALOVIĆ Ž, VICEDOMINI G, et al. Improving cardiac resynchronization therapy response with multipoint left ventricular pacing: Twelve-month follow-up study [J]. Heart Rhythm, 2015, 12: 1250-1258.

［20］ NARULA O S. Longitudinal dissociation in the His bundle. Bundle branch block due to asynchronous conduction within the His bundle in man [J]. Circulation, 1977, 56: 996-1006.

［21］ DESHMUKH P, CASAVANT D A, ROMANYSHYN M, et al. Permanent, direct His-bundle pacing: a novel approach to cardiac pacing in patients with normal His-Purkinje activation [J]. Circulation, 2000, 101: 869-877.

［22］ UPADHYAY G A, VIJAYARAMAN P, NAYAK H M, et al. His Corrective Pacing or Biventricular Pacing for Cardiac Resynchronization in Heart Failure [J]. J Am Coll Cardiol, 2019, 74: 157-159.

［23］ SHARMA P S, NAPERKOWSKI A, BAUCH T D, et al. Permanent His Bundle Pacing for Cardiac Resynchronization Therapy in Patients With Heart Failure and Right Bundle Branch Block [J]. Circ Arrhythm Electrophysiol, 2018, 11: e006613.

［24］ VIJAYARAMAN P, HERWEG B, ELLENBOGEN K A, et al. His-Optimized Cardiac Resynchronization Therapy to Maximize Electrical Resynchronization: A Feasibility Study [J]. Circ Arrhythm Electrophysiol, 2019, 12: e006934.

［25］ SHAN P, SU L, ZHOU X, et al. Beneficial effects of upgrading to His bundle pacing in chronically paced patients with left ventricular ejection fraction <50 [J]. Heart Rhythm, 2018, 15: 405-412.

［26］ HUANG W, SU L, WU S, et al. A Novel Pacing Strategy With Low and Stable Output: Pacing the Left Bundle Branch Immediately Beyond the Conduction Block [J]. Can J Cardiol, 2017, 33: 1736. e1-1736. e3.

［27］ HUA W, FAN X, LI X, et al. Comparison of Left Bundle Branch and His Bundle Pacing in Bradycardia Patients [J]. JACC Clin Electrophysiol, 2020, 6: 1291-1299.

［28］ LI X, LI H, MA W, et al. Permanent left bundle branch area pacing for atrioventricular block: Feasibility, safety, and acute effect [J]. Heart rhythm, 2019, 16: 1766-1773.

［29］ HOU X, QIAN Z, WANG Y, et al. Feasibility and cardiac synchrony of permanent left bundle branch pacing through the interventricular septum [J]. Europace, 2019, 21: 1694-1702.

［30］ ZHANG W, HUANG J, QI Y, et al. Cardiac resynchronization therapy by left bundle branch area pacing in patients with heart failure and left bundle branch block [J]. Heart Rhythm, 2019, 16: 1783-1790.

［31］ LI X, QIU C, XIE R, et al. Left bundle branch area pacing delivery of cardiac resynchronization therapy and comparison with biventricular pacing [J]. ESC Heart Fail, 2020, 7: 1711-1722.

［32］ WU S, SU L, VIJAYARAMAN P, et al. Left Bundle Branch Pacing for Cardiac Resynchronization Therapy: Nonrandomized On-Treatment Comparison With His Bundle Pacing and Biventricular Pacing [J]. Can J Cardiol, 2021, 37: 319-328.

［33］ VIJAYARAMAN P, PONNUSAMY S, CANO Ó, et al. Left Bundle Branch Area Pacing for Cardiac Resynchronization Therapy: Results From the International LBBAP Collaborative Study Group [J]. JACC Clin Electrophysiol, 2021, 7: 135-147.

S-ICD 能否作为心脏性猝死一级预防的一线选择?

传统的埋藏式心律转复除颤器(implantable cardioverter defibrillator,ICD)是预防心脏性猝死(sudden cardiac death,SCD)最有效的方法,已广泛应用于 SCD 患者的一级预防及二级预防。然而,其经静脉植入相关的并发症一直是困扰临床的一大难题。近年来,一种新的全皮下 ICD(subcutaneous implantable cardioverter defibrillator,S-ICD)系统问世并开始应用于临床,开辟了心脏性猝死预防的新篇章。然而,对于 S-ICD 能否作为心脏性猝死一级预防患者的一线选择,国内外同仁中仍存有疑虑。本文旨在针对 S-ICD 在心脏性猝死一级预防患者中的临床获益作一讨论。

一、心脏性猝死与 ICD

心脏性猝死(SCD)是指急性症状发作后 1 小时内发生的以意识突然丧失为特征的、由心脏原因引起的自然死亡,死亡的时间与形式都在意料之外。心脏性猝死是心血管疾病的第一杀手,其发病突然、进展迅速,严重危害着人类生命健康。纵观全球,心脏性猝死已成为世界范围内的重大公共卫生问题。以美国为例,美国每年发生 SCD 的人数超过 40 万人,其数量超过总死亡原因的第 2 位至第 5 位,包括卒中、肺癌、乳腺癌、艾滋病在内所有疾病人数相加的总和。我国作为世界上人口最多的国家,随着生活水平的提高,心血管疾病的患病率也持续升高,现患病人数达 3.3 亿人,而 SCD 是我国心血管病患者死亡的主要诱因。据国家心血管病中心资料显示,我国 SCD 年发生率为 41.84/10 万,每年发生心脏性猝死的总人数高达 54 万人,居全球之首,给社会发展造成了严重的经济负担。

SCD 常见的病因包括冠心病(急性冠脉综合征、缺血性心肌病)、心肌疾病(扩张型心肌病、肥厚型心肌病、左心室肥厚、高血压、心肌炎、致心律失常性右心室心肌病、心脏瓣膜病、先天性心脏病)、原发性心电异常或离子通道疾病(长 QT 综合征、Brugada 综合征、短 QT 综合征、特发性室速/室颤、预激综合征)。SCD 的预防分为一级预防和二级预防。一级预防,主要是指对未发生过但可能发生 SCD 的高危患者采取有效的措施,以预防和减少 SCD 的发生;二级预防,针对心脏性猝死的幸存者和发生过持续性室性心动过速的器质性心脏病患者,这类患者再次发生心脏性猝死或室性心动过速的危险很高。研究表明,50%~70% 的 SCD 与快速性室性心律失常有关,其中绝大多数由心室颤动(室颤)引起。因此,及时、有效地除颤,是预防心脏性猝死的关键。传统的经静脉植入式心律转复除颤器(TV-ICD)能够自动识别室颤、室性心动过速(室速)并予电击,98% 的致命性心律失常能有效终止,是目前临床上预防心脏性猝死的最有效手段。TV-ICD 已被各大指南推荐用于心脏性猝死高危患者的一级预防及二级预防。

二、传统经静脉 ICD 的缺陷

尽管拯救了无数患者,多年临床实践发现,TV-ICD 的应用仍存在明显的局限性。传统 TV-ICD 植入需要经过静脉路径将除颤导线置于右心系统,并将导线与脉冲发生器相连后埋置于左胸部皮下。由于需要植入经静脉电极导线,TV-ICD 的围手术期并发症和长期并发症较多。既往研究发现，高达 15% 的 TV-ICD 植入患者在植入后最初 6 个月存在较高的并发症风险，如感染、穿孔、电极脱位等。这些并发症影响着患者的生活质量，甚至威胁患者生命健康，一直是困扰临床的难题。

1. 经静脉植入的问题　除颤电极需要通过腋静脉或锁骨下静脉置入到心腔里，经静脉植入的手术操作过程会带来一系列风险，比如术中穿刺并发症、气胸 / 血气胸、心包积血 / 心包填塞、心脏穿孔、导线脱位、心内膜炎、全身感染等。另外，由于除颤导线较粗大，部分患者由于心脏结构如先天性心脏病、机械瓣及其他少见原因或者解剖异常（如合并血管畸形、锁骨下或上腔静脉异常等），可造成导线置入困难或失败。

2. 电极导线的问题　由于除颤电极导线长期置于静脉和心腔内，远期会产生一系列问题，比如导线相关感染、血栓形成、电极导线磨损或脱位、导线拔出困难等问题。以往报道的 ICD 并发症很多都跟电极导线有关。由于 ICD 导线组件多、工艺更为复杂，而且除颤弹簧线圈在心腔内随着心脏的跳动会发生反复磨损，因而 ICD 电极的故障率比普通起搏器电极更高。长期的研究表明，电极无故障率 5 年后快速下降，除颤导线的 5 年及 8 年存活率分别仅为 85% 和 60%，10 年时年故障率高达 20%，即 ICD 植入 10 年以后将有 1/5 的患者 ICD 导线无法继续使用。由于导线磨损而出现的绝缘层破裂或导线断裂可引起 ICD 的误放电，给患者带来风险。

3. 导线感染及拔除困难的问题　感染风险是经静脉 ICD 另一个终身存在的顾虑，而导线一旦发生感染，就需要拔除。但由于 ICD 导线直径粗、生存期短、体内残留多根导线、导线与组织粘连、感染并发静脉闭塞等，拔除 ICD 除颤导线比拔除普通心脏起搏器电极的难度更大且风险极高。虽然这些并发症的绝对发生率低，但这些潜在并发症的严重性非常高，如大量胸腔出血和死亡。数据显示，拔除导线操作相关的主要并发症发生率为 1.3%~1.9%，操作相关的死亡率为 0.3%~0.65%。

4. 青少年患者长期应用问题　对于年轻的患者来说，植入 ICD 以后的长期应用也是一个不可避免的应用难题。早期一项队列研究表明，ICD 平均电池寿命为 5.9 年，对预期生存期长的年轻患者来说，一生需要多次更换脉冲发生器，而更换发生器时的感染风险很高，几乎较初次安装时翻倍。同时也面临电极导线更换或拔除的棘手问题，这将是年轻患者难以接受的。

三、S-ICD

为了减少 TV-ICD 的并发症，尤其是静脉导线相关并发症的发生，填补 TV-ICD 的缺陷和不足，一款新型无需接触血管系统的全皮下植入型心律转复除颤器（S-ICD）应运而生。

S-ICD 系统是在传统 TV-ICD 基础上设计建立的，其除颤导线及脉冲发生器均包埋于皮下，无需经静脉路径，也不需要将导线放在心腔内：一个放置在腋下，一个弹簧线圈放置在胸骨旁，形成有效的除颤回路，从而实现全皮下植入（图 1，彩图见二维码 14）。因此，S-ICD 有效避免经静脉导线植入或拔除所致的一系列并发症发生。在保留静脉通路、杜绝血管损伤的

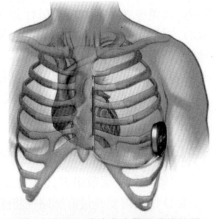

图 1　S-ICD 脉冲发生器和导线位置

同时,也减少了心肌损害、电极故障及潜在的系统感染风险。同时,S-ICD 的植入过程更加便捷,以体表解剖标志为参照皮下植入,可在直视下进行而无需暴露于 X 线下,因此不需要在导管室操作。如需拔除,操作也相对容易。对于年轻患者,S-ICD 活动限制更少,能够适应更加便捷的生活方式。S-ICD 更适合年轻、不需要起搏及高感染风险的患者,例如早先发生过装置感染的患者、糖尿病患者,终末期肾脏疾病患者或者长期处于免疫抑制的患者,提供了更加优异的预防心脏性猝死的选择(图 2,彩图见二维码 15)。

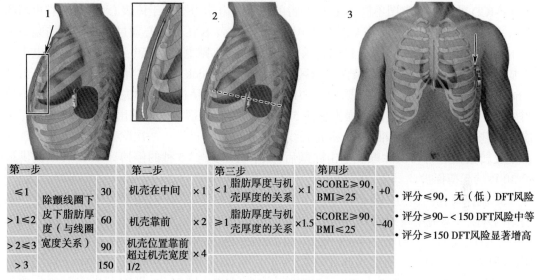

第一步			第二步		第三步		第四步		
≤1	除颤线圈下皮下脂肪厚度(与线圈宽度关系)	30	机壳在中间	×1	<1	脂肪厚度与机壳厚度的关系 ×1	SCORE≥90, BMI≥25	+0	• 评分≤90,无(低)DFT 风险
>1≤2		60	机壳靠前	×2	≥1	脂肪厚度与机壳厚度的关系 ×1.5	SCORE≥90, BMI≤25	-40	• 评分≥90– <150 DFT 风险中等
>2≤3		90	机壳位置靠前超过机壳宽度 1/2	×4					• 评分≥150 DFT 风险显著增高
>3		150							

图 2　preatorian 评分

1. S-ICD 的发展历程　新兴的 S-ICD 技术是近年来 ICD 治疗领域的重要进展,标志着中国心脏性猝死疾病防治已进入"无触"的新时代。自 2008 年 7 月 S-ICD 首次植入人体以来,该技术不断更新换代,飞速进展。2009 年获得欧盟 CE 认证并在欧洲上市,2012 年获得美国食品药品监督管理局(FDA)认证并开始广泛应用于临床。首代 S-ICD(SQ-RXTM)体积为 69cm³,厚度为 15.7mm,脉冲发生器预计使用寿命为 5.1 年。2015 年更新的第二代 S-ICD(EMBLEMTM model:A209)上市,其较第一代产品厚度减少 19%,预期使用寿命延长 40%。(预计使用寿命提高至 7.3 年,真实世界 LATITUDETM 数据显示患者平均使用寿命可达 8.7 年),且兼备远程监控功能,增加 SMART Pass 功能,减少 82% 的 T 波过感知。第三代 S-ICD(EMBLEMTM model:A219)于 2016 年上市,不但可兼容 MRI,同时还有 T 波滤过和房颤诊断的功能,在减少不恰当放电方面效果显著。2016 年中国通过 CFDA 专家审评会,S-ICD 正式进入我国市场,至今共植入约 300 台。目前第四代 S-ICD 仍在进行国际的多中心的研究的过程中。第四代 S-ICD 与无导线起搏技术进行结合,除了除颤功能之外,它将

同时具备 ATP 治疗和基础的起搏功能。

2. S-ICD 的工作原理　S-ICD 由两个主要部分组成：一个是脉冲发生器，植入第 5 至第 6 肋间水平的腋中线左侧位置，另一个是电极导线（远端和近端各有一个感知电极，两者中间为除颤线圈）。两个感知电极和脉冲发生器的机壳之间，通过两两组合形成三个感知向量，分别为环状电极至机壳（主要向量）、头端电极至机壳（次要向量）和头端电极至环状电极（备用向量）。S-ICD 可以自动选择最佳的感知向量，以获取最适合的心电信号用于心脏节律的识别和分析，比如合适的 QRS 波和 T 波形态以避免双倍 QRS 波计数和 T 波过感知。与 TV-ICD 的腔内心电图不同，S-ICD 获得的皮下心电信号类似于体表心电图，具有更高的分辨率，从而有利于通过形态学匹配来识别心脏节律。S-ICD 以心动过速发作时的频率为基本指标，当频率落入电击区，且数量满足计数要求时，则电容器充电准备除颤。在电击区的基础上，S-ICD 还可以设置条件电击区（Conditional Shock Zone），当频率落入条件电击区（Shock Zone），且数量满足计数要求时，S-ICD 会先通过算法进行心律失常鉴别，以避免不恰当放电。S-ICD 对每次事件可提供最多 5 次电击治疗，除颤电流回路由线圈电极和机壳组成，线圈电极至机壳为标准极性，机壳至线圈电极为逆向极性。一次除颤失败后，S-ICD 会自动反转极性进行再次除颤。电击除颤后，如果检测到 >3.5 秒的停搏，S-ICD 可以提供最长 30 秒的起搏保护。

3. 临床研究　作为一项新技术，S-ICD 的安全性和有效性一直备受关注，近年来在一系列国内外临床研究中得到证实。

（1）IDE 研究：上市前的 Investigational Device Exemption（IDE）研究是一项前瞻性多中心非随机临床研究。研究入选在 2010 年 1 月至 2011 年 5 月期间来自美国、新西兰和欧洲的拟植入 S-ICD 患者共计 330 例，平均年龄为（51.9 ± 15.5）岁，平均左心室射血分数为（36.1 ± 15.9）%，79% 的患者有 ICD 的一级预防适应证，41.4% 的患者既往有心肌梗死，13% 为更换既往静脉 ICD。结果显示，主要有效性终点即 S-ICD 系统对诱发室颤的转复成功率高达 100%。此外，研究显示，S-ICD 对自发性室性心动过速（VT）/室颤（VF）的转复成功率为 97.4%，即使在 VT/VF 风暴的情况下发生 VT/VF，也未出现心律失常性死亡。主要安全性终点为术后 180 天无主要并发症发生率高达 99%。鉴于该装置皮下植入的特性，没有气胸、锁骨下静脉狭窄、心脏穿孔/填塞的病例。随访 11 个月，无一例患者出现系统感染、心内膜炎、导线故障问题或心律失常性死亡事件等经静脉导线相关的并发症。13.1% 的患者受到误电击，其中大多数是由于过度感知造成的。仅 1 例因需要起搏而移除 S-ICD。正如预期的那样，S-ICD 的安全性和有效性终点均符合预期。

（2）Pooled 研究：国际上将 IDE 和 EFFORTLESS 两个大型前瞻性研究的数据进行综合分析，2015 年 ACC 发布了这项对 S-ICD 的大规模评估结果合并分析研究的入组人群中，平均 EF 为（39.4 ± 17.6）%，70% 的患者具有 ICD 的一级预防指征，汇总分析。

S-ICD 电击有效：S-ICD 初次电击有效率达 90.1%，98.2% 的 VT/VF 事件可在 5 次放电内成功转复。传统 TV-ICD 治疗初次电击成功率为 90.3%，最终成功率是 99.8%。因此，与真实世界 TV-ICD 相比，S-ICD 与 TV-ICD 具有同样的转复有效性。

1）S-ICD 汇总研究患者 2 年死亡率是 3.2%，与当前各 TV-ICD 研究中的死亡率相比，MADIT RIT 和 SIMPLE 研究中的患者 2 年死亡率分别为 5%~7% 和 11%，可见 S-ICD 的 2 年死亡率更加乐观。从降低死亡率的角度分析，由于 S-ICD 不需要静脉入路，从而静脉内感染率或电极导线使用失败率为 0，大大减少了经静脉以及心腔内并发症的发生，这可能是观察到低死亡率的原因。

2）双区程控的增加和 S-ICD 术前筛选的改善带来了不恰当放电率的降低，数据表明，S-ICD 误治疗的发生率与 TV-ICD 相似或者更低。

3）随着数术者经验、术前准备和植入技巧的提高，S-ICD 手术并发症和感染的比例进一步降低，且其发生率将随着病例数的积累而明显下降。与 TV-ICD 相比，S-ICD 并没有增加手术难度，且 S-ICD 急性期的并症发生率低于 TV-ICD。经静脉 ICD 移除后植入 S-ICD，感染发生率类似于总的 S-ICD 人群。

4）肥厚型心肌病患者与非肥厚型心肌病的临床结果是类似的。患者因 ATP 获益有限，仅 0.4% 的患者因为需要起搏治疗移除。

综上所述，Pooled 研究以一个独特的视角，结合 2 个大样本和长期随访的临床结果，充分验证了 S-ICD 在真实世界应用的安全性和有效性。同时，这些数据也为 EF ≤ 35% 的一级预防患者广泛使用 S-ICD 的安全性和有效性提供了更有力的支持，为 S-ICD 作为 SCD 一级预防的一线选择奠定了基础。

（3）EFFORTLESS 研究：EFFORTLESS 注册研究对来自 10 个欧洲国家、42 个中心的 994 例 S-ICD 植入者进行前瞻性随访研究，它是目前全球最大的 S-ICD 注册研究，报道了 S-ICD 经过 5 年随访的真实世界结果。研究旨在通过比较 S-ICD 与 TV-ICD 之间出现并发症和发生不恰当电击治疗的频率，来评估 S-ICD 系统的安全性。入选患者平均年龄为 48 岁，平均 LVEF 为（42 ± 19）%，63% 的患者有 ICD 的一级预防指征，40% 患有缺血性心肌病。平均时间随访（3.1 ± 1.5）年，其中 82 名患者完成研究方案的 5 年随访。结果显示，S-ICD 总的转复成功率为 97.4%，与 TV-ICD 类似。99.7% 的患者 30 天内无并发症发生率。98% 患者 1 年内无 S-ICD 相关的并发症（导线故障、血管内或系统性感染等）发生，显示出了与 TV-ICD 相比较的优势。92.85% 患者未出现因房颤或室上速（AF/SVT）而导致的不恰当电击治疗。由于 AF/SVT 导致的不恰当发电率 1 年为 1.5%，3.1 年仅 2.3%，均低于其他 TV-ICD 注册研究中的数据。该研究有力地证实了 S-ICD 在并发症、不恰当治疗和转复效能方面与 TV-ICD 相当。

EFFORTLESS 研究是 S-ICD 上市后最大规模的多中心注册研究，平均随访 3.1 年，也是现有最长的 S-ICD 随访时间，约为其他 S-ICD 研究的总随访时间的 2 倍。对该研究入选群体随访发现，对于缺血性和非缺血性心肌病、ICD 的一级预防和二级预防、不同年龄段的患者，S-ICD 的临床效果都是稳定且一致的，在绝大多数人群中都能够得到安全有效的应用。

此外，各亚组分析研究表明：

1）电击的有效性方面，通过与其他研究对比发现，S-ICD 具备和 TV-ICD 同样的转复有效性。在同时期的 S-ICD 相关临床研究中，EFFOETLESS 3 年研究首次电击成功率是 88.5%，Pooled2 年研究是 90.1%；而 TV-ICD 历来多项临床研究中，首次电击有效性仅有 83%~92.0%，平均约<90%，两者是相当的。事件的末次电击成功率在 S-ICD 的 EFFOETLESS 3 年研究中高达 97.4%，Pooled 2 年研究中高达 98.2%，均高于 TV-ICD。因此，在最终能通过电击治疗有效消除心律失常的转复成功有效性方面，S-ICD 并不比 TV-ICD 低，甚至在末次电击成功率方面还高于 TV-ICD。

2）EFFORTLESS 研究中还发现，S-ICD 应用 SMART Pass 技术后，可以将 T 波过感知导致的 IAS 减少 82%，从而使 S-ICD 的不恰当电击率降低至 3.8%，与 TV-ICD 研究中所得到的比例类似，有效减少了误放电。同时，鉴于研究入选的患者群体较为年轻，本身发生不恰当电击的概率相对较高，而打开 SMART Pass 功能后，不恰当电击的比例反而低于 TV-ICD 组，更加验证了新型滤波器的强大作用。

3）对于 ICD 一级预防和二级预防的患者，S-ICD 对室性心律失常的治疗效果都是可靠的，而不恰当放电率与 TV-ICD 相类似。更重要的是，由于 S-ICD 无静脉电极导线，避免了 TV-ICD 静脉电极导线所产生的一系列并发症。EFFORTLESS 研究中期随访结果显示，无一例患者出现导线故障或者感染性心内膜炎，显示出了血管外除颤的优势所在。这些数据都将为进一步优化患者选择和装置使用提供依据。

（4）PAS 研究：S-ICD 美国上市后的 PAS 注册研究分析了来自美国 86 个中心共计 1 637 例植入 S-ICD 患者的临床特征和围手术期结果，旨在反应 S-ICD 在"真实世界"长期应用的安全性和有效性。该研究是迄今为止针对 S-ICD 患者最大样本量的研究，一级预防比例高达 76.7%。PAS 研究人群的 EF 值比其他研究更低，病情更重。平均 EF 为 32.0%，与 EFFORTLESS 研究平均 EF 42% 相比更低。其中 EF ≤ 35% 的一级预防患者所占比例超过了 3/4，且包括合并糖尿病、心力衰竭、血透患者占了 74%。尽管 PAS 研究包含了更为严重的并存疾病的患者，但研究结果发现，在植入 S-ICD 后包括装置感染在内的并发症发生率仍然很低。30 天围手术期并发症仅为 3.7%，明显低于传统 TV-ICD。与以往 TV-ICD 的注册研究和荟萃分析比较，该研究 S-ICD 并发症的发生率只有 TV-ICD 的一半（6%~10%，最高 13.5%）左右。诱颤转复的成功率高达 99%，与同时期的 TV-ICD 相比是相当的。

此外，该研究纳入人群的平均年龄为（52 ± 15）岁，这与植入年轻 S-ICD 患者的趋势相符。该注册研究中接受 S-ICD 的患者有更多传统的 TV-ICD 适应证，而来自欧洲的早期 S-ICD 注册研究则是患有通道病的年轻患者比例更大。

综上所述，PAS 注册研究发现 S-ICD 的适应证患者绝大多数是典型的 TV-ICD 适应证人群，2/3 都符合循证医学证明适应 MADIT Ⅱ 适应证，几乎一半以上的患者首次植入 S-ICD 年龄在 50~70 岁。植入 S-ICD 的 30 天围手术期并发症率为 3.7%，远远地低于传统 TV-ICD，只有其一半左右。即使包含了糖尿病、心衰和血透这些严重的并存疾病患者，在植入 S-ICD 后并发症率仍然很少。

诱发 VT/VF 后的转复成功率高达 99%，与同时期的 TV-ICD 相比是相当的。

（5）PRAETORIAN 研究：2020 年 HRS 年会上公布的 PRAETORIAN 研究是一项全球性多中心的前瞻性随机对照研究，也是首个 S-ICD 和 TV-ICD 的头对头研究。该研究从 2011—2017 年入组来自美国和欧洲 6 个国家 40 多中心的共计 849 例患者，随机分为 S-ICD 组（426 例）和 TV-ICD 组（423 例），进行平均 48 个月的随访。对比两组的主要不良反应，包括不恰当放电率和急性期、慢性期并发症的非劣效性。结果显示，两组患者基线特征相似，中位年龄为 64 岁，中位 EF 为 30%，70% 患有缺血性心肌病。80% 的患者 EF ≤ 35%。研究人群年龄偏大，心功能偏差，且绝大多数都是一级预防患者，是典型的 ICD 适应证患者人群。

主要终点显示，S-ICD 达到了研究的非劣效性研究终点，4 年全因并发症发生率 S-ICD 与 TV-ICD 相比非劣（15.1% *vs.* 15.7%，P=0.01）。证实 S-ICD 与 TV-ICD 相比疗效相当，同时又避免了很多并发症，包括因感染需要拔除导线、导线相关并发症。该研究再次证实，对于没有起搏需求的 ICD 适应证患者，S-ICD 可以作为首选。

次要终点不恰当电击（IAS）方面，两组比较无明显差异，但具体原因不同。实验组（S-ICD）多由于心源性过感知（早期无 SMART Pass 技术）引起，对照组（TV-ICD）多数由 AF/SVT 引起。1 年时 IAS 的比例与其他 TV-ICD 临床研究的数据类似（4.1% *vs.* 4.8%，

P=0.14）。S-ICD 系统的 IAS 比例随着软件升级而明显下降。最初 2013 年第一代 S-ICD 的 IAS 为 13.1%。SMART Pass 软件应用后，能有效滤过 T 波过感知，对误放电的识别提高，将 IAS 明显降低，2018 年 IAS 下降至 4.3%。2019 年德国一项研究中 IAS 已低至 2.2%。与同时期的 TV-ICD 相关研究相比，整体 TV-ICD 的 IAS 为 4%~6%，UNTOUCHED 研究中 IAS 比以往大部分 TV-ICD 研究以及 PRAETORIAN 研究中的数据都更低。UNTOUCHED 研究的 S-ICD 患者为 EF 降低的 SCD 一级预防患者，1 年 IAS 为 3.1%，植入具有 SMART Pass 滤波器后，1 年时 IAS 下降至 2.4%，显示出新型滤波器的优异。2019 年 *PACE* 上发表的一个包括 7 220 患者的荟萃分析，发现 S-ICD 较 TV-ICD 的恰当放电率更低，可能由 TV-ICD 组 ATP 治疗导致的心律失常或者因为静脉导线放置在心脏内导致的炎性反应引起。

次要终点死亡率方面，S-ICD 和 TV-ICD 全因死亡率均较低，两组差异无统计学意义（16.4% *vs.* 13.1%，P=0.20）。入组患者 EF 中位数为 30%，年龄中位数为 63 岁，90% 患有缺血性或非缺血性心肌病导致的心衰，以往 TV-ICD 临床研究相比，本研究患者年龄更大、疾病更重，所以发生 SCD 人数更多，但 S-ICD 死亡患者中有更多的非心血管死亡。

次要终点并发症方面：总体并发症两组之间无统计学差异，但是 TV-ICD 并发症有明显增高的趋势，预期未来随访 8 年会有差异。导线相关并发症发生率 TV-ICD 显著高于 S-ICD（1.4% *vs.* 6.6%，P=0.001）。对照组 TV-ICD 的导线相关并发症比 S-ICD 组高出足足 4 倍以上。对于很多合并糖尿病或肾功能不全的 ICD 适应证患者，去除静脉内的导线非常重要，因为静脉内导线可以增加感染风险。导线并发症需要干预的比例明显高于潜在的起搏或 ATP 需求。回顾既往所有 TV-ICD 临床注册研究，导线相关并发症比较均较高，最高达到 12.7%。一项纳入 7 220 例的荟萃分析对比导线并发症发现，TV-ICD 导线相关并发症的发生率是 S-ICD 患者的 8 倍（P=0.000 1），有显著统计学差异。本研究还发现，TV-ICD 组静脉导线因感染而需系统拔除的比例更高（实验组 4 例 0.9%，对照组 8 例 1.9%）。超过 91 000 例经静脉导线拔除数据显示，因感染拔除的并发症和院内死亡率均明显高于非感染拔除者。

PRAETORIAN 研究样本量大，随访时间长，作为首个对比 S-ICD 和 TV-ICD 的头对头研究，PRAETORIAN 研究为 S-ICD 的指南推荐进一步奠定了循证医学依据。研究表明，在没有起搏需求的 S-ICD 一级预防和二级预防人群中，S-ICD 的安全性与 TV-ICD 相当。S-ICD 导线相关并发症显著降低，因严重感染需要拔除的患者更少，并发症发生率有降低的趋势。因此，S-ICD 在预防 SCD 方面展示出了巨大的临床实用价值。也为没有起搏指征的所有 ICD 适应证患者提供了更加优异的治疗方案。

（6）UNTOUCHED 研究：S-ICD 在预防 SCD 方面的有效性和优势逐渐得到认可，在心脏性猝死二级预防中的价值不言而喻。然而，EF 降低的心衰患者 SCD 发生率较高，因此 S-ICD 在这类患者一级预防的效果有待进一步研究证实。2020 年 HRS 年会上公布的另一大型临床研究 UNTOUCHED 试验是一项全球性、多中心、前瞻性非随机研究。试验纳入包含美国和欧洲的 110 个中心共计 1 111 例患者，旨在研究 S-ICD 在 EF 降低心衰患者中一级预防的效果。入组患者均为符合首次植入 S-ICD、EF≤35% 的一级预防患者。基线特征包括入组患者年龄较轻，平均年龄为 56 岁（PRAETORIAN 研究中位年龄为 64 岁），缺血性心肌病占 53.8%，平均 EF 为 26%，合并症包括糖尿病、肾脏病、抗血小板、抗凝药物应用等。UNTOUCHED 试验是迄今为止入 S-ICD 研究中患者 EF 值最低、病情最重的研究。主要研究终点定义为不恰当电击发生率，并且与 MADIT-RIT 研究得出的数值（91.6%）进行对比。旨在通过优化的程控和增强的鉴别算法对接受 S-ICD 植入患者进行不恰当电击情况评估。

随访 18 个月显示,S-ICD 的无不恰当电击率高达 95.9%,显著高于 MADIT-RIT 的 91.6% ($P<0.000\ 1$)。不恰当放电率的预测因素包括房颤病史、缺血性心肌病、低 EF 值,也包括手术使用的二切口式术式以及是否打开 SMART Pass 滤波器。

由于第一代设备和植入技术的不足,导致相对较高的 IAS 比例。现今已进行设备更新和程控参数修订,第三代有了 SMART Pass 功能,且植入技术改进后,明显降低不恰当放电率。与其他经静脉临床研究对比,1 年不恰当放电率 S-ICD 是逐年下降的,表现优越。从早期的 IDE 研究和 EFFORTLESS 研究 IAS 较高,到 2018 年 SMART Pass 研究年 IAS 降至 4.3%,2020 年 UNTOUCHED 研究年 IAS 降至 3.1%。尤其是只用第三代器械的 UNTOUCHED 临床研究中 IAS 明显下降,年不恰当放电率低至 2.4%。纵观同时期的相关研究,UNTOUCH 研究的 S-ICD 不恰当放电率(1 年为 3.1%,18 个月为 4.8%)是目前所有 S-ICD 临床试验中最低的,也比优化程控的 VT-ICD 低,临床表现优越。因此,对于入选该研究植入 S-ICD 的患者,在有基础心脏疾病心功能较差(平均 EF=26%,缺血性心肌病 = 53.8%,NYHA Ⅱ/Ⅲ=87.6%)的情况下,通过优化的程控和增强的鉴别算法能保证 S-ICD 的不恰当放电率仍能保持较低水平,进一步证实了 S-ICD 的安全性。

此外,研究结果显示,术后 30 天无器械和手术相关并发症率为 95.8%,绝大多数并发症发生于术中或术后 24 小时,与术后愈合或疼痛管理相关占 1.9%。S-ICD 与 TV-ICD 的术后 30~45 天并发症对比,UNTOUCH 研究为 4.2%,其他 TV-ICD 相关研究中最高达 13.5%。总体看来,S-ICD 并发症发生率明显降低,30 天并发症很低,仅为 4.2%。因此,S-ICD 不仅能够有效转复 EF 降低患者室性心律失常,且有着更低的围手术期相关并发症,奠定了其在 SCD 一级预防中的应用价值。

该研究显示了迄今为止"最严重"的 EF 很低的患者中,S-ICD 与优化程控的 TV-ICD 相比,仍具有较高的安全性和有效性,提示对于不需要起搏的 SCD 一级预防患者可选用 S-ICD。

(7)其他荟萃分析:León Salas 等析综合了 2013—2018 年相关研究结果,纳入了 10 个纵向研究共 7 820 名研究对象(S-ICD 组 2 950 名,TV-ICD 组 4 870 名),进行了系统回顾和荟萃分析,进一步为 S-ICD 的安全性和有效性提供了可靠的临床数据。结果显示,S-ICD 组与 TV-ICD 组的感染发生率(OR=1.79,95% CI 0.93~3.43)、不恰当放电率(OR=1.28,95% CI 0.91~1.78)和死亡率(OR=0.79,95% CI 0.50~1.24)均无显著差异。S-ICD 组发生不恰当放电常见的原因是过感知(尤其是 T 波)、肌电干扰、QRS 波双倍计数,而 TV-ICD 组误放电更多的与室上性心动过速有关。S-ICD 主要并发症包括电极导线移位和感染,1%~1.3% 的感染发生和设备有关,其他危险因素包括糖尿病、终末期肾病、慢性阻塞性肺疾病、手术时间、术后血肿、电极移位再次手术等。与 TV-ICD 组相比,S-ICD 组减少了电极导线相关的并发症(OR=0.13,95% CI 0.05~0.29)且电极移位的发生率更低,而 TV-ICD 组发生气胸的风险更高(OR=0.17,95% CI 0.03~0.97)。随着导线固定器械的使用和术者经验的不断积累,可有效降低并发症的发生率,这一结果符合学习曲线。此外,ICD 放电治疗会给患者带来不适且会产生恐惧感,影响患者的生活质量。比较 S-ICD 组和 TV-ICD 组,平均随访 12 个月,研究结果显示,两组患者健康相关生活质量和抑郁水平相似,但 S-ICD 患者的焦虑水平较低,且随着时间的推移,抑郁程度也有较大程度的减低。以上提示,植入 S-ICD 对患者精神心理健康的影响更小,可能是 SCD 一级预防患者更好的治疗选择。

另一篇荟萃分析结果表示,S-ICD 可以显著降低 87% 的发生导线相关并发症风险。同时发现,与 TC-ICD 相比,S-ICD 不会增加非导线相关并发症和感染的风险。

　　Basu-Ray 等纳入了 5 项单中心、前瞻性、非随机性研究的荟萃分析结果显示,S-ICD 与 TV-ICD 对室性心律失常事件的治疗两者间无明显差异,同时 S-ICD 具有减少导线相关发症的优点,支持 S-ICD 在 SCD 一级预防治疗上可替代传统的 TV-ICD,是一种安全、有效的新武器。

　　4. S-ICD 的不足　目前国内 S-ICD 费用昂贵,且许多地区没有纳入医保,是限制其发展的因素之一;皮下感知导线存在过感知情况,可能导致误放电,增加放电次数,影响除颤器寿命,S-ICD 寿命预计 7.3 年,而 ICD 约 10 年,年轻患者需频繁更换电池;适合植入 ICD 的患者并非全部适合植入 S-ICD,国内有关术前筛查结果显示,80 例适合植入 ICD 的患者中 8.8%(7 例)未通过筛查,其中宽 QRS 时限($\geq$150ms)可能无法被 S-ICD 精确感知,限制一部分 S-ICD 的植入;另外,术后患者远程随访尚无构建,偏远地区的患者随访困难。

　　5. 相关指南推荐　S-ICD 技术是 ICD 研发过程中的一项新技术,开辟了心脏性猝死预防的新篇章。该技术应用至今已有 15 年以上的临床数据支持,以及 10 年以上的临床应用经验。基于上述大量临床试验数据支持,S-ICD 系统在猝死高危患者一级预防及二级预防的应用,在美国和欧洲指南中均被推荐。

　　2015 年欧洲心脏病学会(ESC)首次将 S-ICD 写进指南,在其发布的心脏性猝死指南中,推荐了 S-ICD 在部分患者中的应用,推荐级别是 IIa 类的推荐。根据 S-ICD 在美国临床应用后的大规模研究,2017 年美国 ACC/AHA/HRS 联合发布的指南对 S-ICD 的推荐级别进行了调整,上调为 I 类推荐。指南指出,对于符合 ICD 植入标准,而无 ATP、心脏再同步治疗要求,无严重心动过缓,既往存在感染、静脉系统及心脏解剖结构异常的患者,推荐植入 S-ICD,是 Ia 类推荐。

　　ACC/AHA/HRS 指南是首个将 S-ICD 列入 I 类推荐的指南,推荐理由是: 植入 S-ICD 比经静脉植入 ICD 发生感染的风险更低。故 S-ICD 更适合于高感染风险的患者,例如早先曾经发生过装置感染、终末期肾脏疾病、糖尿病,或者是长期处于免疫抑制的患者。近期,Brouwer 等将来自美国 ICD 登记管理中心的 393 734 例植入 ICD 的患者进行回顾性分析,发现现今 S-ICD 更多的应用于年轻的患者、女性患者和透析的患者。

四、总结

　　综上所述,S-ICD 作为 SCD 预防的新型的强有力武器,应用以来已显示出良好的安全性和有效性,S-ICD 是传统 TV-ICD 的优秀替代治疗,为更多有适应证的心脏性猝死高危风险患者提供了新的治疗选择。尽管相关资料和临床试验数据多来源于国外,国内 S-ICD 的临床应用已经起步,随着其推荐级别的提高,在适应人群的推广和技术的完善,S-ICD 在国内外 SCD 一级预防领域展现出巨大的应用潜力和发展前景。随着循证医学证据的不断积累,特别是 2020 年美国心律学年上 PRAPTORIAN 及 UNTOUCHED 两项重磅临床注册研究结果的公布,S-ICD 治疗的安全性和有效性得到了进一步验证,使 SICD 已成为心脏性猝死预防的一线疗法。第四代 S-ICD 具备兼容无导线起搏的能力,弥补了 S-ICD 无起搏的功能,相信随着 S-ICD 多方面蓬勃发展必将为更多的心脏性猝死高危患者带来福音。

(陈志平　孙国建　沈法荣)

《2021 年 EHRA 心脏再同步化治疗的心脏起搏和 CRT 推荐指南》解读

2021 年 4 月 23 日，2021 年欧洲心律协会（European Heart Rhythm Association，EHRA）年会如期线上开幕。会议伊始，2021 年欧洲心脏病学会（European Society of Cardiology，ESC）心脏起搏和心脏再同步化治疗（cardiac resynchronization therapy，CRT）推荐指南工作组主席 Jens Cosedis Nielsen 教授，就指南关于 CRT 的建议进行介绍。相比既往指南，2021 年 ESC 对 CRT 的推荐主要有两个方面的更新：① CRT-P 或 CRT-D 的选择；②心房颤动患者的 CRT 应用推荐。

一、CRT-P 或 CRT-D：个体化选择决策

研究表明，大面积心肌瘢痕、缺血性心力衰竭病因、高负荷非持续性室性心动过速（non-sustained ventricular tachyarrhythmias，NSVTs）与心源性猝死（sudden cardiac death，SCD）的高风险相关。另外，SCD-HeFT 的远期随访研究通过分析 11 年的死亡率发现，非缺血性病因的心力衰竭患者未能从植入型心律转复除颤器（implantable cardioverter defibrillator，ICD）一级预防中获益。同样地，DANISH 研究表明，非缺血性心肌病的患者接受 ICD 治疗后，其长期生存率没有得到改善。DANISH 研究还发现，年轻患者（70 岁以下）比年老患者更有可能受益于 ICD 植入。有数据指出，女性发生 SCD 的风险较低。此外，先进的心脏成像技术，包括心脏磁共振和放射组学影像，可以评估异常心电传导通道，进一步预测室性心动过速 / 心室颤动的风险。其他支持植入 CRT-P 的临床因素包括更严重的心衰症状（NYHA Ⅲ/Ⅳ级）和影响生存时间的合并症（如严重的肺部或肾脏疾病）。

目前难以解决的矛盾是，CRT 通过减轻心律失常负荷削弱了对 ICD 的需求，但同时通过降低心衰导致的死亡率延长了生存时间，而生存时间越长，患者暴露于 SCD 的风险也随之增加，进而提升对 ICD 的需求。因此，CRT-D 应当是同时具备 CRT 和 ICD 指征患者的最佳治疗方式。回顾《2013 年 ESC 的心脏起搏和再同步化治疗指南》（以下简称《2013 年 ESC CRT 指南》），其中将符合 ICD 适应证的心力衰竭患者接受 CRT 治疗作为Ⅰ类适应证。《2021 年 ESC 心脏起搏和再同步化治疗指南》（以下简称《2021 年 ESC CRT 指南》）则明确指出，对于需要进行 ICD 植入以及同时有 CRT 指征的患者，植入 CRT-D 作为Ⅰ类适应证推荐。

总的来说，ICD 的目标人群应当具有较高的 SCD 风险，以及较低的非 SCD 介导的死亡风险。由于尚缺乏头对头研究数据，当下应当采用基于患者临床特征和倾向性的个体化决策，从而在 CRT-P 和 CRT-D 之间进行适当选择（图 1，彩图见二维码 16）。

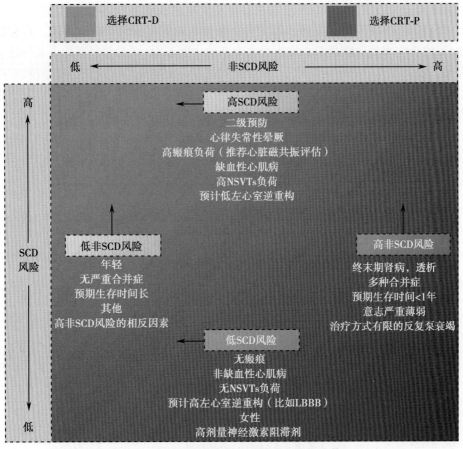

图 1　CRT-P 与 CRT-D 的个体化选择决策

红色表示优先选择 CRT-P,绿色表示优先选择 CRT-D。选择决策是基于平衡 SCD 风险和非 SCD 风险。CRT,心脏再同步化治疗;SCD,心源性猝死;LBBB,左束支传导阻滞;NSVTs,非持续性室性心动过速。

二、心房颤动患者的 CRT 应用

《2013 年 ESC CRT 指南》中规定了房颤患者 CRT 的 Ⅱa 类适应证:

1. 充分抗心竭药物治疗前提下,LVEF ≤ 35%、QRS 时限 ≥ 120ms、NYHA 心功能分级 Ⅲ~Ⅳ级的慢性心衰患者,采取包括房室结消融在内的措施以保证充分的双心室起搏(接近 100%)(Ⅱa 类推荐,B 级证据)。

2. 射血分数下降、持续性房颤,心率过快需要房室结消融的患者(Ⅱa 类推荐,B 级证据)。心率控制是房颤管理不可或缺的一部分,根据《2020 年 ESC 房颤管理指南》,心室率的控制目标是低于 110 次/min,如果出现左心室功能减退或者恶化,应该考虑植入 CRT-P 或者 CRT-D。而 CRT 在房颤中发挥作用的先决条件是确保充分的双心室夺获。观察性研究结果显示,快心室率的房颤是双心室起搏失夺获的主要原因,双心室起搏的低百分比与不良预后有关。如果在充分的药物治疗下,患者症状或左心室功能恶化或快心室率持续存在,或者在 CRT 中没有实现高比例的双心室起搏,则考虑心律控制或者房室结消融。对于永久性房颤和不适宜导管消融的持续性房颤的 CRT 应用方案,可以参考图 2。

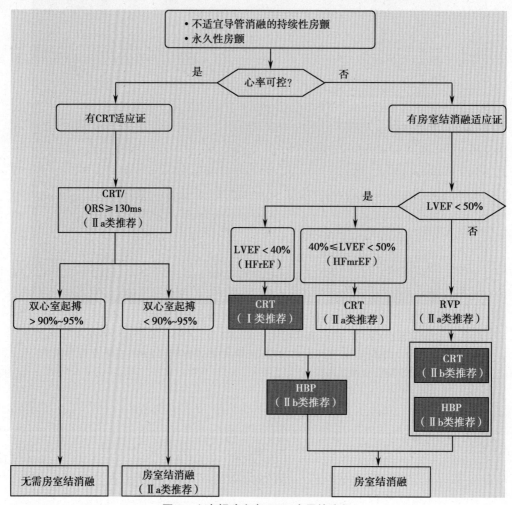

图 2　心房颤动患者 CRT 应用的流程

根据心率的可控性、QRS 波时限、双心室起搏比例以及 LVEF 水平,《2021 年 ESC CRT 指南》对心房颤动患者的 CRT 应用规定了详细的管理策略。CRT,心脏再同步化治疗;HBP,希氏束起搏;RVP,右心室起搏;LVEF,左心室射血分数;HFrEF,射血分数下降型心力衰竭;HFmrEF,射血分数中间型心力衰竭。

可以看出,尽管缺乏房颤患者应用 CRT 的大型随机临床试验的证据,在《2021 年 ESC CRT 指南》中,对于同窦性心律患者有类似指征的房颤人群,指南仍然推荐植入 CRT,而且在不完全双心室起搏(<90%~95%)的患者中需要加行房室结消融。此外,相比于《2013 年 ESC CRT 指南》,新版 ESC 指南对于不同 EF 水平的房颤患者也相应作出不同等级的 CRT 推荐。

三、2021 年 ESC 关于心脏再同步化治疗的适应证

（一）窦性心律患者

在窦性心律心衰患者中，关于左束支传导阻滞（left bundle branch block，LBBB）和非 LBBB 的 CRT 推荐与既往基本一致。

1. 左束支传导阻滞

Ⅰ类适应证：优化药物治疗基础上左心室射血分数（left ventricular ejection fraction，LVEF）≤35%、窦性心律、QRS 时限 ≥150ms 且呈 LBBB 形态、有症状（心功能Ⅱ~Ⅳ级）的心力衰竭患者（A 级证据）。依旧强调 LBBB 和宽 QRS 波（≥150ms），与《2013 年 ESC CRT 指南》《2016 年 ESC 心衰管理指南》推荐类别和证据级别相同。

Ⅱa类适应证：优化药物治疗基础上 LVEF≤35%、窦性心律、QRS 波时限 130~149ms 且呈 LBBB 形态、有症状（心功能Ⅱ~Ⅳ级）的心力衰竭患者（B 级证据）。同类患者延续了《2016 年 ESC 心衰管理指南》的推荐。较《2013 年 ESC CRT 指南》，适应证由Ⅰ类降级至Ⅱ类，QRS 波时限由 120ms 提升至 130ms。

2. 非左束支传导阻滞

Ⅱa类适应证：优化药物治疗基础上 LVEF≤35%、窦性心律、QRS 波时限 ≥150ms 且非 LBBB 形态、有症状（心功能Ⅱ~Ⅳ级）的心衰患者（B 级证据），同《2013 年 ESC CRT 指南》。适应证由《2016 年 ESC 心衰管理指南》Ⅰ类推荐降至Ⅱa类。

Ⅱb类适应证：优化药物治疗基础上 LVEF≤35%、窦性心律、QRS 时限 130~149ms 且非 LBBB 形态、有症状（心功能Ⅱ~Ⅳ级）的心衰患者（B 级证据），较《2016 心衰指南》未有改动。与《2013 年 ESC CRT 指南》不同在于，QRS 波时限由 120~150ms 改为 130~149ms。

3. QRS 波时限小于 130ms

Ⅲ类适应证：CRT 不适合用于 QRS 波时限<130ms 且无右心室（right ventricular，RV）起搏指征的心力衰竭患者（A 级证据）。

（二）心房颤动患者

Jens Cosedis Nielsen 教授指出，以下两类心房颤动患者有 CRT 应用指征：①合并射血分数降低的心衰伴束支传导阻滞；②心室率控制不佳，有房室结消融适应证。

1. 合并心力衰竭的永久性房颤患者

Ⅱa类适应证：对于合并心房颤动的心力衰竭患者，经优化药物治疗后，NYHA Ⅱ~Ⅳ级，LVEF≤35%，QRS 波时限 ≥130ms，应考虑置入 CRT，以改善症状、降低心力衰竭发病率和死亡率。CRT 植入前需评估确保双心室起搏的措施（Ⅱa类推荐，C 级证据）。房颤导致不完全双心室起搏（<90%~95%）时应加行房室结消融（Ⅱa类推荐，B 级证据）。在《2013 年 ESC CRT 指南》中要求 QRS 时限 ≥120s，《2021 年 ESC CRT 指南》对于 QRS 时限标准更为严格。

2. 心室率控制不佳、有临床症状、需要房室结消融的房颤患者（不考虑 QRS 波时限） 心力衰竭（heart failure，HF）的描述是基于 LVEF 的测量，沿用了《2016 年心衰管理指南》的定义——射血分数下降型心力衰竭（HFrEF），LVEF<40%；射血分数中间型心力衰竭（HFmrEF），LVEF 40%~49%；射血分数保留型心力衰竭（HFpEF），LVEF≥50%。

Ⅰ类适应证：对于此类患者，当合并 HFrEF 时，应推荐植入 CRT（Ⅰ类推荐，B 级证据）。

Ⅱa类适应证：对于此类患者，当合并 HFmrEF 时，相比于 RV 起搏，更应考虑植入 CRT

（Ⅱa 类推荐，C 级证据）。而当合并 HFpEF 时，应该采用 RV 起搏（Ⅱa 类推荐，B 级证据）。

Ⅱb 类适应证：此类患者合并 HFpEF 时，可以考虑植入 CRT（Ⅱb 类推荐，C 级证据）。

《2013 年 ESC CRT 指南》中，此类合并 HFrEF 的房颤患者，指南推荐植入 CRT（Ⅱa 类推荐，B 级证据），《2021 年 ESC CRT 指南》不仅对同类患者的推荐由 Ⅱa 类上升至 Ⅰ 类，而且在保证充分的双心室起搏比例的前提下，对 LVEF 水平较高的心衰患者也作出更加具体的建议。

（三）由 RVP 升级至 CRT

Jens Cosedis Nielsen 教授强调，由于没有正在进行的相关 RCT 试验或者相关 RCT 研究报道，所以心力衰竭患者由 RV 起搏升级至 CRT 对预后的影响尚不明确。美国心脏病学会 / 美国心脏协会 / 美国心律学会（ACC/AHA/HRS）指南指出，RV 起搏的高负荷（例如>40%）是升级获益的先决条件。然而，没有明确证据表明某百分比的 RV 起搏可作为真正的界限——即低于这个界限的 RV 起搏是安全的，超过这个界限则是有害的。

Ⅱa 类适应证：对于植入传统起搏器或者 ICD 的患者，在优化药物治疗后仍出现进展性的心衰症状，且 RV 起搏比例显著时，应考虑升级为 CRT（Ⅱa 类推荐，B 级证据）。《2013 年 ESC CRT 指南》对于同类患者的推荐等级为 Ⅰ 类，《2021 年 ESC CRT 指南》降级为 Ⅱa 类。

（四）合并房室传导阻滞的心力衰竭

Ⅰ 类适应证：对于 HFrEF（LVEF<40%）的患者（包括房颤患者），无论 NYHA 等级，如果有心室起搏指征和高度房室传导阻滞，建议采用 CRT 而不是 RV 起搏（Ⅰ 类推荐，A 级证据）。相比于《2013 年 ESC CRT 指南》，推荐等级由 Ⅱa 类升至 Ⅰ 类。

（五）CRT-D 的应用

Ⅰ 类适应证：对于需要进行 ICD 治疗以及有 CRT 指征的患者，推荐植入 CRT-D（Ⅰ 类推荐，A 级证据）。《2021 年 ESC CRT 指南》强调需要 ICD 治疗的同时具有 CRT 指征，推荐植入 CRT-D。

Ⅱa 类适应证：对于需要接受 CRT 的患者，应在进行个体化风险评估和共同决策后考虑植入 CRT-D（Ⅱa 类推荐，B 级证据）。

（六）其他问题

1. 新型药物　近年来涌现了一批新型药物，为心力衰竭治疗带来了新的希望，也促进了指南和共识的更新。这些药物主要包括血管紧张素受体 - 脑啡肽酶抑制剂（angiotensin receptor-neprilysin inhibitor，ARNI）、钠 - 葡萄糖共转运蛋白 2 抑制剂（sodium-glucose cotransporter 2 inhibitor，SGLT-2i）、可溶性鸟苷酸环化酶激活剂（vericiguat）以及心肌肌球蛋白激活剂（omecamtiv mecarbil）。然而，Jens Cosedis Nielsen 教授也提到，目前没有数据支持在考虑 CRT 应用之前必须使用这些药物。

2. 影像学检查　除了心超评估 LVEF 外，没有确切证据表明可以使用其他成像技术来选择 CRT 的候选患者。此外，也没有证据支持左室导线植入部位的具体定位。

3. 生理性起搏　目前的数据不足以支持将希氏束起搏（His Bundle pacing，HBP）、左心室间隔部起搏（left ventricular septal pacing，LVSP）或左束支起搏（left bundle branch pacing，LBBP）作为双心室起搏的有效替代治疗。

（张新尉　邹建刚）

参考文献

［1］ GUTMAN S J, COSTELLO B T, PAPAPOSTOLOU S, et al. Reduction in mortality from implantable cardioverter-defibrillators in non-ischaemic cardiomyopathy patients is dependent on the presence of left ventricular scar [J]. Eur Heart J, 2019, 40 (6): 542-550.

［2］ GUPTA A, HARRINGTON M, ALBERT C M, et al. Myocardial scar but not ischemia is associated with defibrillator shocks and sudden cardiac death in stable patients with reduced left ventricular ejection fraction [J]. JACC Clin Electrophysiol, 2018, 4 (9): 1200-1210.

［3］ ACOSTA J, FERNANDEZ-ARMENTA J, BORRAS R, et al. Scar characterization to predict life-threatening arrhythmic events and sudden cardiac death in patients with cardiac resynchronization therapy: the GAUDI-CRT study [J]. JACC Cardiovasc Imaging, 2018, 11 (4): 561-572.

［4］ DI MARCO A, ANGUERA I, SCHMITT M, et al. Late gadolinium enhancement and the risk for ventricular arrhythmias or sudden death in dilated cardiomyopathy: systematic review and meta-analysis [J]. JACC Heart Fail, 2017, 5 (1): 28-38.

［5］ MITTAL S, AKTAS M K, MOSS A J, et al. The impact of nonsustained ventricular tachycardia on reverse remodeling, heart failure, and treated ventricular tachyarrhythmias in MADIT-CRT [J]. J Cardiovasc Electrophysiol, 2014, 25 (10): 1082-1087.

［6］ MARIJON E, LECLERCQ C, NARAYANAN K, et al. CeRtiTuDe Investigators. Causes-of-death analysis of patients with cardiac resynchronization therapy: an analysis of the CeRtiTuDe cohort study [J]. Eur Heart J, 2015, 36 (41): 2767-2776.

［7］ POOLE J E, OLSHANSKY B, MARK D B, et al. Long-Term outcomes of Implantable Cardioverter-Defibrillator therapy in the SCD-HeFT. J Am Coll Cardiol, 2020, 28, 76 (4): 405-415.

［8］ KOBER L, THUNE J J, NIELSEN J C, et al. DANISH Investigators. Defibrillator implantation in patients with nonischemic systolic heart failure [J]. N Engl J Med, 2016, 375 (13): 1221-1230.

［9］ SHARMA A, AL-KHATIB S M, EZEKOWITZ J A, et al. Implantable cardioverter-defibrillators in heart failure patients with reduced ejection fraction and diabetes [J]. Eur J Heart Fail, 2018, 20 (6): 1031-1038.

［10］ BANSAL N, SZPIRO A, REYNOLDS K, et al. Long-term outcomes associated with implantable cardioverter defibrillator in adults with chronic kidney disease [J]. JAMA Intern Med, 2018, 178 (3): 390-398.

［11］ ELMING M B, NIELSEN J C, HAARBO J, et al. Age and outcomes of primary prevention implantable cardioverter-defibrillators in patients with nonischemic systolic heart failure [J]. Circulation, 2017, 136 (19): 1772-1780.

［12］ RHO R W, PATTON K K, POOLE J E, et al. Important differences in mode of death between men and women with heart failure who would qualify for a primary prevention implantable cardioverter-defibrillator [J]. Circulation, 2012, 126 (20): 2402-2407.

［13］ BRIGNOLE M, AURICCHIO A, BARON-ESQUIVIAS G, et al. 2013 ESC Guidelines on cardiac pacing and cardiac resynchronization therapy: the Task Force on cardiac pacing and resynchronization therapy of the European Society of Cardiology (ESC). Developed in collaboration with the European Heart Rhythm Association (EHRA)[J]. Eur Heart J, 2013, 34 (29): 2281-2329.

［14］ MULLENS W, AURICCHIO A, MARTENS P, et al. Optimized implementation of cardiac resynchronization therapy: a call for action for referral and optimization of care: A joint position statement from the Heart Failure Association (HFA), European Heart Rhythm Association (EHRA), and European Association of Cardiovascular Imaging (EACVI) of the European Society of Cardiology [J]. Eur J Heart Fail, 2020, 22 (12): 2349-2369.

175

［15］HINDRICKS G, POTPARA T, DAGRES N, et al. 2020 ESC Guidelines for the diagnosis and management of atrial fibrillation developed in collaboration with the European Association for Cardio-Thoracic Surgery (EACTS): The Task Force for the diagnosis and management of atrial fibrillation of the European Society of Cardiology (ESC). Developed with the special contribution of the European Heart Rhythm Association (EHRA) of the ESC [J]. Eur Heart J, 2021, 42 (5): 373-498.

［16］YANCY C W, JESSUP M, BOZKURT B, et al. 2016 ACC/AHA/HFSA focused update on new pharmacological therapy for heart failure: an update of the 2013 ACCF/AHA guideline for the management of heart failure: a report of the American College of Cardiology/American Heart Association Task Force on Clinical Practice Guidelines and the Heart Failure Society of America [J]. J Am Coll Cardiol, 2016, 68 (13): 1476-1488.

［17］PONIKOWSKI P, VOORS A A, ANKER S D, et al. 2016 ESC Guidelines for the diagnosis and treatment of acute and chronic heart failure: the Task Force for the diagnosis and treatment of acute and chronic heart failure of the European Society of Cardiology (ESC). Developed with the special contribution of the Heart Failure Association (HFA) of the ESC [J]. Eur J Heart Fail, 2016, 18 (8): 891-975.

［18］RUWALD M H, MITTAL S, RUWALD A C, et al. Association between frequency of atrial and ventricular ectopic beats and biventricular pacing percentage and outcomes in patients with cardiac resynchronization therapy [J]. J Am Coll Cardiol, 2014, 64 (10): 971-981.

［19］CHENG A, LANDMAN S R, STADLER R W. Reasons for loss of cardiac resynchronization therapy pacing: insights from 32844 patients [J]. Circ Arrhythm Electrophysiol, 2012, 5 (5): 884-888.

［20］EPSTEIN A E, DIMARCO J P, ELLENBOGEN K A, et al. 2012 ACCF/AHA/HRS focused update incorporated into the ACCF/AHA/HRS 2008 guidelines for device-based therapy of cardiac rhythm abnormalities: a report of the American College of Cardiology Foundation/American Heart Association Task Force on Practice Guidelines and the Heart Rhythm Society [J]. J Am Coll Cardiol, 2013, 61 (3): e6-e75.

起搏系统感染的预防和处理：
2020 年 EHRA 国际共识解读

心律植入装置（cardiac implantable electronic device，CIED）包括起搏器及植入式心脏除颤器（implantable cardioverter defibrillator，ICD）可以挽救多种心脏疾病。植入装置相关的感染是最严重的并发症之一，该并发症有高发病率、高死亡率，同时大大增加医疗支出。尽管目前有一些公认的措施预防感染，比如静脉抗生素的应用，但是很多其他的管理措施仍然存在争议，因此，2020 年由国际七个专业协会 / 组织合作完成的心律植入装置感染预防、诊断及处理专家共识推出。该共识阐述了 CIED 感染相关风险的最新共识，为临床医生提供预防、诊断及处理策略的建议。

一、心律植入装置感染发病机制及危险因素

（一）心律植入装置感染发生率

由于人群不同以及回顾性和前瞻性研究的范围不同，CIED 感染率有所不同。在一项丹麦研究中连续追踪了 1982—2007 年间接受过起搏器植入的 46 299 例患者，其中初次植入后感染发生率为每年 4.82/1 000，更换术后的发生率为每年 12.12/1 000。Greenspon 等发现，在美国，CIED 感染的发生率从 2004 年的 1.53%，增长到了 2008 年的 2.41%。美国国家住院患者样本数据库研究显示，2000—2012 年感染率从 1.45% 增加到 3.41%，其中尤以 CRT 装置感染率升高明显。

（二）心律植入装置感染的发病机制

最常见的是植入术中或后续操作中污染了电极导线和 / 或脉冲发生器。术后晚期装置磨损也可能是囊袋感染的原因之一。无论何种情况，一旦污染并发生细菌定植即会导致囊袋感染，而囊袋感染可沿导线的血管内部分扩散并进展为系统性感染。另一种发病机制是血行感染。由远处感染灶引发的菌血症可直接引起电极导线菌群种植，如局部化脓性血栓性静脉炎、骨髓炎、肺炎、手术切口感染、被污染的血管置管或细菌通过皮肤、口腔、胃肠道或泌尿道侵入。

（三）CIED 微生物学

CIED 感染的发病机制与多种因素有关，包括宿主、装置或者微生物。切皮时，患者自身的表皮菌群可被带入切口从而污染器械。污染也可能来源于植入前手术室空气或者任何操纵设备者的手部。

从病理生理学的角度来看，心律植入装置材质相关因素将影响机壳或电极导线表面细菌附着及形成生物膜。不规则和疏水的表面更易于细菌黏附。在常用的聚合物中，聚氯乙烯和有机硅的黏附性比聚四氟乙烯更好，而聚氨酯的黏附性比聚乙烯低。金属的细菌黏附性也不同，例如钢比钛更易被细菌附着。

非致病性微生物如凝固酶阴性葡萄球菌（CoNS）可附着在 CIED 上，并造成感染。最常分离的微生物是革兰氏阳性细菌（70%~90%），尤其是 CoNS（分离株的 37.6%）和金黄色

葡萄球菌(30.8%)。金黄色葡萄球菌是菌血症和早期囊袋感染的最常见原因。总的来说,在 33.8% 的 CIED 感染中分离出耐甲氧西林葡萄球菌(占所有葡萄球菌感染的 49.4%)。革兰氏阴性菌的分离率为 8.9%,而其他微生物(如链球菌、厌氧菌和真菌)的分离率较低。肠杆菌科及其他革兰氏阴性杆菌和真菌少见。

(四)心脏植入电子装置感染的危险因素

CIED 感染的危险因素可分为患者相关因素、手术相关因素和植入装置相关因素,这些危险因素可能是可改变的或不可改变的。

对于具有不可改变的危险因素的患者,可以采用替代方法来降低总体风险。例如,患者肾透析是不可改变的危险因素,但通过改变手术方式和 / 或装置,选择心外膜或皮下系统可降低风险。

1. 患者相关因素　终末期肾脏疾病始终为最高风险。在荟萃分析中,危险因素包括终末期肾病、肾功能不全、糖尿病、慢性阻塞性肺疾病、皮质类固醇使用、既往装置感染史、恶性肿瘤、心力衰竭、术前发热、抗凝药物使用以及皮肤疾病,但不包括年龄或性别。丹麦的装置相关队列研究中,年龄较小及先前存在设备感染被认定为重大风险。其他研究则将营养不良确定为高风险。

2. 手术相关因素　应用抗生素预防可以降低 70% 植入装置相关感染,目前已经成为术前常规治疗。

囊袋血肿可使感染风险提高约 9 倍。血肿或电极移位相关的早期二次手术被确定为 CIED 感染的最高风险因素。手术时间与感染风险的增加成倍相关。临时起搏增加感染的风险(同时有穿孔 / 压塞的风险)。这可能是由于紧急操作、需要二次调整电极导致无菌操作出现疏漏,导线便成了慢性血行播散的门户。因此,应慎重考虑临时静脉起搏的指征,并考虑替代措施,如备用经胸起搏或静脉输注提心率药物。更换起搏器可能会增加约 2 倍的感染风险,这可能是由于先前定植的细菌被激活或抗生素对生物膜化的脉冲发生器渗透减少所致。与任何手术一样,经验会影响结果,经验不足的术者行起搏器更换可能会增加感染的风险。

3. 植入装置相关因素　与 CIED 感染相关的装置因素比较少。当把研究类型局限于前瞻性研究后发现,腹部囊袋是唯一的重要危险因素,装置复杂性和导线数量是与增加感染风险的显著相关因素(所有比较 P 均 $\leqslant 0.002$)。

二、心律植入装置感染的诊断

(一)临床表现

表皮切口感染应当与囊袋感染区分开,因其仅涉及皮肤和皮下组织,不涉及囊袋组织(因此无需 CIED 拔除)。应当密切监测上述患者以识别早期复发,早期复可能是明确囊袋感染的标志。囊袋感染定义为局限于 CIED 脉冲发生器囊袋内部的感染。临床上与局部炎症体征相关(可能为轻度),包括局部红斑、发热或囊袋内波动感。一旦伤口破裂,会有化脓性液体溢出或窦道形成,可以明确诊断囊袋感染。不论微生物学证据如何,若脉冲发生器或近端电极导线裸露,均可诊断囊袋感染。

目前尚缺乏对于 CIED 心内膜炎的标准化诊断工具。改良 Duke 标准和 ESC 2015 指南予以合并,共识推 CIED 感染和 / 或感染性心内膜炎 IE 诊断标准如表 1。

表 1 新版国际 CIED 感染诊断标准

共识建议

明确的 CIED/IE= 符合任意 2 条主要标准或 1 条主要标准 +3 条次要标准

可能的 CIED/IE= 符合任意 1 条主要标准 +1 条次要标准或 3 条次要标准

否认 CIED/IE 诊断 = 不符合上述 IE 的诊断标准

主要诊断标准

微生物学	(1) 致 CIED 感染和 / 或 IE 的典型微生物血培养阳性(凝固酶阴性葡萄球菌、金黄色葡萄球菌)
	(2) 2 次分别血培养出符合 IE 的微生物： 草绿色链球菌、溶血性链球菌(S.bovis)、HACEK 细菌群、金黄色葡萄球菌；或 社区获得性肠球菌，在没有初始感染的情况下连续血培养出符合 IE 的微生物
	(3) 间隔 12 小时采集血样： 出现 ≥ 2 次血培养阳性结果；或 全部 3 次或 ≥ 4 次分别血培养的大部分结果阳性(第一次和最后一次采集血样需间隔 >1 小时)；或 单次血培养伯纳特氏立克次体阳性或 Ⅰ 期 IgG 抗体滴度 >1：800
CIED 感染和 / 或 IE 影像学证据阳性	(4) 超声心动图(包括心腔内超声)阳性： CIED 感染：临床囊袋 / 脉冲发生器感染，电极导线赘生物 瓣膜性 IE：赘生物，脓肿、假性动脉瘤、心内瘘，瓣膜穿孔或动脉瘤，新出现的人工瓣膜部分开裂
	(5) 应用 FDG PET/CT (若新植入 CIED 患者需谨慎)或放射性同位素示踪法 WBC SPECT/CT 检测到的在囊袋 / 脉冲发生器部位、电极沿线或瓣膜部位的异常活动
	(6) 通过心脏 CT 明确的瓣周漏

次要诊断标准

合并诱因，包括心脏基础疾病致易感性增加(例如新发的三尖瓣反流)、静脉注射毒品

发热(体温 >38℃)

血管事件(包括通过影像学检测发现的)：主要动脉栓子形成、感染性肺栓塞、感染性(细菌性)动脉瘤、颅内出血、结膜出血、Janeway 氏损伤

微生物学证据：不符合上述主要标准的阳性血培养结果，或微生物活动性感染的血清学证据与 IE、囊袋培养或电极导联培养结果一致(由非感染囊袋抽取)

(二) 心律植入装置感染病原微生物

对于 CIED 感染来说，确定病原微生物对采取有效的抗生素治疗至关重要。在进行抗生素治疗之前，至少应取得三套血培养标本(时间间隔至少 30 分钟)。如果出现 CIED 相关的感染性心内膜炎和持续血培养阴性，可以考虑延长缓慢生长微生物的培养时间(10~14 天)

不建议从慢性引流窦或瘘管取拭子进行培养。相反，鼓励通过邻近的完整皮肤部分(通过无菌针头或注射器)从囊袋中收集组织或液体，避免通过窦道采样。应避免对一个完整的囊袋进行侵入性操作，以避免接种细菌。在电极导线拔除手术中，应该将电极导线的远端和近端部分、囊袋组织和赘生物送检培养。与囊袋拭子相比，组织样本和超声降解技术从电极导线和组织中提取细菌，该方法对有临床感染症状的患者可能有用。移除的 CIED 装置应送检培养。

（三）影像学检查

心律植入装置感染影像学检查推荐：

1. 怀疑 CIED 相关感染性心内膜炎时，TTE 被推荐为一线影像学检查手段。

2. 在电极导线拔除之前，除了进行 TTE 检查之外，无论血培养是阴性还是阳性，并推荐 TEE 检查，来评估 CIED 感染和心内膜炎。

3. 当临床高度怀疑 CIED 相关感染性心内膜炎时，应该在初始筛查为阴性后 5~7 天，复查 TTE 和 / 或 TEE。

4. 对于伴随金黄色葡萄球菌菌血症的患者，应进行 TEE 检查。

5. 当临床怀疑感染性心内膜炎，且血培养阳性，但是 TTE 和 TEE 均为阴性时，考虑进行心腔内超声检查。

6. PCT 有助于诊断感染性心内膜炎合并栓塞和 / 或金黄色葡萄球菌相关的感染性心内膜炎，推荐应用 FDG PET/CT、放射性标记的白细胞闪烁扫描或增强 CT 检查用于意外栓塞和转移性感染的定位。

7. 在因心率装置感染而进行经静脉电极导线拔除的患者中，推荐在出院前再次复查经胸超声心动图，目的是评价三尖瓣功能、右心室功能和肺动脉压力。

8. 对于导线拔除后持续存在脓毒血症患者，推荐 TEE 检查确定有无绝缘层残留和局部并发症，推荐 FDG PET/CT、放射性标记的白细胞闪烁扫描或增强 CT 检查用于局部和全身感染的评估。

9. 建议组建多学科小组（心内膜炎小组）评估影像学检查结果。

三、心律植入装置感染的处理

确诊为 CIED 感染（包括系统感染及局部囊袋感染），治疗的关键是完整地移除整个系统，包括机壳、导线（主动固定的、废弃的、心外膜以及导线片段）、输液港和永久性透析置管。

确诊 CIED 感染后，应尽早进行拔除，避免不必要的延迟，并且应在有经验的中心进行。CIED 感染患者在住院 3 天内进行经静脉电极导线拔除，可明显降低住院期间死亡率，缩短住院时间。值得注意的是，尽管经过合理的装置移除和充分的抗感染治疗，系统性感染患者的死亡率还是要高于局灶囊袋感染的患者。

（一）专家共识推荐治疗策略

1. 对于确诊为 CIED 感染者，建议完整地移除整个系统，包括废弃电极、心外膜电极和导线片段。

2. 确诊 ICED 感染后，应尽早进行拔除，避免耽搁（最好在 3 天内）。

3. 建议优选经静脉途径拔除电极导线，心外膜电极需要外科拔除。

4. 对于系统性感染且赘生物直径>20mm 者，可在拔除前对赘生物进行抽吸，或选择外科途径进行拔除。

5. 装置移除后，建议认真地对囊袋进行清创，完整地切除囊袋中的纤维包裹，去除不可吸收的缝合物，并且用生理盐水对伤口进行冲洗。

6. 应对拔除的 CIED 进行培养。

7. 伤口清创后可采用如下方法缝合伤口，如一期缝合（使用或者不使用引流条）、负压治疗下进行延迟缝合。

8. 金黄色葡萄球菌、凝固酶阴性的葡萄球菌、皮肤杆菌和白念珠菌导致的细菌或真菌血症,建议完整移除整个系统。

9. 确诊为感染性心内膜炎者,无论能否确定累及 CIED 系统,建议完全移除装置,CIED 移除后 48~72 小时,应进行血培养。

（二）抗生素治疗（包括长期抑菌治疗）

对于表皮切口感染,建议在起始抗生素治疗前进行伤口细菌培养。对于局限性囊袋感染,建议在获取血培养后起始静脉抗生素治疗。待培养结果出来后,应根据培养结果选择更为窄谱的抗生素,尽量应用 β 内酰胺类抗生素。

对于血培养阳性且伴有电极或瓣膜赘生物的感染性心内膜炎患者,应按照感染性心内膜炎指南建议进行治疗。如果装置移除后,经食管超声未见瓣膜赘生物的征象（如孤立性电极赘生物）,后续血培养阴性,临床症状改善且没有肺部脓肿,拔除后抗感染治疗 2 周已经足够,但总的抗感染治疗时间不应少于 4 周。

对于 MRSA 和凝固酶阴性葡萄球菌,口服复方新诺明、克林霉素或多西环素可供选择。利奈唑胺不适于长期治疗,利福喷丁和诺氟沙星不适合单药治疗,不建议选择联合用药进行长期抑菌治疗,而具体的治疗时间需要个性化制定（表 2）。

表 2　CIED 感染患者的治疗策略

表皮切口感染	满足 2019 年国际 CIED 感染诊断标准（表 1）确定的 CIED 感染		
	局部囊袋感染（血培养阴性）	系统感染	
		电极导线或瓣膜无赘生物 ± 囊袋感染	电极导线或瓣膜赘生物 ± 栓子
抗感染治疗 7~10 天	拔除 + 抗生素治疗 10~14 天	拔除 + 抗生素治疗 4 周（血培养阴性者 2 周）	拔除 + 抗生素治疗 4~6 周 + 口服抗生素治疗（如存在其他感染灶）

四、心律植入装置感染的危险因素及预防

（一）植入装置感染预防措施

1. 患者选择　预防是植入装置相关感染的最佳治疗措施。相对于装置植入对患者的益处,术者更应该仔细评估装置植入所带来的的风险。如果植入装置发生感染的风险很高,那么延期手术并且对患者进一步观察,或者长期的抗感染治疗可能是有利的。对于感染装置拔出的患者,1/3~1/2 的患者不需要装置的再植入。如果决定植入装置,三思而后行很重要。对于高危患者,应优先选择心外膜植入,尽量避免经静脉植入。我们希望无导线起搏器可降低感染风险,这样便可以运用在感染高风险的患者中。对于那些需要预防猝死但不需要起搏功能的患者来说,皮下 ICD 是一种很好的选择。术者需要根据患者的个人情况权衡利弊,然后决定是否植入装置。

2. 电极导线管理　电极导线的数量以及废弃电极导线的保留均会增加手术的并发症,其中包括感染。保留电极导线还是拔除电极导线可能很难抉择,但是我们应根据患者的个体情况权衡利弊之后做出决定。术者必须考虑到感染增加的风险,以及感染发生后电极导线拔除所带来的的风险。

3. 患者因素　对于发热或者有活动性感染征象的患者，手术应推迟到患者至少退热 24 小时后。因为临时起搏电极导线的植入会增加感染的风险，所以应尽量避免植入临时起搏电极导线。我们认为，相对于股静脉而言，经颈静脉植入临时起搏电极导线引起感染的风险较低，虽然这一观点有待证实。研究表明，在围手术期严格控制患者的血糖水平可能会降低感染风险。

4. 抗凝药及抗血小板药　囊袋血肿的进展会增加感染的风险。研究表明，抗凝的桥接治疗会增加感染的风险，因此我们不建议采取抗凝的桥接治疗。对于血栓栓塞低风险的患者（如 CHA$_2$DS$_2$-VASc 评分<4 分），我们需谨慎抗凝，在出血风险下降后重新启动抗凝治疗。对于高风险患者，如发生过血栓栓塞时间或有机械瓣膜的患者，使用华法林继续抗凝是可以的。BRUISE-Control 2 研究初步表明，使用非维生素 K 口服抗凝药也是可以的。我们应避免使用治疗剂量的低分子量肝素。抗血小板药物，尤其是 P2Y$_{12}$ 抑制剂（氯吡格雷、普拉格雷、替格瑞洛）会显著增加出血风险，因此除非有明确的适应证，否则最好应在手术前 5~10 天停用抗血小板药，特别是对于那些同时合并使用口服抗凝药的患者。

5. 术者培训　应对所有参加心脏电子植入装置植入手术的人员进行严格的无菌技术培训，同时也要进行手术室培训（包括桌子的擦拭与摆放、患者准备工作及严格的手术室内人数限制）。术者应接受足够的培训及监督。

6. 鼻拭子 / 金黄色葡萄球菌去定植的患者　对于择期手术的患者，我们可以通过鼻拭子发现金黄色葡萄球菌定植。在鼻腔内使用莫匹罗星和氯己定可以减少定植，另外，一些外科研究表明通过这种方法可以降低感染风险。但是，目前尚无心脏电子植入装置相关的研究。

7. 术前皮肤准备　很多医院在术前使用杀菌剂消毒。但对于普通的外科手术是否需要采用这种消毒方法尚存在争议，因此，不建议术前常规使用杀菌剂消毒。如果需要剔除胸毛，应该在手术当天使用带有一次性刀片的电动剃毛刀（而不是剃刀）。

8. 术前抗感染治疗　现在可以明确的是，在心脏电子植入装置植入术前预防性全身性使用抗生素可以降低感染风险，同时，这也是标准的护理方式。与不使用抗生素相比，使用抗生素可显著降低 40%~95% 的感染率。抗生素需在切开手术切口的 1 小时内全部输注至患者体内，以达到足够的血药浓度。金黄色葡萄球菌是引起心脏电子植入装置感染的最常见致病菌，它们的耐甲氧西林程度各不相同，抗生素应至少覆盖金黄色葡萄球菌。目前，尚无证据表明需常规覆盖耐甲氧西林金黄色葡萄球菌，是否需要覆盖耐甲氧西林金黄色葡萄球菌取决于手术中心耐甲氧西林金黄色葡萄球菌的流行与患者的风险。一些随机试验使用静脉氟氯西林（1~2g）以及第一代头孢菌素如头孢唑林（1~2g）。对于头孢菌素过敏的患者，可以使用万古霉素（15mg/kg），万古霉素需要缓慢静脉注射（大约 1 小时），因此需要在手术切口切开前 90~120 分钟开始输注。

（二）术中措施

1. 患者手术准备　随机研究表明，在手术或导管置入血管前进行批复准备时，使用含 2% 酒精的氯己定比碘（含或不含酒精）效果更好，但是目前并没有心脏电子植入装置相关的随机研究数据。在手术切口切开前，应保证消毒剂充分干燥，从而使消毒剂有充足的时间起效。另外，含酒精的消毒剂可能会因电灼而引起火灾，尤其在大量积聚的时候。许多术者使用黏性切口保护膜，但目前无证据表明这种做法会降低感染风险，恰恰相反，使用无碘伏的切口保护膜甚至会增加感染风险。

2. 娴熟的手术技巧　减少组织损失、严格止血、适当的切口缝合都是降低感染的重要措施。许多术者在触碰患者前或操作前都要更换手套(或者戴双层手套)。无粉手套可通过减少局部炎症来降低感染风险。囊袋血肿也会增加感染风险。虽然目前尚无证据支持常规使用局部止血药,但是局部使用止血药可能对某些特定患者有益处。严格的囊袋冲洗对于去除失活组织和稀释污染物很重要。血肿的诊断性抽吸和治疗性抽吸是禁忌,因为它引起感染,只有在伤口疼痛难忍或者伤口难以愈合时才应进行血肿清除,而且最好应在手术室中进行。

3. 抗菌敷料　目前已研究出一种抗菌网状敷料,这种敷料至少可在 7 天内于局部释放米诺环素和利福平,从而防止感染和生物膜的形成,这种敷料可在 9 周内完全吸收。WRAP-IT 实验表明,这种敷料可显著降低高风险患者(电极导线修复、机器更换、系统升级或 CRT-D 植入)发生感染的风险,而且并发症发生率也很低。在心脏电子植入装置植入 12 个月内,共有 6 983 名患者被随机分为使用抗菌敷料与不使用抗菌敷料 2 组,结果表明,主要的终点事件(感染导致机器拔除或修复、长期抗感染或死亡)发生率较低,试验组和对照组终点事件发生率的分别为 0.7% 和 1.2%($RR=0.60, 95\% CI 0.36\sim0.98, P=0.04$)。虽然接受治疗的患者受益很大,但是需要接受治疗来预防感染的患者数量仍然很多。其他前瞻性研究也表明,排除高危患者(使用免疫抑制剂、留有血管通路或接受透析的患者)可能会使感染率低于预计的 1.2%。参加前瞻性实验人员对于感染预防的重视可能导致了较低的感染率。一些缺乏选择性的回顾性研究表明了较高的感染率,这将会提高抗菌敷料的总体成本效益。抗菌敷料的使用应做到个体化,我们应根据危险因素和局部地区的心脏电子植入装置感染率来决定是否使用抗菌敷料。

4. 局部抗生素或抗菌剂的使用　虽然建议严格的囊袋冲洗,但是在局部的机器安装处不建议使用抗生素或抗菌剂,最近的 PADIT 实验证明这样并无益处。

5. 纤维囊袋切除术　即使没有临床感染的征象,但是在更换机器过程中留取的培养物表明仍然有大量的定植菌。此外,纤维囊袋会抑制机体的正常防御机制,也会阻止抗生素的渗透。理论上讲,"囊切除术"可以缓解这些问题,但也会引起更多的囊袋出血和血肿,因此,我们不建议将其作为常规做法。

6. 缝合　伤口开裂或浅表感染会引起囊袋感染,而逐层缝合可最大限度地降低伤口张力以及感染风险。皮肤缝合时,可采用皮下可吸收缝合线、不可吸收缝合线、手术吻合钉或者手术黏合剂。如果使用了不可吸收材料,则需要在合适的时间(通常为 7~14 天)将其拆除。可吸收缝合线需固定在合适的位置,尤其在打结的部位,以便于吸收,同时避免"缝合脓肿"形成。Blomstrom-Lundqvist 等编织了单丝缝合线,因为它可以避免细菌黏附(参见心脏植入式电子设备感染的发病机制和微生物学部分)。一些缝合线是经过抗生素浸泡过的,但是并没有证据表明这种缝合线可以降低感染风险,因此不建议常规使用这种缝合线。

(三) 术后措施

1. 术后抗生素治疗　一些医生在植入装置后每周给患者使用一次静脉或者口服抗生素。PADIT 实验及其集群交叉设计测试了围手术期逐渐增加抗生素剂量对降低感染的益处。在近 2 万名接受心脏电子植入装置植入的患者中,传统的措施是术前单剂量头孢唑林输注,或术前头孢唑林联合万古霉素,术中囊袋内杆菌肽冲洗,术后口服头孢氨苄 2 天。在高风险组中,1 年后因感染住院的结果并没有统计学意义(20% 的感染下降率并无意义),感染发生率较低。由于没有研究数据支持这一做法,故并不支持术后使用抗生素。

2. 伤口护理　如果手术结束后没有使用手术黏合剂，那么应在切口处外用敷料保护，敷料可根据临床的实际情况在术后 2~10 天拿掉。在术后 24 小时内使用敷料加压包扎可以避免囊袋血肿的形成，除非敷料浸湿，否则无需更换。对于使用防水敷料的患者来说，是可以洗澡的。切口完全愈合大约需要 1 个月的时间，我们建议患者在伤口完全愈合之前避免弄湿伤口（如游泳）。如果发现手术切口有感染征象，患者应及时就医。

3. 重新处理　众所周知，在术后早期进行再处理会大大增加感染风险，因此，我们应尽力避免这种情况出现（如避免囊袋血肿形成和电极移位）。为了降低感染风险，一些术者选择在术后数周以后再进行重新处理（如调整电极位置）。这种方法也许可以减轻术后早期进行重新处理带来的痛苦，但是我们需要进一步研究来确定这种方法是否可以降低感染风险。

（昃　峰　李学斌）